Proximal Femur Fractures

An Evidence-Based Approach to
Evaluation and Management

股骨近端骨折
循 证 评 估 与 治 疗 方 法

原著 〔美〕Kenneth A. Egol 〔美〕Philipp Leucht

主审 马信龙 主译 张银光 董 强

中国科学技术出版社
·北 京·

图书在版编目（CIP）数据

股骨近端骨折：循证评估与治疗方法 /（美）肯尼斯·A. 伊戈尔（Kenneth A. Egol），（美）菲利普·洛伊赫特（Philipp Leucht）原著；张银光，董强主译. —北京：中国科学技术出版社，2023.8

书名原文：Proximal Femur Fractures: An Evidence-Based Approach to Evaluation and Management

ISBN 978-7-5236-0193-8

Ⅰ. ①股… Ⅱ. ①肯… ②菲… ③张… ④董… Ⅲ. ①股骨—骨折—诊疗 Ⅳ. ① R683.42

中国国家版本馆 CIP 数据核字（2023）第 064637 号

著作权合同登记号：01-2023-1778

First published in English under the title
Proximal Femur Fractures: An Evidence-Based Approach to Evaluation and Management
edited by Kenneth A. Egol, Philipp Leucht
Copyright ©Springer International Publishing AG 2018
This edition has been translated and published under licence from Springer Nature Switzerland AG.
All rights reserved.

策划编辑	丁亚红　焦健姿
责任编辑	丁亚红
文字编辑	冯俊杰　方金林
装帧设计	华图文轩
责任印制	徐　飞

出　　版	中国科学技术出版社
发　　行	中国科学技术出版社有限公司发行部
地　　址	北京市海淀区中关村南大街 16 号
邮　　编	100081
发行电话	010-62173865
传　　真	010-62179148
网　　址	http://www.cspbooks.com.cn

开　　本	889mm×1194mm　1/16
字　　数	264 千字
印　　张	10
版　　次	2023 年 8 月第 1 版
印　　次	2023 年 8 月第 1 次印刷
印　　刷	北京盛通印刷股份有限公司
书　　号	ISBN 978-7-5236-0193-8/R·3074
定　　价	120.00 元

译者名单

主　审　马信龙

主　译　张银光　董　强

译　者（以姓氏笔画为序）

于树军　王敬博　孙　翔　李　辰　杨　阳

张文海　贾浩波　康宇翔　韩　超　薛桂松

内容提要

本书引进自 Springer 出版社，由来自美国纽约大学的 Kenneth A. Egol 博士和 Philipp Leucht 博士联合编写，是一部有关股骨近端骨折治疗的实用指南。本书共 13 章，系统阐述了股骨近端骨折各方面评估与治疗的最新信息，先讨论了股骨近端的基本原理，包括解剖学、生物力学和手术方法，然后针对不同骨折位置和类型进行了细致阐述，如股骨头和股骨颈骨折、转子间及转子下骨折、骨不连等，同时还介绍了最佳围术期医疗管理及质量与安全问题。每章都包括循证评估部分，以及首选的治疗方法及适用情况。书中所述不仅对最新证据进行了快速回顾，而且对髋关节周围有特定骨折类型的相关细节进行了深入阐述。本书内容系统、阐述清晰、图文并茂，可为骨科及创伤外科医生提供指导，也可为临床医师开展股骨近端骨折手术时提供参考。

原 书 序

　　我在 20 世纪 50 年代后期开始研究髋部骨折，因此我的博士学位论文主要集中在引起股骨近端骨折所需的力学研究方面。时至今日，髋部骨折仍是骨科手术和教学中至关重要的话题。每年髋部骨折的发生数量显著增加，这使其成为大多数骨科医师治疗的常见问题，并日益引起公众的关注。在这一重要背景下，本书的出版可谓恰逢时机。Egol 博士和 Leucht 博士作为本书主编，组织召集了一个国际髋部骨折治疗专家小组，共同撰写了本书。全书共 13 章，内容涵盖股骨近端骨折的所有类型、解剖学、生物力学，以及相关并发症和预期结果。

　　Egol 博士和 Leucht 博士是学术界非常繁忙的创伤骨科医生，他们致力于患者治疗、教学及肌肉骨骼研究。他们在纽约的一家大型骨科治疗学术中心工作，主要负责提供急需的骨折治疗服务，并在美国最大的骨科手术培训计划中培训住院医师和研究员。本书的各位编者对股骨近端骨折的研究和实践经验丰富，他们在书中向各位读者和患者分享了自己的专长。祝贺这部综合性著作出版，为广大读者提供了切实可行的处理原则。相信本书对广大骨科及创伤外科医生治疗股骨近端骨折患者有借鉴和参考价值。

Victor Frankel, MD, PhD, KNO

Seattle WA, USA

译者前言

　　髋部骨折一直是骨科手术和教学中至关重要的话题。目前全球人口老龄化导致髋部骨折多发，致使每年髋部骨折数量显著增加，每年因髋部骨折造成的巨额花费和随之而来的各种经济、社会问题也接踵而至。因此，髋部骨折患者人群已引起医务人员尤其是广大骨科医生的密切关注。由于当前尚缺少针对髋部骨折并基于循证医学的全面评估与治疗方法的相关著作，在这一重要背景下，本书的出版确实是恰逢其时的。

　　主编 Egol 博士和 Leucht 博士组织召集了一个国际髋部骨折治疗专家小组来撰写本书。专家小组的成员都具有多年的股骨近端骨折研究和实践经验，通过本书分享了他们的经验。在翻译过程中，我们对本书深度阅读和理解，深深地被书中内容所吸引。书中所述以大量循证医学证据为基础，涵盖了髋部骨折的所有类型、解剖学、生物力学，以及相关并发症和预期结果。出于对本书的由衷喜爱和欣赏，我们在中国科学技术出版社的支持下将其引进翻译并介绍给国内广大同行。

　　译者团队精诚合作，力求在忠于原著的基础上，参考国内学术规范及阅读习惯，对书稿进行了细致润色，但由于科学技术的发展日新月异，书中可能存在一些欠妥之处，恳请广大读者和同行批评指正。

　　最后，感谢中国科学技术出版社在本书引进出版过程中的支持与帮助。我们希望且相信，通过学习本书，读者朋友不仅可以了解最新的有关髋部骨折的基于循证医学的全面评估和治疗方法，以及来自美国髋部骨折专家的宝贵经验分享，而且可以在大量循证医学方法的指导下思考和探索，从而更加深入地完成髋部骨折患者的救治工作，造福于社会和人民。真诚希望本书能为从事髋部创伤工作的医生在工作中提供一些必要的帮助。

天津市天津医院髋关节一病区主任　张银光

天津市天津医院髋关节二病区主任　董　强

原书前言

　　股骨近端骨折的发病率在不断增加，部分原因是老龄化人口更容易发生这种特殊的损伤类型，以及在高能量损伤中存活的年轻创伤患者数量在增加。虽然有很多关于股骨近端骨折治疗的基础理论教科书，但没有一部著作总结论述了目前已显著改善这些复杂骨折诊断和治疗的循证方法。

　　我们组织召集了一批来自世界各地的知名编者，旨在编写一部供学术界和社区骨科医生在日常工作中查询困难骨折循证信息的著作。本书先从基本原理入手，介绍了解剖学、生物力学和手术入路等内容，接下来针对个别骨折部位和类型进行了具体阐述，然后总结了围术期的最佳医疗管理及质量与安全问题。

　　各章编者都是国际公认的专家，他们对每种骨折类型的详细情况进行了全面总结，特别强调最新的循证文献。外科医生可以参考书中所述对特定的股骨近端骨折手术进行准备，然后进入手术室，深入了解解剖、术前评估、围术期医疗管理、手术方法、骨折特异性复位和固定技术。这种方式有助于快速查看最新的循证文献，同时也可以深入回顾与特定髋部骨折类型相关的详细信息。

　　感谢各位编者在编写过程中花费的时间和分享的专业知识，还要感谢Springer出版社工作人员的辛勤工作。我们希望本书能够成为读者的宝贵工具，同时希望读者能经常回顾这些章节，为股骨近端骨折的外科手术做准备。

Kenneth A. Egol, MD
New York, NY, USA

Philipp Leucht, MD
New York, NY, USA

目　录

第1章
股骨近端解剖
Anatomy of the Proximal Femur

Sanjit R. Konda　著

孙　翔　译

概述

股骨近端解剖最早在妊娠第 4 周时就开始了其发育过程，并一直持续到青春期。髋关节是一个复杂的结构，它是由骨、软骨、肌肉、肌腱和滑膜关节分化、生长和成熟的复杂信号通路形成的，它负责支撑全部体重并允许下肢活动。了解股骨近端的几何形状、血液供应和解剖结构才能采用有效的方法来治疗股骨近端骨折。

一、宫内和儿童期发展历程

一系列复杂的生理和生物力学因素在子宫内股骨近端发育中起着重要作用。胚胎中的肢体形成开始于妊娠第 4 周，其肢芽从腹外侧壁的外胚层中伸出 [1]。下中胚层负责骨、软骨、肌肉、肌腱和滑膜关节的发育。到妊娠第 7 周时，软骨性股骨和髋臼已经发育，并且两个结构之间发生了受控的细胞凋亡，形成一个裂缝，这是未来的髋关节 [2]。妊娠第 8 周，即胎儿发育阶段的开始，从最初的细胞分化转变为最初的细胞生长和成熟。股骨的骨化中心出现在股骨干的中央，骨化向近端和远端进行。同时，股骨近端动脉供应出现在股骨近端滋养动脉处，毛细血管长入软骨性股骨近端中。在妊娠第 11 周，髋关节完全成形 [3]。在妊娠第 12～14 周时，股骨近端的血管化以股骨颈基底周围的血管环的形式出现。这些血管将逐渐分化为旋股内侧和旋股外侧血管 [2]。到妊娠第 16 周时，股骨向近端小转子水平骨化，股骨头和髋臼关节表面被成熟的透明软骨覆盖（表 1-1）。

表 1-1　妊娠期股骨近端发育的时间线

时间点	重要事件
4 周	肢芽由腹外侧壁外胚层形成
7 周	髋臼由中胚层发育而来。细胞凋亡导致髋臼和股骨之间的裂缝，这是未来髋关节的位置
8 周	从细胞分化到细胞生长和成熟的转变。股骨骨化中心出现。毛细血管长入股骨软骨内，滋养动脉部位血供出现
11 周	髋关节完全成形
12 周	股骨颈基底部出现血管环
16 周	股骨向近端小转子水平骨化，股骨头和髋臼关节表面被成熟的透明软骨覆盖

股骨前倾角最早出现在妊娠第 11 周，此时测量为 5°～10°。当胎儿发育时，股骨前倾角在出生时增加到最大 45°。随后，在股骨正常的发育中，到 16 岁时，股骨前倾逐渐减小至 15°[4, 5]。

股骨近端颈干角之间的关系也随着从胎儿期开始发育而变化。妊娠第 15 周时，颈干角为 145°，并在妊娠第 36 周时逐渐减小至 130°[3]。在 400 名儿童（800 个髋关节）中，已经确定了整个儿童发育过程中正常的颈干角的范围，作者发现到 18 岁时，平均颈干角度为 127.3°[6]。

二、股骨头的血液供应

随着妊娠期股骨近端血液供应的发育成熟，它发展成 3 个不同的动脉系统：关节囊（支持带）、中央凹和骨内[7-12]。通过圆韧带中央凹的血供一直被证明是向股骨头提供血供最小的。事实上，髋关节发育不良患者在髋关节切开复位术中，切除圆韧带并没有增加股骨头坏死，从而进一步支持了其对股骨头血管贡献最小的观点[2]。

关节囊的血供系统起源于旋股内侧动脉和旋股外侧动脉，79% 的病例中，它们来自股深动脉的分支。20% 的病例中，这些动脉中有 1 条来自股动脉分支，而有 1% 的病例，这两条动脉都直接来自于股动脉[13]。旋股内侧动脉和旋股外侧动脉形成关节囊外吻合环并围绕在股骨颈基底部。旋股内侧动脉是股骨颈的主要供血动脉，而旋股内侧动脉的深支是大部分血流的导管，并构成了大部分吻合环。颈升（支持带）动脉是囊外环上的分支，它沿着转子间线穿过股骨颈基底部的关节囊。从这里开始，有 4 组主要的颈升动脉，其中外侧（上）颈升动脉是向股骨头提供灌注最重要的动脉[7-12]。有新的文献表明，下支持带动脉也可能为股骨头提供大量的灌注[14]。颈升动脉在股骨颈的头下区域形成次级血管环，称为滑膜下血管环，其中旋股内侧血管深支的终末支穿过股骨头表面的后上方 2～4mm，到达靠近关节面的起始处（图 1-1）。

三、股骨近端解剖

（一）股骨近端几何结构

成年人的股骨头、股骨颈、大转子和股骨

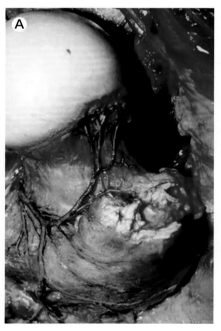
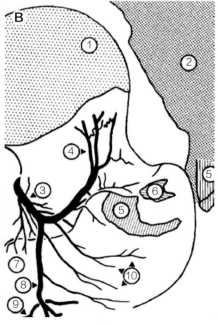

◀ 图 1-1　A. 终末支穿入骨（右髋，后上视角）。滑膜下的终末支位于股骨颈表面的后上方，在骨 - 软骨连接处的外侧 **2～4mm** 穿过骨。B. 图示：①股骨头；②臀中肌；③旋股内侧动脉的深支；④旋股内侧动脉的滑膜下的终末支；⑤臀中肌及其止点；⑥梨状肌及其止点；⑦带营养血管的小转子；⑧转子支；⑨第一穿动脉的分支；⑩多个转子支
图和说明版权归 Gautier 等[12] 所有

干之间存在正常的恒定关系。这些关系是很重要的，因为它们是股骨近端骨折手术治疗过程中应建立的正常关系。正如 Dror Paley 所描述的，正常的大转子尖端到股骨头的中心的连线与机械或解剖轴线成 90°±5°［股骨近端外侧角（LPFA）］和 84°±5°［股骨近端内侧角（MPFA）］。另一个参考线是股骨颈的解剖轴或内侧颈干角（MNSA），其为 130°±10°[15]（图 1-2）。

（二）股骨颈内部几何结构

1838 年，Ward[16] 定义了股骨颈的内部几何结构。他描述了一个小梁网，其中有沿股骨颈内侧的压力骨小梁和沿股骨颈外侧的张力骨小梁。根据 Wolff 定律，次级骨小梁位于股骨近端的其余部分，这表明活骨会对加载和卸载机械力量而产生反应。在重复负荷的情况下，骨会随着时间的推移而重塑，增加强度（即股骨颈小梁增加），来适应负荷的增加。股骨颈骨小梁缺失的区域称为 Ward 三角区[16,17]（图 1-3）。

（三）股骨近端部位解剖

股骨近端可分为 4 个主要区域：股骨头、股骨颈、股骨转子间、股骨转子下。图 1-4 描述了这些部位的放射线照片。股骨头 - 颈交界处是指股骨颈的头下区，位于囊内。股骨颈 - 转子间交界处是指股骨颈基底区，位于囊外。股骨转子间区是指由股骨大转子和小转子所包围的区域。这个区域至小转子下方 5cm 远的区域被定义为转子下区（图 1-5）。

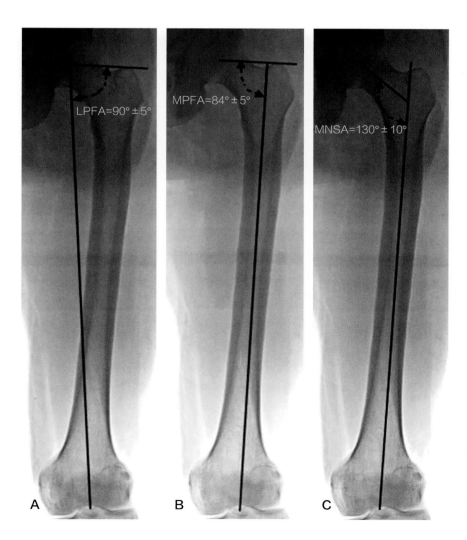

◀ 图 1-2　股骨近端角度的测量
正常的大转子尖端到股骨头的中心的连线与机械或解剖轴线成 90°±5°［股骨近端外侧角（LPFA）］和 84°±5°［股骨近端内侧角（MPFA）］。另一个参考线是股骨颈的解剖轴或内侧颈干角（MNSA），其为 130°±10°

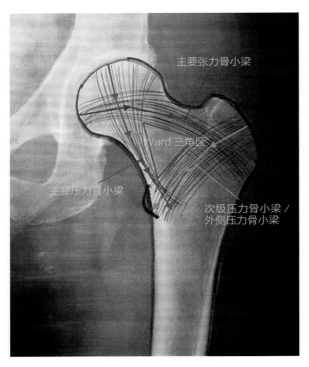

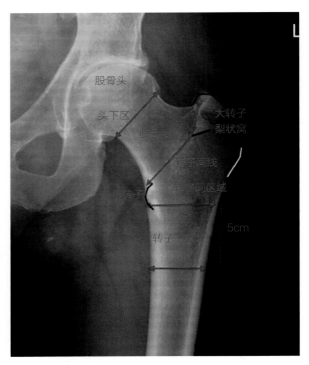

▲ 图 1-3　左侧股骨平片

平片显示股骨近端的主要压力和张力骨小梁及次级压力骨小梁。注意股骨颈的中心没有骨小梁的部分称为 Ward 三角区，它由主要张力骨小梁、压力骨小梁和次级压力骨小梁所包围

▲ 图 1-4　左髋正位 X 线片

显示各种解剖区域及标志

（四）髋关节囊、韧带、肌肉起止点及股骨近端周围的神经支配

髋关节囊起自骨盆的髋臼。在前方，它延伸到股骨转子间线的股骨颈底部。在后方，股骨颈的后半部分是在关节囊外的。股骨颈的囊内部分没有骨膜，因此囊内骨折必须通过骨内愈合来实现愈合。

髋关节周围主要有 3 种韧带结构与髋关节囊相连：坐股韧带、髂股韧带和耻股韧带。坐股韧带在髋关节屈伸时使其内旋。髂股韧带的外侧部分仅在髋关节伸直时使其内旋，而髋关节不论屈曲还是伸直均可使其外旋。耻骨股韧带在髋关节伸直时使其外旋 [19]（图 1-6）。

在股骨近端的前部，股直肌的反折头起自于前髋关节囊，由股神经支配。股内侧肌和股中间肌起自股骨前侧转子下区的上方，均受股神经支配（图 1-6）。

在股骨外侧，臀中肌和臀小肌在大转子的外上方有一个宽大的抵止点，它们由臀上神经支配。股外侧肌起自股骨嵴的外侧，略低于大转子，由股神经支配。

从后方看，髋关节短外旋肌群按从上到下的顺序抵止于转子间线。在大转子的后上方，先是梨状肌（梨状神经支配）抵止，然后是闭孔外肌（闭孔神经支配）、上孖肌、闭孔内肌和下孖肌（均由闭孔内神经支配），股方肌（股方神经）抵止在股骨转子间嵴的后下方。小转子是一个后侧结构，其上抵止的是髂腰肌（股神经支配）（图 1-6）。

沿着股骨干近端的后侧向远端至转子间嵴是臀大肌（臀下神经支配）、大收肌和短收肌（闭孔神经支配）和耻骨肌（闭孔神经支配）的抵止点。

总结

深入了解股骨近端解剖，包括发育、几何形态和肌肉和韧带的抵止，对于制订有效的股骨近端骨折治疗方案是十分必要的。

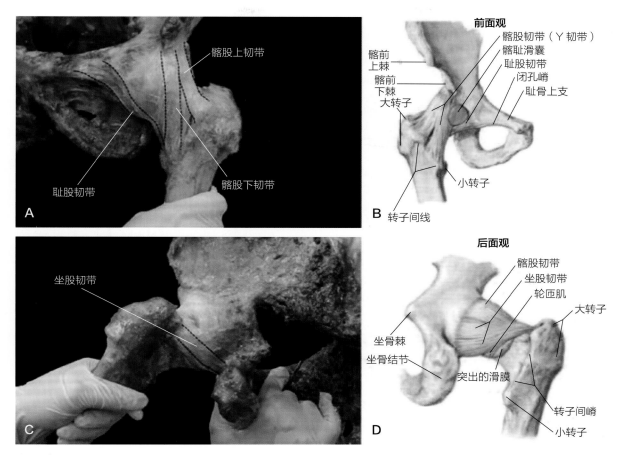

▲ 图 1-5　**A** 和 **B.** 左髋尸体标本和相关图，取出覆盖肌肉，显示上、下髂股韧带和耻股韧带；**C** 和 **D.** 用图解法标记坐股韧带

改编自 Hidaka et al.[18] and Thompson JC. Netter Concise Orthopaedic Anatomy, 2nd ed. Philadelphia: Saunders Elsevier; 2002

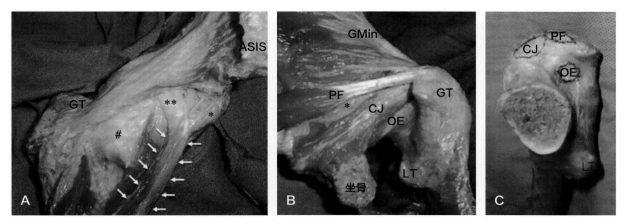

▲ 图 1-6　**A.** 髋关节囊（#）和关节囊周围结构的前视图。股直肌（箭）及其直头（*）和反折头（**）覆盖在髂骨侧的关节囊肌肉上。反折头起自部分髋臼缘前上方的关节囊。标记大转子的顶点（**GT**）和髂前上棘（**ASIS**）用来确定方向。**B.** 髋关节囊后上方视图（*），有关节囊周肌肉和肌腱覆盖。臀中肌（**GMin**）、梨状肌（**PF**）、闭孔内肌和上孖肌组成的联合腱（**CJ**）及闭孔外肌（**OE**）均有连续的关节囊附着。坐骨、大转子（**GT**）、小转子（**LT**）和关节囊（*）被标记方向。**C.** 肌腱在大转子内侧抵止点的内侧视图。这张照片是肌腱被从各自的抵止点上锐性切除后拍摄的

图和说明版权归 Cooper 等[20] 所有

参考文献

［1］ Strayer LM Jr. Embryology of the human hip joint. Clin Orthop. 1971;74:221–40.

［2］ Lee MC, Eberson CP. Growth and development of the child's hip. Orthop Clin North Am. 2006;37(2):119–32.

［3］ Watanabe RS. Embryology of the human hip. Clin Orthop Relat Res. 1974;98:8–26.

［4］ Jouve JL, Glard Y, Garron E, et al. Anatomical study of the proximal femur in the fetus. J Pediatr Orthop B. 2005;14(2):105–10.

［5］ Fabry G, MacEwen GD, Shands AR. Torsion of the femur. J Bone Joint Surg Am. 1973;55:1726–38.

［6］ Zippel H. Untersuchungen zur normalentwicklung der formelemente am huftgelenk im wachstumsalter. [Normal development of the structural elements of the hip joint in adolescence]. Beitr Orthop. 1971;18:255– 70. [in German].

［7］ Tucker FR. Arterial supply to the femoral head and its clinical importance. J Bone Joint Surg (Br). 1949;31-B:82–93.

［8］ Howe WW Jr, Lacey T, Schwartz RP. A study of the gross anatomy of the arteries supplying the proximal portion of the femur and the acetabulum. J Bone Joint Surg Am. 1950;32-A:856–66.

［9］ Harty M. Blood supply of the femoral head. Br Med J. 1953;2:1236–7.

［10］ Ogden JA. Changing patterns of proximal femoral vascularity. J Bone Joint Surg Am. 1974;56-A:941–50.

［11］ Judet J, Judet R, Lagrange J, Dunoyer J. A study of the arterial vascularization of the femoral neck in the adult. J Bone Joint Surg Am. 1955;37-A:663–80.

［12］ Gautier E, Ganz K, Krügel N, Gill T, Ganz R. Anatomy of the medial femoral circumflex artery and its surgical implications. J Bone Joint Surg (Br). 2000;82-B:679–83.

［13］ Vazquez MT, Murillo J, Maranillo E, et al. Patterns of the circumflex femoral arteries revisited. Clin Anat. 2007;20(2):180–5.

［14］ Boraiah S, Dyke JP, Hettrich C, Parker RJ, Miller A, Helfet DL, Lorich DG. Assessment of vascularity of the femoral head using gadolinium (Gd-DTPA)- enhanced magnetic resonance imaging: a cadaver study. J Bone Joint Surg (Br). 2009;91-B:131–7.

［15］ Paley D, et al. Deformity planning for frontal and sagittal plane corrective osteotomies. In: Dror P, Tetsworth K, editors. ISSN 0030-5898 Malalignment and realignment of the lower extremity. Page 433. Figure 5. Orthopedic Clinics of North America. Philadelphia: W.B. Saunders; 1994.

［16］ Ward FO. Outlines of human osteology. London: Henry Renshaw; 1838. p. 370.

［17］ Lu Y, Wang L, Hao Y, et al. Analysis of trabecular distribution of the proximal femur in patients with fragility fractures. BMC Musculoskelet Disord. 2013;14(1):130. https://doi.org/10.1186/1471-2474- 14-130. (Wards lines).

［18］ Hidaka E, Aoki M, Izumi T, Suzuki D, Fujimiya M. Ligament strain on the iliofemoral, pubofemoral, and ischiofemoral ligaments in cadaver specimens: biomechanical measurement and anatomical observation. Clin Anat. 2014;27(7):1068–75. https://doi. org/10.1002/ca.22425. Epub 2014 Jun 10.

［19］ Martin HD, Savage A, Braly BA, et al. The function of the hip capsular ligaments: a quantitative report. Arthroscopy. 2008;24(2):188–95.

［20］ Cooper HJ, Brian W, Rodriguez JA. Anatomy of the hip capsule and pericapsular structures: a cadaveric study. Clin Anat. 2015;28:665–71.

第2章
髋关节的生物力学
Biomechanics of the Hip

Lorenz Büchler　Moritz Tannast　Klaus A. Siebenrock　Joseph M. Schwab **著**

孙 翔 **译**

概述

在日常活动中，髋关节对力的产生和传递起着至关重要的作用。为了满足步行的要求，髋关节的设计不同于更常见的铰链关节，其特点是具有大量固有的骨稳定性和广泛的韧带和肌肉支持。即使不考虑这种稳定性如何，髋关节也具有十分广泛的活动范围。髋关节在运动过程中承担重要生理作用，使其易受损或发生慢性病理损伤。髋关节的生物力学研究对于理解髋关节异常结构和损伤机制具有重要意义，对创伤相关损伤的治疗和重建手术具有重要意义。

一、人类髋关节进化史

原始人（类人猿）髋关节的一个共同特征是一个球形股骨头（髋圆形），股骨颈又长又窄[1]。这使得髋关节的运动范围更广，允许个体坐、站和爬树，非常适合丛林环境。一个明显的优点是上肢并不是专门用来运动的，手可以自由地抓住物体。人类髋关节的特殊解剖和生物力学是从偶发性双足步态发展到永久性双足步态的结果。关于永久性双足动物最初出现的原因，仍然存在争议。从丛林到开阔的大草原，栖息地的变化可能有利于以双足为主的动物进行奔跑运动，可以让眼睛超过开阔大草原上的

高草，寻找食物来源或捕食者。最早的证据包括在坦桑尼亚的一个地点发现的与现代人类相似的化石脚印（Laetoli 脚印）。它们被认为起源于南方古猿，即人类祖先，大约是 320 万年前在东非进化而来[2]。

这个物种中最完整的化石"Lucy"显示了骨盆和腿骨，它们几乎与现代人类的相同。然而，大脑和身体的大小与黑猩猩相似，这表明双足步态是在使用工具之前进化出来的。永久性的双足步态需要一些机械和神经方面的适应[3]。臀大肌在黑猩猩中是相对较小的肌肉，它作为髋关节伸直装置，在直立行走时稳定直立躯干并作为主要推进肌肉，而转化为身体最大的肌肉。由于作用在股骨颈上的力的增加有利于髋部更加坚固，从而使股骨颈不易骨折，这可能解释了在欧洲男性人群中，相对较高的直型髋（凸轮型）患病率的遗传基础[4]。

二、髋关节生物力学研究历史

髋关节生物力学的最早研究可追溯到 19 世纪。Braune 和 Fischer 在 1895 年至 1904 年间发表了大量关于人类步态和髋关节生物力学的研究[5]。与之前的研究相比，他们的研究方法非常具有分析性，包括使用相机设备来分析人体运动，并确定行走过程中肌肉的活动。利用三维坐标系统，确定步态周期各阶段的重心。这

些发现是 Frederick Pauwels[6] 随后对股骨近端和髋臼力学基本研究的基础。在这个基础上许多实验和临床研究使用了更加复杂的方法（如 ENMG、应变式假体、初始元素模型）来进行研究，大体上证实了 Pauwels 的工作。

三、解剖学

人类对髋关节的稳定性和运动范围的要求都非常高。正常髋部的髋臼和股骨近端的解剖特性确保了髋关节的稳定，同时在日常生活中必需的运动范围中不会发生撞击。

（一）髋臼解剖

髋臼的空间方位和大小可由前后位 X 线片上的外侧中心边缘角（LCE）、负重面倾角 [髋臼倾角或指数（AI）] 和前后壁关系（后倾指数）来描述。正常的髋臼为髋臼覆盖率 78%±7%，LCE 26°±5°，AI 9°±4° 和完全前倾的髋臼[7]。髋臼边缘的内衬是纤维软骨的盂唇，它增加了髋臼的功能性尺寸，对关节液起密封作用，也显著增加了关节的功能稳定性[8]。髋臼的正常解剖改变对髋关节的生物力学特性有很大影响。低覆盖髋臼（发育不良）、过度覆盖（钳夹型撞击）或旋转不良（髋臼后倾）可导致静态过度负重和（或）动态髋关节撞击，这被认为是引起退行性髋关节疾病的原因。

（二）股骨解剖

股骨颈与股骨头的相对大小是抵抗骨折的力和髋关节允许活动范围两者之间相互让步的结果。偏心距可以很好地用 alpha 角来描述，正常值为 40°～45°，允许无撞击的运动[9]。偏心距减少可导致凸轮型股骨髋臼撞击（FAI），会对盂唇和关节软骨造成明显损害。出生时股骨前扭转角度在 30°～40°，在整个生长过程中逐渐减小。成年人的正常值范围很广，男性平均为 8°，女性为 14°。随着前扭转角的增大，臀大肌的力臂也随之增大，它降低了外展肌的力

臂，并可能导致后侧股骨髋臼撞击[10]。股骨颈与股骨干的夹角（CCD 角）在人的一生中也逐渐减小，新生儿平均为 150°，成人为 125°±5°。颈干角减少（髋内翻）会增加外展肌的力臂，从而使关节力量下降。另外，会使股骨颈的应力增加。这部分解释了为什么外展嵌插型股骨颈骨折有更好的愈合机会。

（三）肌肉、肌腱和韧带解剖

髋关节被纤维性关节囊所包裹，关节囊内增强装置（髂股韧带、坐股韧带和耻股韧带）使髋关节在最终的活动范围内保持稳定。有许多肌肉参与髋关节的运动。髂腰肌、股直肌、缝匠肌和阔筋膜张肌参与髋关节伸直。臀大肌和腘绳肌参与髋关节屈曲。臀中肌、臀小肌和阔筋膜张肌是参与髋外展和内旋的肌肉。大收肌和长、短收肌参与髋关节内收。外旋肌有梨状肌，上、下孖肌，闭孔内、外肌和股方肌。

四、髋关节的功能 / 步态模式

（一）活动范围

用测角技术测量健康成人髋关节的正常运动范围：平均髋关节屈曲 120° [90°～150°，标准差（SD）=8.3°]，伸直 9.5°（0°～35°，SD= 5.3°），外展 38.5°（15°～55°，SD=7.0°），内收 30.5°（15°～45°，SD=7.3°），内旋 32.5°（20°～50°，SD=8.2°），外旋 33.6°（10°～55°，SD= 6.8°）[11]。在生命的前 20 年，髋关节旋转每 10 年减少 15°～20°，此后每 10 年减少 5° 左右[12]。使用动态超声测量发现无症状髋关节的被动活动范围较低，因为测量时允许解剖学确认髋关节末端运动[13]。关节活动范围随年龄而变化，在老年组通常更受限制[11, 12, 14]。在正常髋关节中，关节囊、韧带和肌腱限制了最终的活动范围。在股骨髋臼撞击综合征，或者通常是过度松弛的患者中，这种限制是不充分的，从而导致股骨颈和髋臼边缘之间的骨质增生。

（二）行走

人类行走的顺序是由几个连续的过程组成的：①双肢站立，体重均匀分布于两个髋部；②骨盆在矢状面上的前倾（行走时为 5°，跑步时为 15°～20°），重心在站立腿上的移动和髋关节伸直 5°～10°；③骨盆的向前旋转同时摆动腿的负重减小；④在冠状面上骨盆抬高 5°～6°，同时髋关节屈曲 40°～50° 来抬高摆动腿。支撑腿伸展同时踝关节跖屈向前推进。最有效率的步态是平均速度为 1.2～1.5m/s（4.5～5km/h），步长为 0.65～0.75m，步频为 105～130 步 / 分 [15]。

五、髋关节的生物力学

髋关节是一个高度受限的球窝关节，它将下肢连接到身体。因为重心在髋关节上方，所以在髋关节上的肌肉必须提供持续力量来平衡身体。与许多动物不同的是，站立不是人类的休息姿势。为了减少站立时的能量消耗，人类倾向于将体重从一条腿转移到另一条腿，并将其过伸，以便将髋关节在髂股韧带上锁紧。

根据活动情况，髋关节所承受压力最高峰值达体重 8 倍（表 2-1）。这主要是髋关节周围肌肉收缩的结果，当试图以单腿姿势稳定骨盆时，肌肉收缩抵消了身体的重量。下面髋关节图表显示了如何评估不同时刻在髋关节上的反作用力（图 2-1）。这种类型的模型是局限性的，因为它是假设单腿站立（即其他肢体不支撑体重），这时外展肌群是参与稳定骨盆肌肉的唯一来源，在它们同时并且同等的作用下来稳定骨盆，并且整个系统没有移动。

在骨盆稳定的时候，所有力臂之和为 0（$\sum M=0$）。假设 c-o 是 1，o-b 是 3，那么我们可以得出以下方程。

$$-M_y+3K=0$$

其中，M_y 是外展肌力臂的垂直分量，K 代表体重力臂（减去约为 1/6 体重的同侧腿的重量）。然后这个方程得出以下方程。

表 2-1　使用仪器植入患者体内测量的髋关节所受应力 [16-18]

活动状态	典型的峰值应力（BW）
行走，慢	1.6±4.1
行走，正常	2.1±3.3
行走，快	1.8±4.3
慢跑 / 跑步	4.3±5.0
上楼梯	1.5±5.5
下楼梯	1.6±5.1
起立	1.8±2.2
坐下	1.5±2.0
站立 /2-1-2 腿	2.2±3.7
膝关节弯曲	1.2±1.8
摔倒	7.2±8.7

BW. 体重

改编自 "The Adult Hip, Volume 1" Table 5-1,page 84. Callaghan, John J; Rosenberg, Aaron G; Rubash,Harry E (eds)

$$M_y=3K$$

假设髋关节周围的所有力之和也是 0（$\sum F_y=0$），那么我们可以说下式。

$$-M_y-K+R_y=0$$

也就是说，由外展肌拉力（M_y）、体重（K）和关节反作用力（R_y）的垂直分量所产生的垂直力相加必须为 0。取代我们已经建立的是 M_y 和 K 之间的关系，如下。

$$R_y=M_y+K=4K$$

$$R=\frac{R_y}{\cos16}$$

$$R=4.2K$$

由于 K 代表由大约 5/6 的体重所产生的力（因为不包括同侧肢体重量），那么在单腿站立期间在稳定髋关节上的联合反作用力大约是体重的 3.5 倍。行走过程中产生的动力会使股骨头的负荷增加 50%。因此，行走时股骨头上施

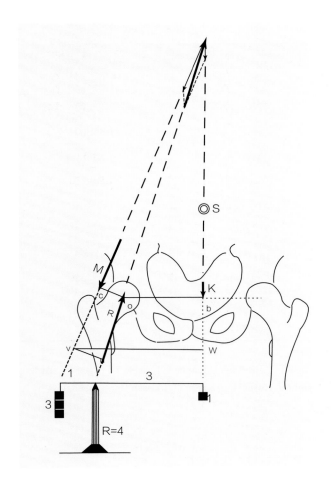

◀ 图 2-1　单腿站立期间的髋关节静态载荷

髋关节旋转中心和身体中心线（o-b）之间的力臂导致向下力偏向非支撑腿。髋外展肌使用相应的力臂（c-o）抵消此扭矩，并使骨盆稳定在水平状态上。作用在关节上的所有力之和等于零。在正常情况下，合力（R）通过股骨头的中心，并与垂直方向形成 16° 的夹角。总负荷（R）的大小取决于体重（K）和力臂的长度比值，结果大约是体重的 4 倍（原始数据由 Pauwels 提供）

加的最大压力约为全部体重的 4.5 倍。

　　在 Trendelenburg 步态中，体重被转移到受影响的髋关节上，从而减小了力臂 K，假如重心改变了，如使 c-o 保持 1，但 o-b 被减小到 1/2，那么关节的反应力会降低到 1.7K，或约 1.5 倍体重（图 2-2）。

　　在手术过程中，力臂 M 和 K 的比值会受到影响，由此新的比值可以增加或减少有效的关节反作用力。例如，在全髋关节置换术或髋臼周围截骨术中，关节的内移或外移可导致 R 值相应减少或增加。另外，M/K 比值也受手术时大转子外移影响，或是在人工全髋关节置换术中使用了颈更长的假体从而导致偏心距增加，会导致 R 值减少。在内翻或外翻的情况下固定股骨颈骨折也会改变 M/K 比值并影响相应关节的反作用力。

　　另外值得注意的是，将手杖放在对侧手上，会在图表上产生额外的力臂，当手杖上只放上 15% 的体重时，可以将关节反作用力减少 50%。

六、治疗中应注意的解剖学和生物力学问题

　　股骨近端骨折的保守治疗和手术治疗都会导致各种解剖改变，从而影响髋关节的生物力学。

（一）缺血性坏死

　　起源于股深动脉的旋股内动脉（MCFA）从股骨近端转子部进入股方肌。在梨状肌腱水平，血管穿入髋关节囊。血管分成几个终末支，在股骨颈的 11 点钟位置继续走行于骨膜内。在头颈交界处，终末分支穿入骨内，最初走行相对表浅，然后辐射到股骨头内。股骨颈骨折或后关节囊破裂可导致这些血管在最初的创伤或

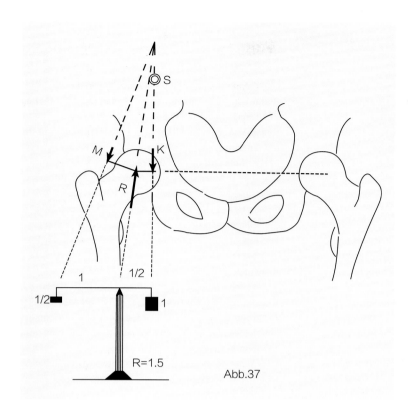

◀ 图 2-2　在 Trendelenburg 步态的情况下，患者将上身倾斜到受影响的髋部上方，从而使重心移近髋关节旋转中心。从而缩短了体重的力臂，减小了外展肌必要的反作用力。这将显著降低髋关节的压力，使其达到体重的 1.5 倍
原始数据由 Pauwels 提供

复位操作中破裂。太过于靠内插入的股骨髓内钉也会对血管造成损伤。随后发生部分或完全的股骨头缺血性坏死，通常导致疼痛和严重的髋关节活动障碍。

（二）大转子的移位 / 骨不连

由于力臂的减小和外展肌的缩短，大转子的移位会显著地改变髋关节的生物力学。这会导致疼痛，外展肌无力和跛行。即使是无移位的大转子骨折，在骨折不愈合时常引起疼痛。

（三）关节内外撞击

移位的股骨颈骨折由于股骨颈成角或骨痂形成，可能导致关节内撞击，这类似股骨头骨骺滑脱（SCFE）。大转子移位或髂前下棘撕脱可导致关节外撞击。股骨扭转畸形愈合也可导致关节内或关节外撞击。

对于股骨近端创伤后有持续疼痛或功能受限的患者，应进行适当的影像学检查，并用骨盆和膝关节的 CT 评估股骨颈扭转。如果存在解剖对位不良、畸形愈合或腿的长度差异，常常建议患者进行矫正手术治疗。

总结

通过髋关节与骨结构、肌肉、关节囊和韧带之间的复杂相互作用，来认识髋关节的生物力学机制，对于理解正常髋关节功能至关重要，这也是先天性、创伤性或退化性髋关节疾病所有治疗理念的基础。

参考文献

［1］ Hogervorst T, Bouma H, de Boer SF, de Vos J. Human hip impingement morphology: an evolutionary explanation. J Bone Joint Surg Br Vol. 2011;93: 769–76.

［2］ Raichlen DA, Gordon AD, Harcourt-Smith WE, Foster AD, Haas WR. Laetoli footprints preserve earliest direct evidence of human-like bipedal biomechanics. PLoS One. 2010;5:e9769.

［3］ Lovejoy CO. The natural history of human gait and posture. Part 1. Spine and pelvis. Gait Posture. 2005;21:95–112.

［4］ Reichenbach S, Juni P, Werlen S, Nuesch E, Pfirrmann CW, Trelle S, Odermatt A, Hofstetter W, Ganz R, Leunig M. Prevalence of cam-type deformity on hip magnetic resonance imaging in young males: a cross-sectional study. Arthritis Care Res. 2010;62: 1319–27.

［5］ Braune W, Fischer O. The Human Gait. Berlin: Springer; 1987.

［6］ Pauwels F. Atlas zur Biomechanik der gesunden und kranken Hüfte. Berlin: Springer; 1973.

［7］ Tannast M, Hanke MS, Zheng G, Steppacher SD, Siebenrock KA. What are the radiographic reference values for acetabular under- and overcoverage? Clin Orthop Relat Res. 2015;473:1234–46.

［8］ Ferguson SJ, Bryant JT, Ganz R, Ito K. The influence of the acetabular labrum on hip joint cartilage consolidation: a poroelastic finite element model. J Biomech. 2000;33:953–60.

［9］ Neumann M, Cui Q, Siebenrock KA, Beck M. Impingement-free hip motion: the "normal" angle alpha after osteochondroplasty. Clin Orthop Relat Res. 2009;467:699–703.

［10］ Radin EL. Biomechanics of the human hip. Clin Orthop Relat Res. 1980;152:28–34.

［11］ Roaas A, Andersson GB. Normal range of motion of the hip, knee and ankle joints in male subjects, 30-40 years of age. Acta Orthop Scand. 1982;53:205–8.

［12］ Boone DC, Azen SP. Normal range of motion of joints in male subjects. J Joint Bone Surg Am Vol. 1979;61:756–9.

［13］ Larkin B, van Holsbeeck M, Koueiter D, Zaltz I. What is the impingement-free range of motion of the asymptomatic hip in young adult males? Clin Orthop Relat Res. 2015;473:1284–8.

［14］ Roach KE, Miles TP. Normal hip and knee active range of motion: the relationship to age. Phys Ther. 1991;71:656–65.

［15］ Kadaba MP, Ramakrishnan HK, Wootten ME, Gainey J, Gorton G, Cochran GV. Repeatability of kinematic, kinetic, and electromyographic data in normal adult gait. J Orthop Res. 1989;7:849–60.

［16］ Bergmann G, Deuretzbacher G, Heller M, Graichen F, Rohlmann A, Strauss J, Duda GN. Hip contact forces and gait patterns from routine activities. J Biomech. 2001; 34:859–71.

［17］ Bergmann G, Graichen F, Rohlmann A. Hip joint loading during walking and running, measured in two patients. J Biomech. 1993;26:969–90.

［18］ Bergmann G, Graichen F, Rohlmann A. Hip joint contact forces during stumbling. Langenbeck's Arch Surg. 2004;389:53–9.

第 3 章
髋关节入路
Approaches to the Hip

Roy Davidovitch　Abhishek Ganta　**著**

康宇翔　**译**

概述

股骨近端骨折是常见的损伤，几乎都需要手术干预。尽管很多骨折可以通过间接复位，如果要达到解剖复位，常常须切开复位。此外，关节置换时也需要熟悉股骨近端手术入路。

股骨近端和髋部有很多手术入路（表 3-1）。在本章中，我们将介绍股骨近端和髋关节的前入路、前外侧入路及后入路。在应对股骨近端创伤时，外科医师应熟悉并掌握这些入路，以正确处理这些损伤。

表 3-1　髋关节入路

前入路	• 股骨颈骨折固定 • 全髋关节置换术 • 半髋关节置换术
前外侧入路	• 股骨颈骨折固定 • 全髋关节置换术 • 半髋关节置换术
后入路	• 全髋关节置换术 • 半髋关节置换术

一、前入路：Smith-Peterson 入路

在过去的十年中，髋关节的前入路已经越来越流行，既可以复位股骨颈骨折，也可以用于髋关节置换术。这是一种行之有效的手术入路，最初由 Heuter 在其于 1881 年发表的著作《外科纲要》（*Der Grundriss der Chirurgie*）中描述[1]。Smith-Peterson[2] 数年后描述了一种类似的髋关节前入路，并因将其推广到英语国家而闻名。

与 Smith-Peterson 入路不同，Heuter 入路不需要切断股直肌腱即可进入髋关节。Heuter 入路的另一个优点是可以轻松避开股外侧皮神经，并且不需要直视或牵拉[1]。尽管需要单独的外侧切口进行内固定，但这种入路对于复位股骨颈骨折非常有用。如果需要，它也可以用于全髋关节置换或半髋置换。应该注意的是，这种入路对股骨转子间骨折不适用，因为不易延伸至损伤平面，并且如果需要内固定，大转子显露受限。

（一）患者体位

根据外科医师的喜好，将患者仰卧于矫形外科手术床或射线可透过的手术床上。如果计划进行关节置换术，那么手术床应该具有后伸患肢的能力。如果将普通的手术床用于关节置换，则患者的体位应使髋关节位于床折叠处的近端，以便可以通过折叠手术床来后伸患肢。

对于股骨颈骨折，正如最初由 Ledbetter（1938 年）所描述的那样，首先试行闭合复位[3]。如果失败，则在内固定之前须行切开复位。

（二）手术解剖与入路[4]

首先标出髂前上棘（ASIS）和股骨大转子，

然后从 ASIS 的中心到大转子的尖端画一条线。这条线上距 ASIS 的 2cm 处即是切口的近端顶点。然后沿阔筋膜张肌肌腹的方向朝髂骨的外侧画一条长约 8cm 的垂线（图 3-1）。

切口向外偏（相对于中线约 20°）有助于避开股外侧皮神经的远端皮肤分支。在股骨大转子的外侧面标记一个 10cm 切口，用于植入内固定装置。

逐层切开皮肤、皮下组织，直至阔筋膜张肌表面的筋膜层。其肌肉纤维方向应是从 ASIS 到髂骨外侧，然后沿肌纤维方向切开筋膜（图 3-2）。

然后，用手指将阔筋膜张肌与筋膜钝性分离，显露外侧的阔筋膜张肌与内侧的脂肪结缔组织之间的间隙（图 3-3）。显露恰当的手术间隙是至关重要的，在阔筋膜张肌的筋膜上有自后向前的穿支血管。这有助于辨认阔筋膜张肌。一旦间隙显露正确，外侧应为肌肉，内侧应为脂肪组织。如果两侧都为肌肉，则很可能间隙是错误的。

然后，触及股骨颈，将钝性、狭窄、弯曲的 Hohmann 拉钩放置于股骨颈关节囊的上方。显露远侧的阔筋膜张肌与股直肌间隙，注意不要进入这些肌肉下面的脂肪结缔组织层，旋股外侧动脉升支位于该组织内，必须首先分离并结扎此血管（图 3-4）。

切开筋膜层可观察到关节囊前方脂肪垫，剥离脂肪垫，显露关节囊前方。接下来，将第

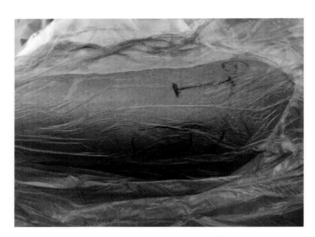

▲ 图 3-1 从 ASIS 至大转子尖的线图示
选择这条线上的一点——距 ASIS 2cm——并延伸至髂骨的外侧 6～8cm（由 Roy Davidovitch 博士提供）

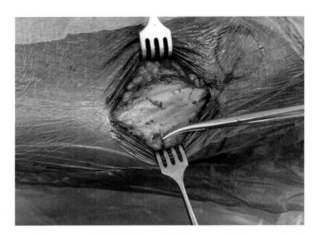

▲ 图 3-2 正确的筋膜切口位置为 ASIS 外侧 1cm，穿支血管内侧 5mm
由 Roy Davidovitch 博士提供

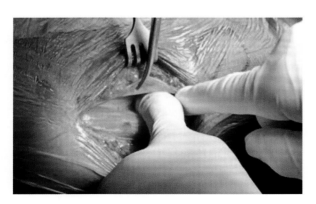

▲ 图 3-3 钝性分离，内侧为筋膜，外侧为阔筋膜张肌
由 Roy Davidovitch 博士提供

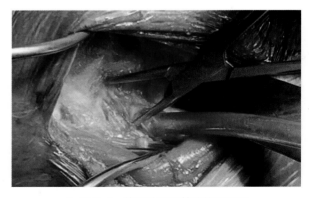

▲ 图 3-4 旋股外侧血管的位置图示
必要时，对这些血管进行显露并电凝止血（由 Roy Davidovitch 博士提供）

2 个钝性、弯曲的 Hohmann 拉钩放置于股骨颈关节囊下方。将颅骨拉钩从头侧置入切口中，牵开两侧组织，直接显露股骨颈。在切开前关节囊时，必须充分显露前关节囊（图 3-5）。尽管通常不使用，但髋臼前缘上方放置一个拉钩有助于显露。

然后，沿股骨颈的中心自外侧股骨转子间线向内侧盂唇切开关节囊。如果要通过这种入路进行全髋关节置换，则内侧应沿髋臼缘切开关节囊，盂唇也应切除，以利于股骨头的脱出。外侧沿转子间线切开关节囊，并剥离大转子上方的关节囊。然后调整 Aufranc 拉钩的位置，将其直接放置与关节囊内的股骨颈周围。

（三）股外侧皮神经麻痹

股外侧皮神经起源于 L_2 和 L_3 神经根，并在腰大肌外侧缘汇合。然后，走行于腹股沟韧带深面、缝匠肌表面与深筋膜之间，然后分成前分支和后分支。前分支在 ASIS 下方 8～10cm 处穿出筋膜层，并支配大腿前侧和外侧的皮肤感觉。后分支从后方穿出，并支配大腿后侧的皮肤感觉。在最新的外科手术操作中，筋膜切口位于阔筋膜张肌，在神经走行的外侧。前分支的感觉支在切口的内侧和远端易受牵拉而出现麻痹症状。

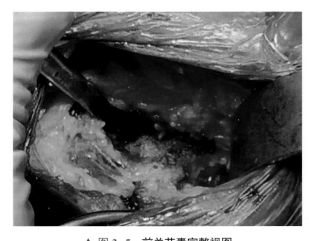

▲ 图 3-5 前关节囊完整视图
前关节囊切开之前，这种术野显露是必要的（由 Roy Davidovitch 博士提供）

二、前外侧入路：Watson-Jones 入路

前外侧入路可显露股骨和股骨颈，以便间接复位，并且可通过此入路置入辅助工具。此外，如果需要，这也是全髋关节置换术的极好入路。该入路不仅显露充分，而且在必要时可以向远近端延伸。

这种入路利用了阔筋膜膜肌（上臀神经）和臀中肌（上臀神经）之间的间隙。Watson-Jones[5] 首先描述了该入路。Watson-Jones 所描述的该间隙位于外展肌之前和阔筋膜张肌之后。然而，为了更好地显露股骨颈和髋臼，需要行股骨大转子截骨或部分剥离外展肌[6]。像前入路一样，前外侧入路也可以预防髋关节置换术后脱位。在 Masonis 和 Bourne 的文献综述中[7]，外侧入路的脱位率为 0.55%，修复关节囊的后入路的脱位率为 2.03%。

（一）患者体位

患者可以仰卧位，也可侧卧位。我们首选在仰卧位处理骨折，或在可透视手术床上仰卧位进行关节置换手术。仰卧位利于在关节置换术中进行透视以及比较肢体长度。

（二）手术解剖学与入路

触诊股骨大转子和股骨近端并标记。切口的长度取决于患者的体型、解剖特征和柔韧性。切口始于髂前上棘外侧约 3cm 处，呈弧形经大转子前部行至股骨干外侧，切开皮下脂肪，显露深筋膜。

辨认阔筋膜张肌后，可以使用 Cobb 拉钩将皮下脂肪牵开。阔筋膜张肌的切口应位于筋膜部分，该部分为白色。如果切口位于肌纤维部分，则对于上述的前入路将是更理想的，将使得显露更加困难。因此，筋膜最好在股骨大转子最外侧的纤维部分切开，并向远近端延伸。

切开筋膜后，可使用 Charnley 拉钩牵开。此时，辨认并分离臀中肌。外旋髋关节有助于确定臀中肌的最前侧。将臀中肌前 1/3、臀小肌及前关节囊整体呈袖套样自股骨大转子剥离。肌腱断端用缝线标记，并向前牵开，术后予以修复，以恢复髋关节的外展装置，这样可以显露股骨颈（图 3-6）。与前入路不同，前外侧入路复位股骨颈骨折是通过触诊和透视间接完成的，不需要单独的切口植入内固定。

在关节置换术中，无论是全髋还是半髋关节置换术，患肢均应呈 4 字放置，这样可以将股骨头脱位或者行股骨颈原位截骨。如果股骨颈骨折需行原位截骨，可进行环截骨术。显露髋臼时患肢处于中立；显露股骨时，患肢呈"4"字放置。

最后，修复剥离的臀中肌及关节囊袖套，可以直接缝合，有时需要使用骨隧道或缝合锚钉技术。

三、后入路：Southern 入路

后 侧 入 路 最 初 是 由 von Langenbeck 和 Kocher 分别在 1873 年和 1877 年描述[8, 9]。1980年，Harris 进一步改良了该入路，将切口向后弯曲，并向远侧延伸，以分别更好地显露髋臼和股骨。这种入路通常用于全髋或半髋关节置换术，并且可根据外科医师的显露需求延长切口。后入路主要用于关节置换和髋臼后壁骨折。然而，不建议采用后侧入路固定股骨颈骨折，因为在显露的过程中，有阻断股骨头血供的风险[10]。

（一）患者体位

侧卧位，根据外科医师的偏好固定髋部。然而，重要的是要尽可能保持骨盆垂直于地面，并为骨突处提供足够的衬垫，确保患肢能够有足够的活动范围，并通过一系列运动来评估稳定性。然后，将腋垫置于腋窝远端胸壁下，以防止上肢神经麻痹（图 3-7）。对于髋臼骨折显露，患者常需俯卧位，在本章暂不讨论。

（二）手术解剖学与方法

髂前上棘、股骨大转子至膝关节都应外露，并且能够触及手术单下方对侧肢体的髌骨和足，以便协助确定肢体长度。触诊并标记股骨大转子。为了获得最佳的显露效果，切口应沿着股骨长轴，在股骨大转子后 1/3 处弧向髂后上棘（图 3-8）。同样，如上所述，切口的大小应取决于患者的体型以及柔韧性。

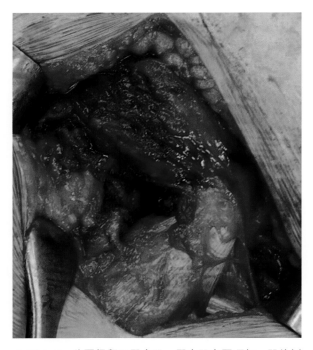

▲ 图 3-6　此图保留了臀中肌，臀中肌在图顶部，股外侧肌在图底部。图左侧是髋关节前方，拉钩置于阔筋膜张肌筋膜的后面，图右侧是臀大肌肌腱
由 Scott Marwin 博士提供

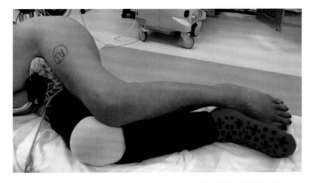

▲ 图 3-7　髋部后入路的理想体位，注意放置髋关节固定器的位置，确保术中髋关节可自由活动
由 Ran Schwarzkopf 博士提供

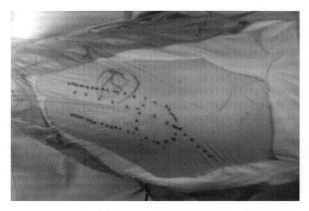

▲ 图 3-8 后入路的切口，必须触诊并标出所有骨性标志
由 Ran Schwarzkopf 博士提供

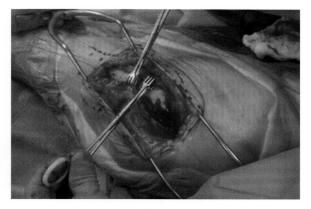

▲ 图 3-9 切口近端阔筋膜和臀大肌切开的最大范围
由 Ran Schwarzkopf 博士提供

切开皮肤，锐性分离至阔筋膜。后入路没有真正的神经和肌肉界面。臀大肌可以向近端劈开，直至跨越解剖平面的臀下神经穿支，这将获得足够大的显露。劈开臀大肌时，应注意止血（图 3-9）。

可以放置 Charnley 拉钩牵开筋膜和臀大肌纤维。切除股骨大转子滑囊壁及其在短外旋肌表面的扩张部。后伸并轻度内旋髋关节，可保护坐骨神经并使短外旋肌处于紧张状态。

使用 Cobb 拉钩分离臀小肌和梨状肌腱，Hohmann 拉钩牵开外展肌。自抵止点处切断梨状肌腱，并做标记。随着进一步髋内旋，短外旋肌自股骨近端附着处切断，直至远端股方肌。作者倾向于将短外旋肌与关节囊分别解剖，并在切开关节囊之前标记这些结构。通常在显露这部分时，可能会切断旋股内侧动脉，并可能需要止血。因此，这不是骨折复位的理想入路。

显露关节囊后，T 形切开，边缘用粗线标记。脱位髋关节，显露股骨头和颈（图 3-10）。然后参照小转子进行股骨颈截骨。内收并轻度屈曲患肢，有助于显露髋臼。屈曲内收内旋髋关节，显露股骨颈。

为了关闭切口，可以在股骨大转子钻取 2 个孔，并用粗线将短外旋肌和关节囊缝合至大转子的后缘。劈裂的臀大肌不用缝合，筋膜层以标准方式缝合。

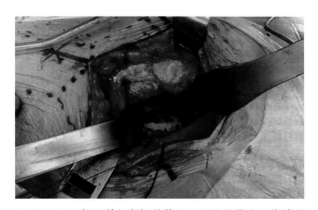

▲ 图 3-10 标记并切断短外旋肌，切开关节囊，将髋关节脱位，从而显露股骨近端
由 Ran Schwarzkopf 博士提供

（三）有风险的结构

这种入路中风险最大的解剖结构是坐骨神经。尽管术中没必要显露，但重要的是谨记在放置拉钩或过度牵拉患肢时，坐骨神经离术区很近。尽管存在解剖学上的变异，但坐骨神经通常位于梨状肌深（前）面，然后在其浅（后）面走行至短外旋肌。

值得注意的是，虽然股神经不在术野中，但前向间接和异常的牵拉可造成损伤。具体来说，在准备髋臼时，插入髋臼前拉钩时应谨慎，必须紧贴髋臼前骨面，以防止损伤神经。

总结

上面介绍了髋部和股骨近端的 3 种手术入

路。所有入路都适用于关节置换术。但是，只有前入路适合骨折复位和固定。每种入路都有其自身的风险和优点，对于关节置换术，后入路的延展性最好，对于骨折固定，前外侧入路延展性最好，而经前入路可直接复位骨折。根据骨折的特点，结合术者的偏好，确定最理想的入路，但是，这 3 种入路外科医师都应该掌握。

参考文献

［1］ Rachbauer F, Kain MS, Leunig M. The history of the anterior approach to the hip. Orthop Clin North Am. 2009;40(3):311–20.

［2］ Smith-Petersen MN. J Bone Joint Surg. 1953;35-B(3):482–4.

［3］ Ledbetter GW. Closed reduction of fractures of the neck of the femur. J Bone Joint Surg. 1938;20:108.

［4］ Jergensen F, Abbott LC. A comprehensive exposure of the hip joint. J Bone Joint Surg. 1955;37:798–808.

［5］ Watson-Jones R. Fractures of the neck of the femur. Br J Surg. 1936;23:787–808.

［6］ Palan J, et al. Which approach for total hip arthroplasty: antero lateral or posterior? Clin Orthop Relat Res. 2009; 467:473–7.

［7］ Masonis JL, Bourne RB. Surgical approach, abductor function, and total hip arthroplasty dislocation. Clin Orthop. 2002;405:46–53.

［8］ VonLangenbeck B. Congress of German Society for Surgery, 4th Session, 1873. Klin Chir. 1874;16:263.

［9］ Kocher T. In: Stiles H, editor. Textbook of operative surgery. 4th ed. Edinburgh: Adam and Charles Black; 1903.

［10］ Gibson A. Posterior exposure of the hip joint. J Bone Joint Surg. 1950;32:183–6.

第 4 章
股骨头骨折
Fractures of the Femoral Head

Axel Ekkernkamp   Dirk Stengel   Michael Wich   著

康宇翔   译

概述

股骨头骨折是一类独特的损伤，因为它们经常伴随股骨颈和髋臼损伤。髋关节固有的稳定性可承受高达 400N 的外力，因此，股骨头骨折通常是由于高能量创伤引起的，常见于多发伤患者[1, 2]。6%～16% 的髋关节后脱位合并有股骨头骨折[3]。

股骨头骨折主要发生在青年和中年患者中。在老年人中，髋部的薄弱区是股骨颈，通常在髋臼或股骨头之前发生骨折。

股骨头骨折的预后取决于多种因素。有些是不可避免的，例如撞击时软骨损伤和股骨头血管受损。可控因素包括早期诊断和手术、清除关节内碎片及精确的复位。即使可以避免短期并发症，如缺血坏死（AVN）和异位骨化，也很难预测髋关节脱位和股骨头骨折的长期预后。其治疗结果不满意发生率高达 50% 以上，以创伤性关节炎为首[4, 5]。

（一）手术和应用解剖

髋关节是限制性的球窝关节。我们强调纤维软骨盂唇的作用，它仅覆盖了股骨头的 10% 以上，却在运动过程中发挥 50% 以上的保护功能。

坚韧的韧带加强了髋关节的关节囊。

• 髂股韧带（或 Y 韧带）起源于髋臼的上方和髂前下棘，分两束止于转子间线和小转子上方。

• 耻股韧带止于转子间线，位于 Y 韧带深面。

• 坐股韧带位于关节囊内，起源于髋臼下后壁与坐骨的交界处，斜向外上延伸并止于股骨颈。

髋关节周围强大的肌肉限制股骨头于髋臼中，这将充分利用髋臼的深度。下肢所有神经的走行都靠近髋关节。坐骨神经在髋关节后脱位和手术过程中，很容易损伤。股神经位于腰大肌的内侧，并在同一鞘内，可能因髋关节前脱位而损伤。

在成年人中，股骨头的主要血液供应来自股骨颈动脉。这些动脉起源于股骨颈基底部的囊外动脉环。

与通常的观点相反，在成年人，圆韧带内的中央凹动脉是闭孔动脉的分支，很少营养股骨头。

（二）髋关节脱位

只有圆韧带和至少一部分关节囊断裂，髋关节才能脱位。在这种情况下，常有盂唇撕裂或撕脱，以及肌肉损伤。Pringle 和 Edwards[5] 检查了试验性髋关节脱位的尸体中伴随的软组织损伤。他们发现，关节囊可以在旋转力下从髋臼或股骨袖套样剥离，或者在直接暴力作用下劈裂（OTA 分型 A1）。这些关节囊损伤可能同时发生，导致 L 形撕裂[5]。

在后脱位中，根据受伤时的髋关节屈曲程度，可能后关节囊或后下关节囊直接撕裂。关节囊自髋臼后方附着处剥离，Y 韧带通常保持完整。但是，在某些情况下，Y 韧带连带小骨块撕脱。

在前脱位时，髋关节以腰大肌为支点，关节囊自前方和下方劈裂，并且前后关节囊均破裂。尽管极少发生，但在极高能量的损伤中，股血管可能会受损或可能发生开放性髋关节脱位。

伴发股骨头损伤是常见的，可能是由于剪切、撞击，以撕脱最为常见。当髋关节脱位时，小碎片保留在韧带上（OTA 分型 B 31C1.1），从头部撕脱。如果这些碎片很小，并且位于中央凹内，则几乎不会引起关注。股骨头更严重的损伤常常由剪切或撞击导致。撞击在前脱位更为常见，并且可能范围很大，类似于肱骨头的 Hill-Sachs 病变。这种类型的前脱位发生股骨头缺血坏死（AVN）的风险较高，因为这种撞击发生在头颈交界处的后上部分，旋股内侧动脉（MCFA）由此进入头部。剪切损伤通常见于内收内旋较少后脱位，头部抵靠于后壁边缘所致。

髋关节脱位及其伴随的损伤最终取决于暴力的方向及强度。例如，撞击时最小的前倾和内旋往往只导致单纯的脱位而不是骨折脱位（表 4-1）。

表 4-1 撞击过程中髋关节和下肢的位置决定损伤类型

股骨近端位置	损伤类型
完全屈曲、内收、内旋	单纯后脱位
部分屈曲、中度外展、内旋	后脱位伴骨折
极度外展、后伸、外旋	前脱位

（三）股骨头骨折的损伤机制

损伤股骨头首先要破坏其周围的保护性软组织，这通常是通过强行髋关节脱位来实现的。绝大多数髋关节脱位是由高能量的机动车事故引起的。其他损伤机制包括跌倒、行人被机动车撞伤、工业事故和运动损伤[2]。

后脱位与前脱位比例约为 9∶1[4, 6]。后脱位的典型机制是减速性事故，患者在屈膝屈髋的状态下，仪表盘撞击膝部。通过矢量分析，Letournel 证明在股骨轴向施力的过程中，髋关节屈曲和内收越多，单纯性脱位的可能性越大[7]。

最小的内收或内旋易导致骨折脱位时伴有髋臼后壁骨折或股骨头剪切损伤。当头部撞击后壁时，股骨头的碎片保留在髋臼中，与股骨颈连接的剩余部分向后脱位。

Upadhyay 团队提出，撞击时，股骨头的位置在损伤类型中起着重要作用，他们研究了股骨前倾对髋关节脱位和骨折脱位的影响[8, 9]。他们发现，股骨颈前倾角的减小将导致股骨头后移，类似内旋，两者都倾向于导致单纯性脱位。相反，股骨颈前倾增加和内旋减少将导致骨折脱位。

罕见的前脱位是髋关节过度外展和后伸所致。这种损伤机制可能存在于减速性伤害中，此时，乘员处于放松体位，髋关节屈曲，外展和外旋状态，摩托车事故中大腿经常处于这种过度外展的典型体位。尸体试验中，Pringle 等通过过度外展和外旋髋关节能导致髋关节前脱位[5]。髋关节屈曲的程度决定了前脱位的类型，后伸将导致耻骨上脱位，屈曲将导致闭孔下脱位。

髋关节撞击，无论是股骨头 - 颈部偏心距减少（凸轮型）或髋臼过深（钳夹型）都可能是髋关节脱位的危险因素[10]。可能发生股骨头不全骨折和应力性骨折，其机制通常不如高能创伤那么容易理解。它们通常发生在骨质疏松症患者中，但也发生在初始或强化训练的健康成年人（如新兵）。他们可能被报告为"软骨下骨压缩"或"不全"骨折，但象征着股骨头的严重损伤[7, 11, 12]。

（四）伴随损伤

髋关节脱位和（或）股骨头骨折的患者通常会合并多处损伤（包括腹部、头部和胸部创伤），需要住院治疗。Marymont 等研究表明，由于突然减速，髋关节后脱位甚至可能预示着胸主动脉损伤[13]。尽管有典型的临床表现，如肢体畸形，但由于常常合并有危及生命的损伤，髋关节脱位的诊断可能会延迟。

常见的伴随骨骼损伤包括股骨头、股骨颈或股骨干骨折，髋臼骨折，骨盆骨折及膝、足踝部损伤。膝关节损伤，包括后脱位、交叉韧带损伤和髌骨骨折，都可能是仪表板的直接撞击而导致的髋关节后脱位的伴随损伤（图4-1）。

Tabuenca 等研究发现，在 187 例髋关节脱位和股骨头骨折的患者中，有 46 例（25%）发现了严重的膝关节损伤[14]。其中，有 7 例在初次住院并未发现。在大多数髋关节脱位病例中，伴随损伤决定了治疗方法。其中，无移位的股骨颈骨折是最大的诊断陷阱。在尝试闭合复位之前，需要使用薄层螺旋 CT（HRCT）来排除隐匿性股骨颈骨折。如果股骨颈处有骨折线，则必须考虑先行内固定治疗。

类似地，如伴随骨盆环骨折，则禁忌对抗牵引，必须切开复位。仔细的临床检查和传统的放射线照相可能会发现膝关节受伤。

即便髋关节脱位可以闭合复位，其伴随的髋部骨折，如髋臼壁骨折和股骨头骨折，也可能需要手术干预。股骨头骨折或关节内骨折可能会阻碍髋关节闭合复位。即使髋关节完全复位，髋臼壁骨折也可能导致髋关节不稳定，仍

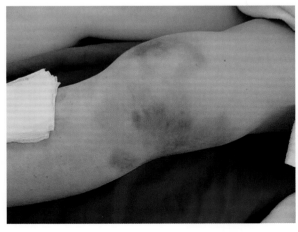

▲ 图 4-1　膝关节损伤伴髋关节脱位和股骨头骨折

需固定。在存在后壁骨折的情况下确保髋关节稳定性很重要。

（五）髋关节脱位和股骨头骨折的临床体征和症状

在特定的情况下，由于主管医师只关注其他可能危及生命的损伤，很容易漏诊髋关节脱位。因此，在多发性创伤患者中，没有人因为漏诊了髋关节脱位和（或）股骨头骨折而受到指责。全身 MDCT 已在大多数工业国家中成为标准影像学检查，并可能发现意想不到的髋关节脱位和股骨头骨折。

尽管如此，临床查体还是很有价值的，有时仅通过患者腿部畸形即可诊断髋关节脱位。通常，患肢表现为短缩和过度旋转，如果是前脱位，则患肢外旋，如果后脱位，则内旋。如果怀疑是髋关节脱位，则触诊患肢所有长骨和关节（特别是膝）、骨盆（稳定性试验），以及认真细致地检查神经系统和血管。髋关节后脱位时，记录坐骨神经在复位前的情况很重要，因为复位可能损伤坐骨神经。详细检查神经分支也很重要。例如，患侧足外翻可能表明腓神经损伤。后脱位可能伴随膝后脱位（后交叉韧带断裂）。前脱位可能损伤股血管，因此需要仔细评估肢体远端脉搏和行多普勒超声检查。

（六）髋关节脱位和股骨头骨折的影像学和其他诊断研究

首选的影像检查是骨盆正位片。这通常是初诊检查的一部分，可指导治疗。通过这张 X 线片可确诊髋关节脱位（图 4-2）。

通过骨盆正位 X 线片诊断髋关节脱位的关键是股骨头与髋臼顶不匹配。在标准的骨盆正位片上，如果前脱位，股骨头将比对侧大，如果后脱位，则股骨头将比对侧小。在后脱位时，最常见的表现是一个小头与髋臼顶重叠。在前脱位时，股骨头可能在髋臼的内侧或下方。

至关重要的是，最初的 X 线片必须具有良好的质量，并在尝试复位之前仔细检查是否有

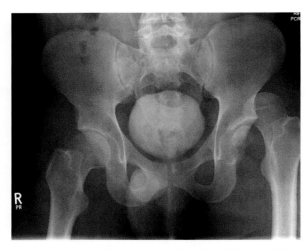

▲ 图 4-2　骨盆正位 X 线片显示髋关节后脱位，股骨头骨折碎片残留在髋臼中

伴随损伤。特别是伴随的股骨颈骨折，可能是无移位的，决不能忽视。同样，伴随的股骨头骨折通常表现为关节中残留骨碎片（图 4-3）。在骨盆正位 X 线片上也可以看到髋臼骨折和骨盆环损伤。除非不能排除股骨颈骨折或临床怀疑股骨、膝关节或胫骨损伤，否则在进行髋关节复位之前，通常不需要其他影像学评估，因为这些损伤会影响通过患肢操控髋部的能力，必须行所有可疑部位的双平面 X 线片检查。

髋关节脱位的患者（包括伴有股骨头骨折）在大多数情况下遭受了严重的创伤，应接受现代创伤管理，其诊断的基本原则包括初诊时全身 CT 扫描（包括血管造影）（图 4-3）[15]，这样可以在患者到达创伤中心第一时间检查出所有合并损伤。

确诊伴随的无移位股骨颈骨折和其他相关损伤可指导治疗。在髋关节无法复位的情况下，必须对 CT 进行仔细分析，以识别妨碍复位的障碍物。

髋关节复位后，应拍摄骨盆的 5 个标准 X 线片。其中包括 Judet 位（45° 斜位）、骨盆入口和出口位。通过 X 线片评估髋臼和股骨头的同心性，必要时与对侧髋关节对比。通过每张 X 线片上股骨头与髋臼顶的关系，以及与对侧对比，来评估髋关节的对合关系。关节间隙的任何不匹配或增宽都可能表明股骨头和髋臼之间存在软组织。

髋关节复位后，髋部薄层 CT 扫描是诊断金标准，有助于发现小的关节内骨碎片、股骨

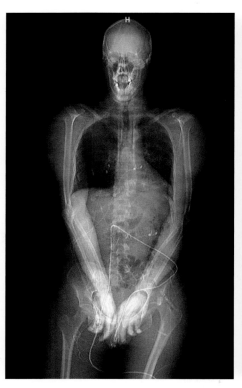

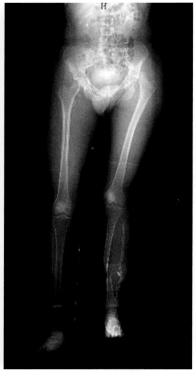

◀ 图 4-3　全身 CT 扫描作为多发伤患者合并髋关节后脱位和股骨头骨折的初步筛查诊断工具

头骨折、股骨头撞击伤、髋臼骨折和关节不匹配。Hougaard 等报道了髋关节后脱位闭合复位后，CT 检查发现的 6 例髋臼轻度骨折和 6 例关节内骨碎片，而在 X 线无明显异常[16]。通过 CT 还可轻松评估髋关节的对合关系，股骨头应位于髋臼软骨下骨环的中央，形似"牛眼"。复位后 CT 检查更容易发现撞击伤和股骨头骨折，也可以清楚展示股骨头骨折复位质量，并决定治疗方案。除了作为重要辅助诊断工具外，对于伴随骨折、无法复位的脱位或复位不良的手术计划，CT 扫描也起着重要作用。必须明确关节内游离骨碎片的位置、大小、数量和髋臼骨折的位置、大小及股骨头骨碎片的大小和位置，这些将影响治疗计划。

MRI 有助于评估髋部创伤性骨坏死。在最初的 6～8 周，AVN 可能没有 MRI 改变。MRI 检查还可以辅助发现髋关节脱位伴随的软组织损伤。除了在急性期可预测 AVN 外，MRI 是评估软组织（如外旋肌腱、盂唇和软骨）损伤的最佳方法。脱位可能导致髋关节渗漏，这将有助于鉴别盂唇或关节囊的任何异常。

一、损伤分型方法

髋关节脱位和股骨头骨折分型

迄今为止，髋关节脱位分型的方法有数种。所有这些分型都包括重要伴随损伤的亚型。首先要判断髋关节是前脱位还是后脱位。

后脱位比前脱位更为常见。两种最初的分型只针对后脱位。Thompson 和 Epstein，以及随后的 Stewart 和 Milford，都描述了包含伴随骨折的分型系统。

Stewart 和 Milford 分型侧重于复位后髋臼骨折稳定性，这对预后很关键。Epstein5 型脱位伴有股骨头骨折。Pipkin 将这种类型细分为 4 种亚型（表 4-2 和图 4-4）。

Pipkin 分型最常用，是决定治疗方案的重要参考。

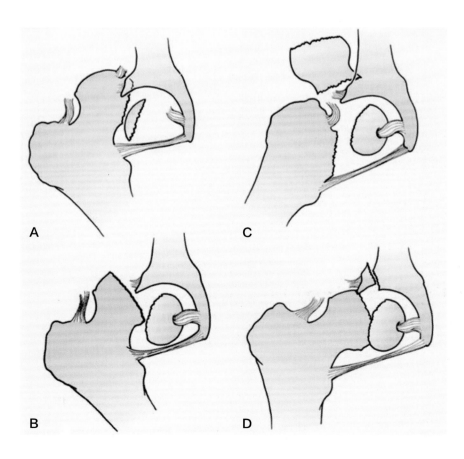

◀ 图 4-4 **Pipkin 分型**
A. 低于中央凹的骨折；B. 高于中央凹的骨折；C. 股骨头和股骨颈骨折；D. 股骨头和髋臼骨折[17]

Brumback 等提出了一种综合分型方法，可用于伴随股骨头骨折的前脱位或后脱位（表4-3）。Brumback 分型（图4-5）包括头部碎片的大小、脱位的方向以及由此产生的不稳定性[18]。

最后，OTA 的综合骨折分型方案包括髋关节脱位（图4-6）。

无论哪种分型，最重要因素是判断前脱位还是后脱位，伴随骨折（髋臼、股骨颈）以及复位后髋关节的稳定性 [仅 Brumback 分型（图4-5和表4-3）考虑了所有这些相关因素]。在每个分型中，都记录了需要复位和固定的髋臼骨折。

表 4-2　Pipkin 分型

Ⅰ 型	后脱位合并股骨头中央凹下骨折
Ⅱ 型	后脱位合并股骨头中央凹上骨折
Ⅲ 型	股骨头骨折合并股骨颈骨折
Ⅳ 型	Ⅰ 型、Ⅱ 型、Ⅲ 型合并髋臼骨折

表 4-3　Brumback 分型

类　型	描　述
1 型	髋关节后脱位伴有股骨头后下部骨折
1A 型	髋臼缘微小骨折或无骨折，髋关节复位后稳定
1B 型	髋臼缘明显骨折，须重建后髋关节才稳定
2 型	髋关节后脱位伴有股骨头后上部骨折
2A 型	髋臼缘微小骨折或无骨折，髋关节复位后稳定
2B 型	髋臼缘明显骨折，髋关节不稳定
3 型	髋关节脱位（不论脱位方向）合并股骨颈骨折
3A 型	不合并股骨头骨折
3B 型	合并股骨头骨折
4 型	髋关节前脱位
4A 型	压痕型，股骨头上外侧表面压缩
4B 型	软骨下型，股骨头负重面的骨软骨剪切性骨折
5 型	髋关节中心性脱位伴股骨头骨折

引自 Stannard et al.[20]

二、髋关节脱位和股骨头骨折的治疗

（一）髋关节脱位和股骨头骨折的非手术治疗

几乎所有髋关节脱位的初始治疗都是尝试闭合复位术（表4-4）。复位应视为急诊手术，包括伴有股骨头骨折或髋臼骨折的患者。

标准闭合复位的禁忌证是未移位的股骨颈骨折和其他影响通过下肢操控髋关节的损伤。

复位通常在手术室进行，但如果患者已经插管，也可以在急诊室进行。无论脱位的方向如何，均应通过沿股骨方向牵引和轻柔地旋转来进行复位。

如果是后脱位，则可尝试 Allis 法复位。

无论采用哪种技术来闭合复位髋关节，患者都必须处于完全的肌肉放松状态。建议使用实时 X 线透视检查以帮助复位，如果复位困难，则可以很容易地看到头部相对于髋臼的位置，并可以根据该位置进行调整。它还可以对髋部稳定性进行全面评估，或者在必要时进行复位后的压力试验。

如果是前脱位，则运用 Walker 改良的 Allis 法复位（图4-7），也是通过牵引复位。

对于前下脱位，Walker 对 Allis 技术进行了改良，即沿股骨持续牵引下，轻度屈髋，从大腿内侧向外推，同时内旋内收髋关节（图4-8）。对于前上脱位，则持续牵引下肢，直到股骨头与髋臼处于同一水平，然后轻度内旋。前脱位复位时，必要时需髋关节后伸。

表 4-4　髋关节脱位合并股骨头骨折的非手术治疗适应证

复位成功后的非手术治疗	
适应证	相对禁忌证
Pipkin Ⅰ 型	Pipkin Ⅲ 型和Ⅳ 型
Pipkin Ⅱ 型	股骨头骨折碎片不能复位
复位后关节匹配	关节不稳定
股骨头凹的圆韧带撕脱骨折	关节间隙存在游离体

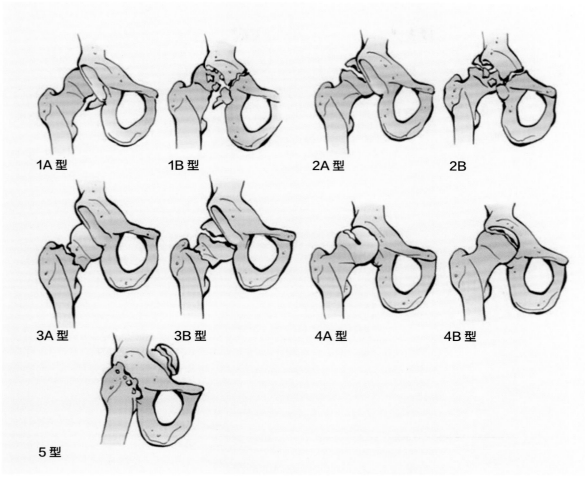

▲ 图 4-5　髋关节脱位和股骨头骨折的 Brumback 分型

对于所有类型的复位，外科医师均应使用稳定的牵引力。通过持续牵引和轻柔的操作，可以减少复位造成的副损伤。暴力复位可能导致颈部骨折和股骨头关节面损伤。如果闭合复位成功，须行髋关节的正位和 Judet 位线片、薄层 CT 扫描检查，以明确复位的一致性以及伴随骨折或游离体的位置。如果没有伴随骨折并且在所有平片和 CT 扫描中，患髋与对侧髋关节的关节间隙对称，则无须手术治疗。有时，在关节内可见附着于圆韧带的小骨碎片，但如果位于马蹄窝内，则无须行手术治疗，因为它与韧带相连，不具有移动性。

在术后早期，患者可能会出现腹股沟疼痛或机械症状，应行 MRI 或髋关节镜检查，以明确诊断。

（二）髋关节复位后的 X 线评估

即使非手术治疗是最终治疗方案，也应该明确是否存在不需要固定或引起髋关节不稳的骨折。两种类型的损伤属于这一类：不会导致髋关节不匹配的 Pipkin Ⅰ 型股骨头骨折和不会导致髋关节不稳定的细微髋臼后壁骨折。股骨头下方骨折时，该碎片不会影响负重关节面，不影响正常行走，因此可以视为游离体处理。如果碎片被很好地复位或处于不会导致髋关节不匹配的位置，则可以将其留在原地。因此，如果髋关节复位完全匹配，则无须固定或切除。这些损伤可以用与单纯髋关节脱位相同的非手术方案进行治疗。

导致髋关节不稳定的髋臼后壁骨折碎片的

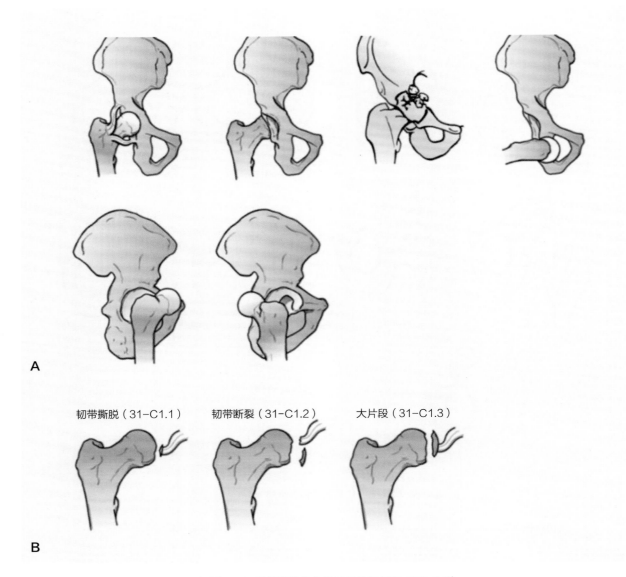

韧带撕脱（31-C1.1）　　　韧带断裂（31-C1.2）　　　大片段（31-C1.3）

▲ 图 4-6　髋关节脱位合并股骨头骨折的 OTA 分型

大小，尚存在争议。如果大于 35% 的后壁受累，则髋部的负荷模式会改变，并可能导致创伤后关节炎。通过尸体研究，大多数学者推荐这类骨折应该予以切开复位内固定。如果后壁碎片足够小，无须固定，可以行髋关节稳定性测试以确保髋关节稳定。

对于伴随的后壁骨折，如果髋关节复位后不匹配，则如上所述，必须切开复位髋关节，同时摘除骨碎片，并且通过同一切口固定后壁。

（三）髋关节脱位伴股骨头骨折的手术治疗

适应证 / 禁忌证

如果髋关节无法复位或复位后关节不匹配，则需要进行切开复位。试行闭合复位时损伤坐骨神经，也是切开复位的相对适应证，还有某些骨折脱位。继发性神经损伤（复位后）应立即进行具体诊断，以排除骨折碎片和嵌顿导致的机械性撞击。在大多数情况下，如果在复位过程中轻度的牵拉引起神经损伤，则可以自行恢复。

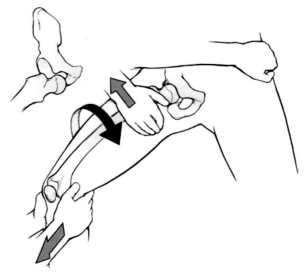

▲ 图 4-8　**Walker** 法复位髋关节前脱位

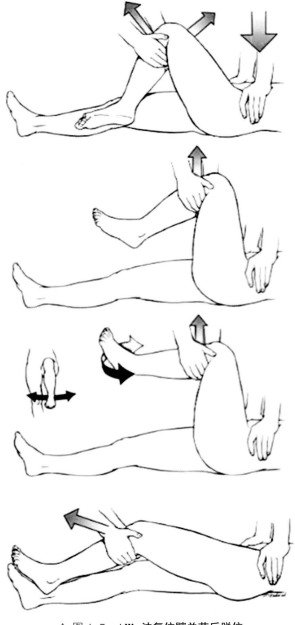

▲ 图 4-7　**Allis** 法复位髋关节后脱位

手术治疗的指征可分为两组。

- 有或没有清理术的切开复位。
- 切开复位内固定。

如果必须切开复位，则可以同时进行关节清理术和所有相关骨折的治疗。例如，从关节内取出游离体的同时，可以复位并固定后壁骨折或 Pipkin Ⅱ 型骨折。

对于后壁骨折和关节内骨碎块，切开复位髋关节可能是最好的选择，因为它可以 360° 观察股骨头和髋臼，同时保留头部的血液供应。

如果髋关节已复位但不匹配，则需要清除有问题的结构，这可以通过关节镜或切开清理。对于关节内小碎片，首选关节镜方法。大块碎片可通过切开复位而取出。

在取出游离体时，很难确定是否已经完全取出。因此，必须了解骨碎片的数量、位置和大小。如果将盂唇从髋臼边缘撕脱，则通过缝合锚钉技术将其修复至新鲜的松质骨表面可能会增加髋关节的稳定性。

髋关节脱位和股骨头骨折患者的术后方案包括口服吲哚美辛（NSAR）6 周，以预防髋关节周围骨化性肌炎。在大多数情况下，放射治疗不受年轻人欢迎。对于接受切开复位内固定的伴有股骨头骨折的脱位患者，我们鼓励术后立即活动髋关节，下地部分负重，术后 10～12 周逐渐发展为全负重。

（四）切开复位伴有或不伴有清理术和骨折复位内固定术

难复性脱位需要急诊行切开复位。2%～15% 的髋关节脱位是无法闭合复位的。阻碍复位的因素是骨撞击或软组织嵌入。前脱位可伴随股直肌、髂腰肌、前关节囊或盂唇的嵌入，还有关节囊形成的扣锁和闭孔的撞击。在后脱位中，不可复位的原因可能是后关节囊形成的扣锁，以及梨状肌、臀大肌、韧带、盂唇和大骨碎片的嵌入。

如果髋臼中嵌入骨碎片或软组织，则会导致复位后关节不匹配。必须清除股骨头和髋臼关节软骨之间的游离碎片。这可能是关节镜下清理和评估髋关节的指征，具体取决于碎片的大小。

复位后的 CT 扫描将显示骨碎片的位置、大小和数量，从而可以更好地计划手术（图 4-9）。关节清理术需处理的碎片包括股骨头撕脱、股骨头下骨折（Pipkin Ⅰ 型）、后壁的游离碎片及从股骨头剪切的软骨碎片。

在许多情况下，随着髋关节复位，Pipkin Ⅱ 型骨折可能被圆韧带固定至适当位置。复位后 CT 扫描结合 AP 位和 Judet 位 X 线片，将显示任何骨折移位。如果碎片没有达到解剖复位（关节面台阶＞2mm，分离移位＞4mm），则必须考虑行切开复位内固定术。由于碎片通常很薄，因此这些骨折的固定可能具有挑战性。

对于股骨头骨折的切开复位和内固定术，有许多手术入路。由于髋关节后脱位最常见，骨折碎片通常位于前内侧，这是髋臼后壁剪切所致。尽管 Epstein 建议通过后侧入路清理髋关节，可以利用已经受损的关节囊，但这可能不是治疗股骨头骨折的最佳方法。后侧入路时，为了复位固定股骨头的前内侧骨折，可能需要重新脱位髋关节。即使股骨头脱离髋臼，如果不切断骨碎片上韧带，也可能难以解剖复位，

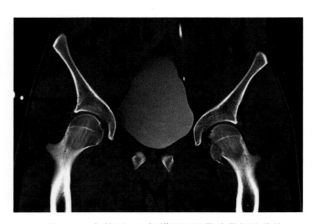

▲ 图 4-9　复位后 CT 扫描显示股骨头骨折块移位

这将潜在性地阻断了血液供应。在不破坏其软组织的情况下，将完整的后外侧头复位至前内侧碎片上非常困难，并且最多只能看到部分骨折。此外，后入路可能进一步损伤旋股内侧动脉，股骨头的血液供应大部分来自于此，这使得其他手术入路更具吸引力。

前侧入路（改良的 Smith-Peterson 入路）可直接观察股骨头碎片，无须再次脱位髋关节。外旋髋关节，可清理骨折断端并精确复位骨折块。由于股骨头的主要血液供应来自可能受损的颈后分支（MFCA），因此前入路时要仔细解剖。Swiontkowski 等比较了前入路和后入路处理符合手术标准的股骨头骨折，发现前入路并没有增加 AVN 的发生率[19]，前入路更容易复位髋关节，并可以更好地显露术区。Stannard 等还发现后入路治疗股骨头骨折的 AVN 发生率高于前入路。通过后入路治疗的 80% 的患者发展为某种程度的 AVN[20]。

Ganz 等描述了通过股骨大转子截骨脱位髋关节也可治疗这种骨折。Massè 等报道了 12 例通过股骨大转子截骨脱位髋关节治疗的患者[21, 22]。在该研究组中，83% 通过此法治疗的患者具有良好的疗效，而使用其他方法（W-J 入路、S-P 入路和 K-L 入路）治疗的患者中，这一比例为 56%。其他作者也描述了这种方法用于股骨头骨折，特别是合并后壁损伤的患者。尽管这是治疗股骨头骨折的合乎逻辑的方法，但迄今为止，仅有少数报道。

由于骨碎片很薄，通常很难固定。进行关节面下固定的是必要的。这些方法包括使用无头螺钉、埋头螺钉、可吸收钉固定和缝线修复。无论选择哪种技术，固定都必须在软骨下骨内，而不能突入关节内。

最后，较大的股骨头压缩可能需要手术固定并恢复其关节匹配。最近的生物力学研究表明，面积大于 $2cm^2$ 的明显压缩，可显著影响髋关节的接触力分布。如果存在此类损伤，应该复位并植骨填充压缩骨折。如果头部的负重区有 $2cm^2$ 或更大的受损存在此类损伤，则更应该重视。

（五）关节镜技术在髋关节脱位中的应用

在过去的十年中，髋关节镜的使用已大大增加。在这段时间里，仪器和技术得到了改善，因此，用于髋部损伤治疗中的应用大大增加。已有数位学者表明，由于单纯性髋关节脱位而导致的游离体、软骨损伤和盂唇撕裂，最初的 X 线平片或 CT 精细扫描并不能发现。髋关节镜可用于仅需清理软骨损伤或小的游离体即可的骨折脱位中。已有病例报道使用关节镜方法固定骨折，但这尚未被提倡为标准做法。如果伴有髋臼骨折，则禁用髋关节镜检查，因为这会导致液体渗入骨盆。如果在关节镜手术中使用现代液体管理系统，则髋关节脱位后关节囊的撕裂不是禁忌证。

三、并发症

（一）缺血性坏死

缺血性坏死（AVN）是髋关节后脱位的常见后遗症，而且与复位时间相关。AVN 在髋关节脱位的发病率为 1.7%～40%。如果髋关节脱位在 6h 内复位，文献显示 AVN 发生率显著降低至 10% 以下[23]。

AVN 的原因被认为是多因素的。在受伤时，部分供应股骨头的颈血管和圆韧带血管受损。其次，股骨头脱位时的缺血性损伤也会影响预后。

AVN 的影像学表现通常在受伤后的 2 年内出现（图 4-10 至图 4-12）。

AVN 的诊断可能会被延迟至关节面塌陷。MRI 是 AVN 的最灵敏和特异性的检查方法，如果有症状和体征，建议行 MRI 检查。治疗应首先限制负重，以防止软骨下骨塌陷。

（二）关节炎

髋关节脱位合并股骨头骨折后最常见的并发症是创伤后关节炎。后脱位比前脱位具有更高的创伤后关节炎发生率。50% 的伴有股骨头骨折的髋关节脱位可能发展为关节炎。骨折脱位中较高的关节炎发生率可能部分是由于软骨细胞损伤引起的，因为在骨折脱位时边缘软骨损伤很常见。Repo 和 Finely 通过施加 20%～30% 的应变力能够诱导软骨细胞死亡。

此外，AVN 确实会导致关节炎。原发性关节炎在重伤患者中的发生率最高。切开复位对远期关节退变的影响尚不清楚。

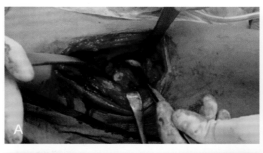
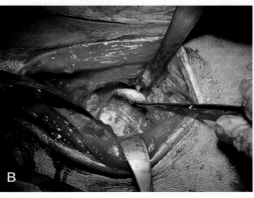
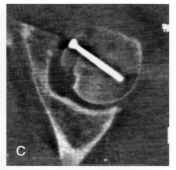
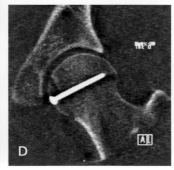

◀ 图 4-10　A. 通过髋关节的前入路显露髋关节后脱位闭合复位后移位的股骨头骨折碎片；B. 剥离碎片并进行复位；C 和 D. 术中 C 形臂 3D 成像，用于控制骨折复位和髋关节匹配

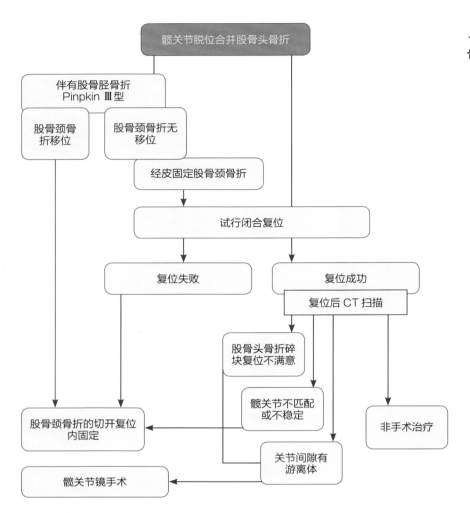

◀ 图 4-11　髋关节脱位合并股骨头骨折的治疗流程

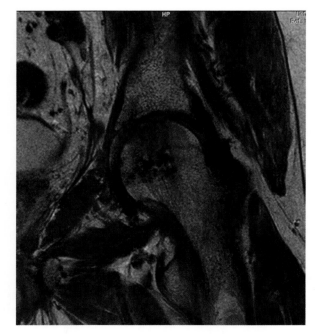

▲ 图 4-12　髋关节后脱位合并股骨头骨折后 9 个月 MRI 显示股骨头缺血性坏死

（三）异位骨化症

后脱位伴骨折患者后期出现异位骨化症（HO）很常见（图 4-13）。最常见于切开复位的后脱位患者。后壁骨折后出现这种并发症也常有报道。这很可能是脱位引起的后部肌肉损伤及手术创伤所致。Swiontkowski 等报道，在股骨头骨折的病例中，经前入路行切开复位内固定比经后入路 HO 的发生率更高[19]。在后脱位的情况下，使用吲哚美辛可能会降低典型的 HO 发生率。放射治疗通常是在手术前 24h 或手术后 48h 内给予 700Gy 的单剂量照射。关于吲哚美辛与放射治疗的有效性的研究数据是不一致的，须进一步大宗病例的 RTC 研究来确定最佳的预防措施[24]。HO 的进展似乎与最初的创伤冲击有关。Pape 等报道，未进行手术固定的病例的发生率为 60%[25]。

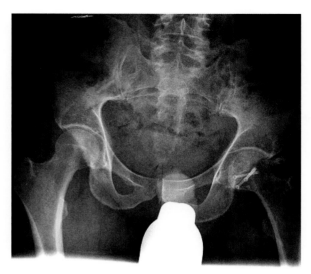

▲ 图 4-13　前入路治疗髋关节后脱位伴股骨头骨折 6 个月后出现小的异位骨化

（四）畸形愈合

Yoon 等报道了 3 例因髋关节疼痛和运动受限而需后期切除股骨头下部骨折块的患者。这些患者最初接受非负重治疗，然后逐步行走。每个病例中均切除了骨折块，从而恢复运动。

（五）坐骨神经麻痹

已有数位学者报道了晚期坐骨神经麻痹。这通常是异位骨化压迫或牵拉神经所致。坚持每次复查时检查神经功能非常重要，因为早期减压可能有利于神经损伤恢复。

四、股骨头骨折的预后

（一）预后指标

髋关节脱位或骨折脱位后患者预后的评估围绕患者的髋关节功能和疼痛进行。骨坏死、关节僵硬和关节炎是影响患者预后的主要限制因素。因此，常使用标准的髋关节评分（如 HSS 评分、WOMAC 评分和 Merle d'Aubigné 评分）来评估预后。这些评分为临床医师提供了髋关节的功能情况，并且将它们常与诸如 SMFA 和 SF12 等总体健康评分结合使用。

（二）证据

对于股骨头骨折的治疗，进行大规模、高质量的随机对照研究（RCT）的可能性非常低。鉴于这类骨折的罕见性，我们接受了比较广泛的研究设计和个体研究差异化特征，以粗略估计可能的结果，并在可能的情况下，为临床医师和患者提供个体化指导。

为了找到最佳的证据，我们首先在 Ovid Medline、Embase 和 Cochrane 图书馆中搜索了系统的综述和 Meta 分析。我们将搜索限制在 2006 年 1 月 1 日至 2016 年 1 月 1 日之间以英语、法语或德语的形式发表。确定了这些文献中包含个体研究，并通过反复的参考文献列表的筛选，进一步确定可能在任何时间发布的相关研究。要纳入此评估，个体研究（无论是全文出版物还是会议论文集）必须满足以下条件。

- 研究包括 ≥ 10 名患者（这是一个任意阈值）。
- 该研究使用公认的评分系统（如 Thompson-Epstein、Merle d'Aubigné 或其他评分）评估预后。
- 该研究提供了有关患者人口统计学、骨折分型（如 Pipkin 分型、AO/OTA 分型）及手术细节的一些信息。

不包括个案报道和技术说明。尽管我们努力通过其他方式来检索甚至从大型大学图书馆（德国柏林的 Charité 医科大学中心）都无法获得的全文文章，但我们刻意在此阶段停止了。我们也意识到了由于这一决定，很有可能错过了一次历史回顾[18]。

我们确定了 3 个符合我们主要筛查标准的系统评估[26-28]。这些评估包括对 285 例患者的 12 项原始研究[19, 20, 28-38]。表 4-5 总结了研究的主要特征。值得注意的是，有两项 RCT 的报道比较了股骨头骨折的手术治疗和非手术治疗[28, 29]。它们可能基于单个 RCT，并公布了针对 Pipkin1 型和 Pipkin 2 型骨折的单独结果。此外，我们找到了 1992 年发表的经典论文（包括 41 例骨折）[19]。

关于股骨头骨折处理的大量证据来自回顾

表 4-5 所有纳入的研究和患者资料

作者	发表年份年	患者数量	平均年龄[岁(标准差)]	男性患者	Pipkin 分型				治疗方法				疗效（Thompson-Epstein 评分）			
					I	II	III	IV	切开复位内固定	切除骨折块	人工关节置换	非手术治疗	优	良	可	差
Chen 等[28]	2011	16	37.5 (11.4)	13（81%）	16	0	0	0	8	0	0	8	6	5	3	2
Chen 等[29]	2011	24	38.7 (11.0)	17（71%）	0	24	0	0	12	0	0	12	7	8	7	2
Guimaraes[30]	2010	10	32.2 (12.6)	7（70%）	6	3	0	1	10	0	0	0	6	2	1	1
Henle[31]	2007	12	39.8 (12.6)	10（83%）	1	3	0	8	12	0	0	0	5	5	0	2
Kokubo[32]	2013	10	51.7 (16.1)	6（60%）	5	2	0	3	4	4	0	2	2	7	0	1
Marchetti[33]	1996	33	33.6 (13.7)	22（67%）	8	9	2	14	13	15	3	2	0	22	6	5
Mostafa[38]	2014	23	39.1 (8.8)	14（61%）	5	18	0	0	23	0	0	0	18		5	
Norouzi[34]	2012	28	33 (13)	21（75%）	13	9	0	8	13	4	2	9	20		8	
Oransky[35]	2012	21	42.0 (15.9)	14（67%）	4	9	0	8	11	7	0	3	8	8	2	3
Park[36]	2015	59			15	28	9	7	23	25	7	4	34		25	
Stannard[20]	2000	22	37.2 (15.2)	14（64%）	4	9	4	0	12	10	0	0	7	4	3	8
Yoon[37]	2001	27	40.4 (12.8)	22（81%）	5	18	4	0	14	12	1	0	7	15	4	0

性研究，这些研究易受几乎所有可想见的偏倚的影响。存在选择偏倚、适应证偏倚、无法确定失访患者人数等，解释结果时必须考虑到这一点。除了累积数据外，9 份报道[20, 28-33, 35, 37] 提供了有关 175 名参与者的个人数据（IPD），这是这种研究的强项。

为了首先评估治疗效果，我们使用了随机效应模型（STATA11.0 中的 metaprop 程序），总结了 Thompson-Epstein 评分的"优秀"和"良好"结果的频率。在具有不同基线风险和不同治疗方法的异类人群中，所有患者中约有 72%（95%CI 65%～78%）达到了优秀或良好的效果（图 4-14）。

ORIF（与任何其他治疗方案相比）具有以下特点。

- 任何 Brooker 分型的异位骨化的相对危险度（RR）都较高（RR 1.44，95%CI 0.97～2.14）。

- 较低的 AVN 相对风险（RR 0.34，95%CI 0.09～1.19）。

- Thompson-Epstein 评分标准，优秀或良好的结果可能性较高（RR 1.26，95%CI 1.03～1.54）。

- Thompson-Epstein 评分标准，优秀结果的可能性较高（RR 2.77，95%CI 1.51～5.06）。

个体研究结果见表 4-6。

根据他们的系统评估数据，Wang 等得出结论："与前入路相比，后入路降低了 Pipkin Ⅰ型和 Pipkin Ⅱ型股骨头骨折的异位骨化风险。"[36] 不幸的是，该结论不能使用从原始研究中获得的信息来复制。存在多个数据提取错误，并且所提供的摘要估算是错误的。Stannard 等发现通过前入路（n=9）或后入路（n=13）进行手术的患者之间的 SF12 评分（PCS）没有差异。PCS 评分分别为 39.8（SD=14.8）和 40.0（SD=13.1）[20]。

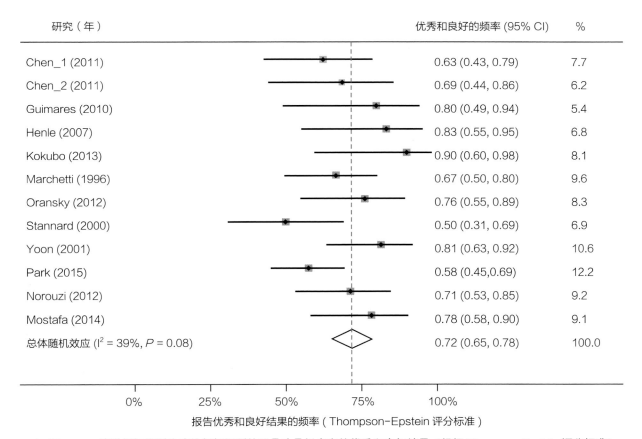

研究（年）　优秀和良好的频率（95% CI）　%

研究（年）	优秀和良好的频率 (95% CI)	%
Chen_1 (2011)	0.63 (0.43, 0.79)	7.7
Chen_2 (2011)	0.69 (0.44, 0.86)	6.2
Guimares (2010)	0.80 (0.49, 0.94)	5.4
Henle (2007)	0.83 (0.55, 0.95)	6.8
Kokubo (2013)	0.90 (0.60, 0.98)	8.1
Marchetti (1996)	0.67 (0.50, 0.80)	9.6
Oransky (2012)	0.76 (0.55, 0.89)	8.3
Stannard (2000)	0.50 (0.31, 0.69)	6.9
Yoon (2001)	0.81 (0.63, 0.92)	10.6
Park (2015)	0.58 (0.45, 0.69)	12.2
Norouzi (2012)	0.71 (0.53, 0.85)	9.2
Mostafa (2014)	0.78 (0.58, 0.90)	9.1
总体随机效应 (I^2 = 39%, P = 0.08)	0.72 (0.65, 0.78)	100.0

0%　25%　50%　75%　100%

报告优秀和良好结果的频率（Thompson-Epstein 评分标准）

▲ 图 4-14 接受任何类型治疗的任何级别的股骨头骨折患者的优秀和良好结果（根据 Thompson-Epstein 评分标准）的 Meta 分析

表 4-6　纳入的研究和患者资料

	切开复位内固定	其他疗法
患者数量	96	79
平均年龄，岁（标准差）	35.8（12.0）	41.9（15.4）
性别		
男性	68（71%）	57（72%）
女性	28（29%）	22（28%）
Pipkin 分型		
Ⅰ型	22（23%）	27（34%）
Ⅱ型	46（48%）	31（39%）
Ⅲ型	2（2%）	4（5%）
Ⅳ型	26（27%）	17（22%）
二分类的 Pipkin 分型		
Ⅰ型 / Ⅱ型	68（71%）	58（73%）
Ⅲ型 / Ⅳ型	28（29%）	21（27%）
并发症		
异位骨化症		
患者数量	60	56
Brooker 分级		
0 级	26（43%）	34（61%）
1 级 /2 级	22（37%）	14（25%）
3 级 /4 级	12（20%）	8（14%）
异位骨化症发病率	34（57%）	22（39%）
股骨头缺血坏死		
患者数量	56	50
股骨头缺血坏死发病率	3（5%）	8（16%）
Thompson-Epstein 评分		
患者数量	96	79
优	37	11
良	38	38
中	10	16
差	11	14
优 / 良	75（78%）	49（62%）
中 / 差	21（22%）	30（38%）

参考文献

[1] Kim KI, Koo KH, Sharma R, Park HB, Hwang SC. Concomitant fractures of the femoral head and neck without hip dislocation. Clin Orthop Relat Res. 2001; 391:247–50.

[2] Suraci AJ. Distribution and severity of injuries associated with hip dislocations secondary to motor vehicle accidents. J Trauma. 1986;26:458–60.

[3] Sahin V, Karakas ES, Aksu S, Atlihan D, Turk CY, Halici M. Traumatic dislocation and fracture-dislocation of the hip: a long-term follow-up study. J Trauma. 2003;54:520–9.

[4] Dreinhofer KE, Schwarzkopf SR, Haas NP, Tscherne H. Isolated traumatic dislocation of the hip. Long-term results in 50 patients. J Bone Joint Surg Br. 1994;76:6–12.

[5] Pringle JH, Edwards AH. Traumatic dislocation of the hip joint. An experimental study on the cadaver. Glasgow Med J. 1943;21:25–40.

[6] Bastian JD, Turina M, Siebenrock KA, et al. Long-term outcome after traumatic anterior dislocation of the hip. Arch Orthop Trauma Surg. 2011;131(9):1273–8.

[7] Letournel E, Judet R. Fractures of the acetabulum. 2nd ed. New York: Springer; 1993.

[8] Yang RS, Tsuang YH, Hang YS, Liu TK. Traumatic dislocation of the hip. Clin Orthop Relat Res. 1991;265:218–27.

[9] Upadhyay SS, Moulton A, Burwell RG. Biological factors predisposing to traumatic posterior dislocation of the hip. A selection process in the mechanism of injury. J Bone Joint Surg Br. 1985;67:232–6.

[10] Berkes MB, Cross MB, Shindle MK, et al. Traumatic posterior hip instability and femoroacetabular impingement in athletes. Am J Orthop. 2012;41(4):166–71.

[11] DeLee JC, Evans JA, Thomas J. Anterior dislocation of the hip and associated femoral-head fractures. J Bone Joint Surg Am. 1980;62(6):960–4.

[12] Song WS, Yoo JJ, Koo KH, et al. Subchondral fatigue fracture of the femoral head in military recruits. J Bone Joint Surg Am. 2004;86-A(9):1917–24.

[13] Marymont JV, Cotler HB, Harris JH Jr, Miller-Crotchett P, Browner BD. Posterior hip dislocation associated with acute traumatic injury of the thoracic aorta: a previously unrecognized injury complex. J Orthop Trauma. 1990;4:383–7.

[14] Tabuenca J, Truan JR. Knee injuries in traumatic hip dislocation. Clin Orthop Relat Res. 2000;377:78–83.

[15] Stengel D, Frank M, Matthes G, Schmucker U, et al. Primary pan-computed tomography for blunt multiple trauma: can the whole be better than its parts? Injury. 2009; 40(Suppl. 4):S36–46.

[16] Hougaard K, Thomsen PB. Traumatic posterior fracture-dislocation of the hip with fracture of the femoral head or neck, or both. J Bone Joint Surg Am. 1988;70(2):233–9.

[17] Pipkin G. Treatment of grade IV fracture-dislocation of the hip. J Bone Joint Surg Am. 1957;39-A(5):1027–42.

[18] Brumback RJ, Kenzora JE, Levitt LE, Burgess AR, Poka A. Fractures of the femoral head. Hip. 1987:181–206.

[19] Swiontkowski MF, Thorpe M, Seiler JG, Hansen ST. Operative management of displaced femoral head fractures: case-matched comparison of anterior versus posterior approaches for Pipkin I and Pipkin II fractures. J Orthop Trauma. 1992;6:437–42.

[20] Stannard JP, Harris HW, Volgas DA, Alonso JE. Functional outcome of patients with femoral head fractures associated with hip dislocations. Clin Orthop Relat Res. 2000;377:44–56.

[21] Massè A, Aprato A, Alluto C, Favuto M, Ganz R. Surgical hip dislocation is a reliable approach for treatment of femoral head fractures. Clin Orthop Relat Res. 2015;473 (12):3744–51.

[22] Ganz R, Gill TJ, Gautier E, Ganz K, Krugel N, Berlemann U. Surgical dislocation of the adult hip a technique with full access to the femoral head and acetabulum without the risk of avascular necrosis. J Bone Joint Surg Br. 2001; 83 (8):1119–24.

[23] Giannoudis PV, Kontakis G, Christoforakis Z, Akula M, Tosounidis T, Koutras C. Management, complications and clinical results of femoral head fractures. Injury. 2009; 40:1245–51.

[24] Baird EO, Kang QK. Prophylaxis of heterotopic ossification – an updated review. J Orthop Surg Res. 2009;4:12.

[25] Pape HC, Rice J, Wolfram K, et al. Hip dislocation in patients with multiple injuries. A follow up investigation. Clin Orthop Relat Res. 2000;377:99–105.

[26] Guo JJ, Tang N, Yang HL, Qin L, Leung KS. Impact of surgical approach on postoperative heterotopic ossification and avascular necrosis in femoral head fractures: a systematic review. Int Orthop. 2010;34:319–22.

[27] Wang CG, Li YM, Zhang HF, Li H, Li ZJ. Anterior approach versus posterior approach for Pipkin I and II femoral head fractures: a systemic review and meta-analysis. Int J Surg. 2016;27:176–81.

[28] Chen ZW, Lin B, Zhai WL, et al. Conservative versus surgical management of Pipkin type I fractures associated with posterior dislocation of the hip: a randomised controlled trial. Int Orthop. 2011;35:1077–81.

[29] Chen ZW, Zhai WL, Ding ZQ, et al. Operative versus nonoperative management of Pipkin type-II fractures associated with posterior hip dislocation. Orthopedics. 2011; 34:350.

[30] Guimaraes RP, Saeki de Souza G, da Silva Reginaldo S, et al. Study of the treatment of femoral head fractures. Rev Bras Ortop. 2010;45:355–61.

[31] Henle P, Kloen P, Siebenrock KA. Femoral head injuries:

which treatment strategy can be recommended? Injury. 2007; 38:478–88.

［32］ Kokubo Y, Uchida K, Takeno K, et al. Dislocated intra-articular femoral head fracture associated with fracture-dislocation of the hip and acetabulum: report of 12 cases and technical notes on surgical intervention. Eur J Orthop Surg Traumatol. 2013;23:557–64.

［33］ Marchetti ME, Steinberg GG, Coumas JM. Interme-diate-term experience of Pipkin fracture-dislocations of the hip. J Orthop Trauma. 1996;10:455–61.

［34］ Norouzi N, Nderi MN. Femoral head fracture associated with hip dislocation, radiologic and clinical evaluation of 28 cases: HIP International Conference: 10th Congress of the European Hip Society, EHS 2012 Milan Italy; 2012. p. 464.

［35］ Oransky M, Martinelli N, Sanzarello I, Papapietro N. Fractures of the femoral head: a long-term follow-up study. Musculoskelet Surg. 2012;96:95–9.

［36］ Park KS, Lee KB, Na BR, Yoon TR. Clinical and radiographic outcomes of femoral head fractures: excision vs. fixation of fragment in Pipkin type I: what is the optimal choice for femoral head fracture? J Orthop Sci. 2015; 20:702–7.

［37］ Yoon TR, Rowe SM, Chung JY, Song EK, Jung ST, Anwar IB. Clinical and radiographic outcome of femoral head fractures: 30 patients followed for 3-10 years. Acta Orthop Scand. 2001;72:348–53.

［38］ Mostafa MF, El-Adl W, El-Sayed MA. Operative treatment of displaced Pipkin type I and II femoral head fractures. Arch Orthop Trauma Surg. 2014;134:637–44.

第 5 章
青年股骨颈骨折
Femoral Neck Fractures in the Young

Ewan B. Goudie　Andrew D. Duckworth　Timothy O. White　著

韩　超　译

概述

　　青年人很少出现髋部骨折，但是其伴随的并发症往往很严重。青年人股骨颈移位骨折的不愈合率约为 10%，股骨头坏死率为 23%[1]。由于青年人对患肢功能要求较高，其不仅保髋手术（如截骨术）的失败率及相关危险因素的发生率均高于老年患者，而且其髋关节置换术后也更容易出现假体寿命短及翻修率高的问题。为了取得良好的治疗效果，有必要深入了解老年患者与青年患者在治疗原则上的差异。

　　与老年人相比，青年人髋部骨折多由高能量损伤引起，容易导致粉碎性骨折和股骨头血供的中断，其相关的骨骼和内脏损伤也更为常见。解剖复位和稳定的固定是良好预后的必要条件。然而，对于切开复位术的作用、手术时机以及设备的选择和配置仍存在争议。本章的目的是总结青年患者髋部骨折的主要处理原则、治疗效果和潜在的并发症。

一、流行病学

　　年轻患者在股骨颈骨折患者中所占比例较小，占所有髋部骨折的 3%[2-5]。一般需要很大的暴力才会导致年轻患者的股骨颈发生骨折，这通常是在髋关节内收位时受到轴向伴外旋应力时所导致的[4, 6]。当骨折发生时，股骨头被前

关节囊固定，而髋关节持续向外旋转，导致股骨颈后侧皮层撞向髋臼唇。股骨颈前侧骨皮质撕裂，后侧骨皮层压缩，进而造成粉碎性骨折，这常常造成复位及内固定困难[7]。

　　常见的高能损伤机制包括道路交通事故、运动损伤或高空坠落。这与老年患者形成了鲜明的对比，在老年人中，骨折通常是由于不慎摔倒引起的低能损伤造成的[7]。文献报道在年轻患者移位性股骨颈骨折中，男性的平均年龄明显低于女性，而高能量创伤通常是 40 岁以下患者的常见损伤模式（图 5-1）[2, 5, 8]。也有数据显示，高达 85% 的股骨颈骨折年轻患者的年龄在 40 岁以上，且多为低能量的摔伤造成的。这两项数据表明，大部分这类患者存在着骨质不良的问题，这一方面可能与患者本身的慢性疾病相关，另一方面也可能与酗酒等不良生活习惯相关[5,8]。这都大大增加了患者发生髋部骨折及预后不良的风险。

二、分型和解剖学

　　股骨近端血管的解剖关系为髋部骨折的分型奠定了基础，进而决定了骨折的处理。股骨头主要的血液供应来自分支于股深动脉的旋股内外侧动脉[9]。在股骨颈的下缘，这些血管形成一个囊外吻合环，股骨头支持血管就起于此处。后者穿过髋关节囊，到达股骨颈滑膜下并

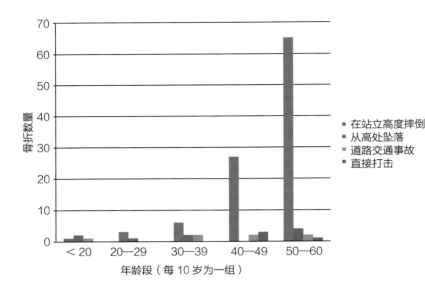

◀ 图 5-1 Duckworth 等根据损伤机制提出的青年髋部骨折 10 年队列的分布 [5]

经英国骨与关节外科编辑学会版权许可，引自 Duckworth AD, Bennet SJ, Aderinto J, Keating JF.Fixation of intracapsular fractures of the femoral neck in young patients: risk factors for failure. J Bone Joint Surg Br. 2011; 93–B:811–16 .（图 5）

图中：
- 在站立高度摔倒
- 从高处坠落
- 道路交通事故
- 直接打击

纵轴：骨折数量
横轴：年龄段（每 10 岁为一组）　< 20　20—29　30—39　40—49　50—60

向内上穿入股骨头 [10, 11]。股骨头主要的支持血管位于股骨颈的后上方。此外，成人的髓腔及圆韧带也能提供少量血供 [12]。

髋关节囊分别从前方的粗隆间线和后方的粗隆间嵴两个方向插入骨内，这两个区域同时也是血管环所在的位置 [13]。囊内骨折会导致支持带血管损伤和破裂，影响股骨头的血供，进而可能导致股骨头缺血性坏死 [14]。与此相反，囊外骨折很少影响股骨头的血液供应，因此治疗方法也有所不同。常用的分型如下。

- Garden 分型（囊内骨折）基于 X 线正位片上骨折的移位程度，将其分为 4 种分型 [15]。
  - 亚组间和组内的一致性差 [16, 17]。
  - 鉴别骨折移位以及滋养血管是否断裂（Garden Ⅲ 型和 Garden Ⅳ 型）是临床医师关注的重点 [18, 19]。
  - Garden 分型不依据侧位片。骨折出现成角畸形，特别是当后倾超过 10° 时，通常认为存在移位。
- Pauwels 分型（囊内骨折），由髋关节正位片上骨折的垂直方向（30°、50°、70°）决定 [20]。
  - 多数年轻患者高能损伤所致的骨折为 3 型 [21]，其骨折方向更垂直。
  - 多数老年人低能脆性骨折为 2 型。
- 改良的 Evans 分型（囊外骨折）描述了骨折类型，如股骨颈基底骨折或反斜型骨折，

改良的 Evans 分型可为手术方式提供指南 [22]。

三、诊断

在大部分创伤环境中，患者通常按照常规方案进行评估和管理，如高级创伤生命支持（ATLS）。患者也可能存在其他的相关损伤，必须通过初级和次级调查进行排除。当其他危及生命和肢体的损伤得到有效处理之后，再处理股骨颈骨折。

（一）临床表现

尽管大多数年轻患者很少或没有并发症，但如果患者合并有诱发骨质疏松的慢性疾病（如使用类固醇）或软骨病（如肾功能衰竭、酗酒）可能会影响手术效果。特别是当患者由于低能量损伤就造成骨折或如果患者年龄超过 40 岁时，更应该提起医师的注意 [5]。在无移位骨折的情况下，患肢可能没有明显的畸形，只有疼痛以及臀部活动范围的减少。对于移位性骨折，患肢会出现典型的短缩和外旋。开放性骨折和神经血管损伤并不常见，但应予以排除，此外还需要排除相关的股骨干和髋臼骨折。

（二）影像学

通常，常规平片即可发现髋部骨折，这包

括髋部正位（AP）和侧位片。约 2% 的患者中在平片上无法确定骨折的存在。当诊断有疑问且怀疑有隐匿性骨折时，可能需要 CT 或磁共振成像（MRI）[23, 24]。同侧股骨颈骨折约占所有股骨干骨折的 5%，容易漏诊[25-28]，特别是在股骨颈骨折未移位或 X 线片质量较差的情况下。在任何情况下，细致地评估都是必不可少的。

四、治疗

（一）初步治疗

一旦初级和二级调查（如有可能）完成后，多发伤的患者及病情不稳定的患者可能需要在 ICU 病房进行复苏和监护。必须提供适当的镇痛方案，这通常包括全身镇痛和局部麻醉阻滞，如髂筋膜阻滞，可减少患者的阿片类药物需求。股神经（前）、大腿外侧皮神经（外侧）和闭孔神经（内侧）位于腰肌和髂肌内，当它们经过腹股沟韧带时，髂筋膜覆盖着这些肌肉神经血管束。由于这 3 根神经位于同一筋膜腔室，可以通过一次注射进行阻滞。在临床中常常阻断股外侧皮神经，而闭孔神经则往往存在变异。需要重点考虑的一点是，股神经的股支，它供给腹股沟处的皮肤，位于不同的间室内，往往无法有效阻滞。

从既往的情况看，对患肢实施皮肤牵引是股骨颈骨折患者的常规操作。其既可以减轻疼痛，减少软组织损伤，也有助于骨折复位。然而，由于缺乏高质量临床对照研究的支持，因此当前指南不建议常规尝试牵引治疗[29-33]。

（二）关节囊内骨折

1. 保守治疗　由于髋关节囊内骨折存在明显的并发症风险，因此非手术治疗指征非常少。非手术治疗包括常规使用拐杖保护负重 6 周。在一项比较无移位股骨颈骨折的非手术治疗与手术治疗的研究中，保守治疗组有 20% 的移位率，而手术组则无患者出现移位[34]。此外，手术能够减少住院时间并使患者更早下地负重。

也有研究报告称关节囊内骨折的移位率高达 46%。基于这些原因，非手术治疗应该只考虑那些不适合手术的患者（这在年轻患者中很少见）或那些无明显临床症状的骨折患者[35, 36]。

2. 手术治疗

（1）无移位的囊内骨折：对于绝大多数无移位性骨折患者来说，不管其年龄或其他因素，内固定是首选治疗方案。最好是用空心螺钉系统或短板的滑动髋螺钉装置。在一项 meta 分析中，118 例采用内固定[1] 治疗的未移位的股骨颈囊内骨折患者中仅有 1 例（0.9%）出现骨不连。同一项研究发现股骨头坏死的总体发生率为 5.9%，这提示我们需要对患者进行长达 2 年的随访以有效发现股骨头坏死[37-39]。大多数已愈合的骨折患者有良好的功能结果，并能恢复到损伤前的活动水平。

（2）有移位的囊内骨折：大多数股骨颈囊内骨折是移位性的，并且年轻人与老年患者管理原则有很大不同。对于老年患者，目标是在早期负重的情况下恢复活动能力，减少因长时间卧床而出现的并发症。这通常最好通过半髋关节置换术或全髋关节置换术来实现。而对于一个年轻患者而言，其目的是保护股骨头，达到骨折愈合和防止股骨头坏死的目的。解剖复位和稳定的内固定对获得良好的预后至关重要[40]。

在决定是否对移位的股骨颈骨折进行切开复位内固定时，需要考虑的重要因素是患者的年龄、损伤前活动水平、并发症和骨折形态。解剖复位内固定是大多数年轻移位型股骨颈骨折患者的首选治疗方法，绝大多数患者取得了良好的治疗效果。骨不连的发生率为 0%～15.6%，股骨头坏死的发生率为 10%～46%（表 5-1）。一项 Meta 分析报告显示，股骨颈骨折的总体不愈合率和股骨头坏死的发生率分别为 8.9% 和 23%，而移位性股骨颈骨折不愈合率和股骨头坏死的发生率则分别为 6.0% 和 22.5%。患者可以预期骨折愈合后患肢功能能够很好地恢复[41-47]。外科医师可以通过解剖复位和良好的固定来为患者获取良好预后功能[45, 48-50]。

表 5-1　最近大型研究中记录的 60 岁以下移位股骨颈骨折复位内固定后骨不连和 AVN 发生率

作　者	年份	总数（移位骨折）	平均年龄（范围）	不愈合（%）	AVN（%）
Haidukewych 等 [41]	2004	73（51）	36（15—50）	9.8	27
Damany 等 [1] a	2005	500（382）	28（15—50）	6.0	22.5
Duckworth 等 [5]	2011	122（122）	49（17—60）	7.4	11.5

a. Meta 分析

引自 Goudie EB, Duckworth AD, White TO. Hip fractures in young adults. Orthop Trauma. 2017; 31(2):76-85

（3）年龄较大的患者：如前所述，约 1/2 或更多年轻患者移位股骨颈骨折时年龄在 40—60 岁。这组患者可能会存在各种基础疾病使髋部骨折更易发生，这包括与骨质疏松和骨软化相关的慢性疾病，吸烟是 65 岁以下 [51] 女性发生髋部骨折的重要危险因素。爱丁堡大学的一项大型研究确定了 60 岁以下的股骨颈囊内移位骨折患者内固定失败的危险因素。在这项回顾性的研究中，122 例患者有 83 例（68%）发生骨愈合，40—60 岁患者（36%）比 40 岁以下患者（11%）更容易发生骨折不愈合。作者通过多变量分析确定：呼吸系统疾病、酒精过量和肾脏疾病是失败的独立预测因素。对于有酗酒史或其他严重并发症的年轻患者，需要考虑行关节置换术。

（4）手术时机：对于年轻人囊内移位性骨折的手术时机当前存在争议。从理论上讲，早期复位和稳定，及时地重建滋养血管，恢复股骨头血供能够最大限度地降低股骨头坏死的潜在风险。然而，有些学者认为，对血管的任何损害都是在受伤时造成的，早期干预可能不会改善这一点。

一项研究比较了损伤后 12h 内固定与延迟固定（＞ 12h）的效果，他们发现延迟固定组股骨头骨折的发生率为 16%，而早期固定组为 0%[52]。然而，Barnes 等认为伤后 1 周内手术，患者发生骨不连和股骨头坏死的概率是相似的 [14]。还有实验研究表明，虽然在骨折后 6h 内股骨头会发生细胞变化，但骨细胞死亡的速度较慢，可能要到受伤后 2～3 周才会明显出现差异 [53]。

面对相互矛盾的证据，一种可靠和安全的方法是一旦有、熟练的外科医师和装备齐全的手术室就应该立即进行手术，这可能是在受伤当天或第 2 天早上，但可能不需要在半夜进行。对于就诊较晚的患者（受伤后 1 周或 2 周内）仍应考虑固定，这样的患者骨折复位会比较困难，有无法解剖复位的可能。

（5）手术方案：可通过轻柔牵引并内旋患肢来进行复位，复位效果可以在正侧位的 X 线片上通过股骨头颈交界处的 S 形曲线进行评估。当前对于什么是合适的复位仍存在争议，但是如果出现 20° 内翻复位不良会增加 55% 的内固定失败的风险，而后倾＜ 10° 能够使术后出现并发症的概率降至最小 [54,55]。

股骨头坏死与复位质量有一定的关系。解剖复位的风险最低，外翻或内翻复位不良出现股骨头坏死 [56] 的风险更高。如果用闭合复位技术无法达到可接受的复位，有时需要切开复位，建议采用双切口。

- 采用前入路 Smith-Peterson 入路显露骨折及股骨头。在股骨头上打入两根粗的（2mm）克氏针作为操纵杆，可以减少骨折的旋转及成角（图 5-2A 和 B）。

- 采用侧切口，用空心螺钉或短板的滑动髋螺钉固定复位骨折（图 5-2C 和 D）。

术后，患者患肢可在支具保护下触地 6 周。股骨颈骨折愈合缓慢，一般需要 6 个月以上的时间进行恢复。股骨头坏死是一种较晚出现的并发症，通常出现在骨折愈合后，多见于损伤后第 2 年。建议患者应定期进行 2 年的临床复

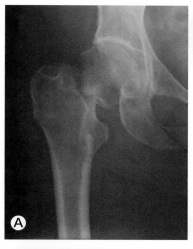
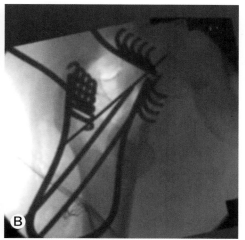
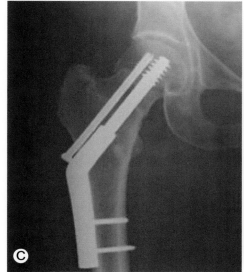
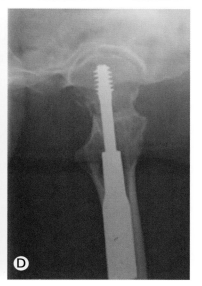

◀ 图 5-2 青年人囊内骨折移位的手术治疗

详情请参阅正文（经 White 等许可，引自 McRae's Orthopaedic Trauma 3rd Edition）

查以发现此并发症。

(6) 关节囊切除术：由于囊内关节骨折出血，囊内压力升高，这可能导致填塞效应，可能阻碍血液流向股骨头[57-59]。因此，关节囊切开术来减压似乎是一个明智的选择。尽管如此，这些技术的有效性还没有在临床研究中得到明确的证明，尽管仍有人提倡，但现在还很少推荐抽吸或囊切开术[14, 60, 61]。

(7) 内植物的选择和放置位置：对于年轻患者囊内移位性骨折的最佳固定装置是采用空心螺钉还是采用滑动动力髋螺钉，目前还没有定论。这两种技术都允许在骨折处加压以促进愈合。更坚固的固定方法，如带入钢板和锁定板系统，在重复加载时会增加切出的风险[62]。加

压钢板物的缺点是可能发生股骨颈缩短，这可能会对外展肌的生物力学、关节反作用力和最终的步态产生影响。Stockton 等报道了 65 例年龄在 60 岁以下患者行内固定的情况，其中 32% 的患者腿部缩短超过 1cm[63]。年轻患者股骨颈缩短和偏移丢失可能与较差的功能预后有关[64, 65]。

3 颗空心螺钉比 2 颗更稳定，但使用 4 个螺钉的优势并不明显[66, 67]。关于螺钉的最佳位置一直存在争议，特别是它们应该是发散的还是平行的，但是没有强有力的证据证明位置对结果有很大的影响。但是，我们建议在图 5-3 所示的结构中使用 3 颗部分螺纹的空心螺钉。也有研究表明，在股骨颈后侧使用全螺纹螺钉能够改善粉碎性骨折及纵向不稳定性骨折的稳

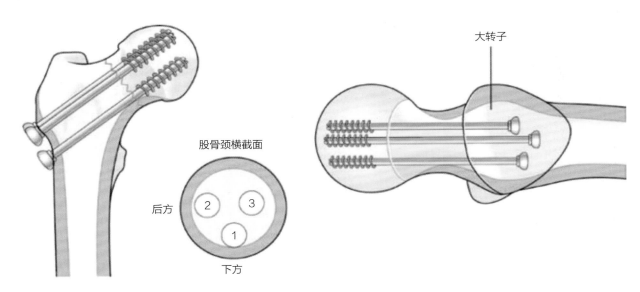

大转子

股骨颈横截面

后方

下方

2　3

1

▲ 图 5-3　作者对空心螺钉固定的首选配置

经 White 等许可，引自 McRae's Orthopaedic Trauma 3rd Edition

定性。这既能防止向后成角，又能够在前下区域进行有效地加压。Schaefer 等对股骨进行分层锯开并进行生物力学研究，他们发现与 3 颗部分螺纹的螺钉相比，股骨颈后侧全螺纹螺钉具有更高的抗弯刚度和更不易失效[68]。垂直方向的 Pauwels Ⅲ 型骨折有通过剪切破坏的倾向，有证据表明这些骨折应该用滑动髋螺钉和短钢板固定，而不是用空心螺钉固定[21]。

3. 同侧股骨颈合并股骨干骨折　在约 5% 的股骨干骨折中发生了相应的股骨颈骨折，该类骨折很容易被忽略。如果髋部骨折未移位，或股骨近端 X 线片位置不充分或质量差，则可能导致相关损伤的缺失[25-28]。同侧股骨颈和股骨干骨折有 3 种常见的临床表现。

第一种是股骨颈骨折在术前被诊断为无移位。虽然髓内钉可以同时固定 2 个关节，但在钉入过程中存在髋部骨折移位的风险，因此有必要在骨折处放置较粗导丝以减少这种风险。这种风险可以通过首先使用最合适的植入物（如滑动髋螺钉和钢板）来处理髋部骨折，然后使用第 2 种植入物（如逆行髓内钉）来治疗股骨干骨折来预防（图 5-4）。否则，如果首选钢板固定骨折，那么就需要使用滑动髋螺钉配合长钢板来使用。

第二种情况是在钉入后发现股骨颈骨折，且骨折未移位。髓内钉的近端常常阻碍处理骨折端，但这种情况通常可以通过在髓内钉的前后打入空心螺钉来稳定性骨折。否则，可以用上面的选项之一来移除和替换钉子。

最后一种情况是当股骨颈骨折移位时，无论这是术前还是术后确认的。骨折需要立即进行解剖复位和稳定，以保护股骨头的血供。可以通过 Smith-Peterson 方法进行切开复位，然后用滑动髋螺钉系统固定，用逆行钉或钢板固定股骨干骨折。

4. 股骨转子间骨折　在年轻人中，股骨近端粗隆间骨折的最佳处理方法是解剖复位和内固定。保守治疗是非常罕见的，只有当患者被认为不适合麻醉或手术时才会考虑保守治疗。有 Meta 分析和前瞻性随机试验来比较不同的植入物和技术，尽管其结果尚存争议[69, 70]，最常使用的两种内固定是髓内钉或滑动螺钉和钢板，当前对于两者的优劣并没有明确共识。但大多数研究还是认为，两种内固定在死亡率、1 年的功能预后、内固定失败率和住院时间等方面的结果是具有差异性的[69, 71-73]。

尽管如此，有一个例外就是对于反转子间骨折来说，髓内钉是首选。这是因为，当滑动

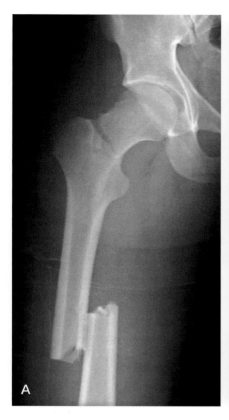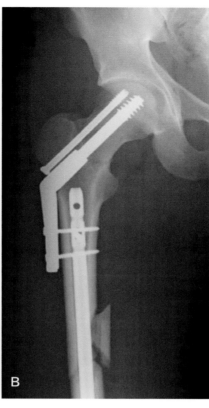

◀ 图 5-4　采用滑动髋关节螺钉系统和逆行股骨髓内钉治疗同侧股骨颈和股骨干骨折
经 White 等许可，引自 McRae's Orthopaedic Trauma 3rd Edition

髋螺钉固定反转子间骨折后，本身不稳定的反向斜向骨折会逐渐移位[74]。Hwang 等在研究 66 例 40 岁近端股骨转子间骨折患者后发现，所有骨折平均愈合时间为 10 周，大多数患者的功能恢复情况良好[75]。

5. 转子下骨折　这些骨折是非常不稳定的，因为当患者负重时，股骨转子下区域的应力集中意味着内侧皮质上的巨大压力和旋转力。由于该部位易出现粉碎性骨折且骨折易塌陷，因此，股骨粗隆下骨折应常规应用髓内钉治疗[76-81]。

五、并发症

正如所预期的那样，股骨颈囊内骨折患者的预后低于预期，并且这些患者中有着很高的翻修率。年轻人移位性股骨颈骨折手术后，固定失败和骨不连是主要的问题。这两种并发症很难区分，因为大多数移位性骨折需要很长时间才能愈合，这增加了失败的概率。这类问题通常表现为髋关节疼痛加重，由于股骨头塌陷和复位丢失而缩短了腿的长度。放射学可以很容易发现这些问题（图 5-5）。虽然老年患者的明确选择是关节置换术，但对年轻患者来说，股骨头修复手术可能是更好的选择。这可能包括内固定的翻修、带血管蒂的骨移植物或外翻截骨术（如果在股骨头完全移位之前发现骨不连或失败）[82]。

六、缺血性坏死

AVN 是年轻患者股骨颈囊内骨折固定术后的一种常见并发症。患者常表现为髋关节疼痛和缩短，可通过结合 X 线片和（或）MRI 来确诊。在术后 1～2 年内，经典的影像学改变可能不明显，而 MRI 可以更早地检测到 AVN（图 5-6），尽管这在术后早期几周没有帮助。AVN 的发展并不总是导致严重到需要干预的功能问题，其管理仍存在争议。Barnes 等报道，24.3% 的患者无症状，46.4% 的患者有可接受的[14]残障水平，其中 29.3% 的患者有明显的残障，但只有 60% 的患者接受了进一步的手术。在没有软骨下塌陷和无症状的患者中，可能不需要进一步的治疗。对于年轻的股骨头明显节段性塌陷需要进一步干预的患者，最佳的治疗选择是全髋关节置换术。

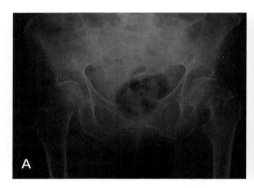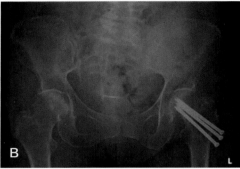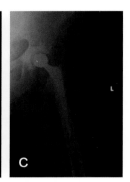

▲ 图 5-5　**A. 57 岁患者，酒精过量（每周 2000ml），AP 位骨盆显示左股骨囊内颈骨折移位；B.** 空心螺钉固定后 **1** 个月前后位 **X** 线片显示骨盆内固定失败；**C.** 损伤后 **4** 个月骨水泥全髋关节置换术后修正

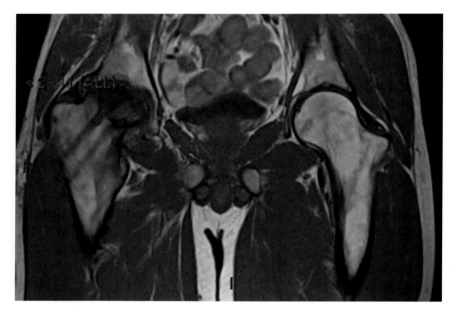

◀ 图 5-6　**骨盆 MRI 扫描显示由于右侧股骨头 AVN 、软骨下硬化和节段性塌陷导致手术失败。内植物明显脱落**

经英国骨和关节外科编辑学会版权许可，引自 Intracapsular fractures of the femoral neck in young patients: risk factors for failure. J Bone Joint Surg Br. 2011; 93-B:811-16.

参考文献

［1］ Damany DS, Parker MJ, Chojnowski A. Complications after intracapsular hip fractures in young adults. A meta-analysis of 18 published studies involving 564 fractures. Injury. 2005;36(1):131–41.

［2］ Robinson CM, Court-Brown CM, McQueen MM, Christie J. Hip fractures in adults younger than 50 years of age. Epidemiology and results. Clin Orthop Relat Res. 1995;312:238–46.

［3］ Askin SR, Bryan RS. Femoral neck fractures in young

adults. Clin Orthop Relat Res. 1976;1976(114):259–64.

［4］ Protzman RR, Burkhalter WE. Femoral-neck fractures in young adults. J Bone Joint Surg Am. 1976;58(5):689–95.

［5］ Duckworth AD, Bennet SJ, Aderinto J, Keating JF. Fixation of intracapsular fractures of the femoral neck in young patients: risk factors for failure. J Bone Joint Surg Br. 2011;93(6):811–6.

［6］ Swiontkowski MF, Winquist RA, Hansen ST Jr. Fractures of the femoral neck in patients between the ages of twelve and forty-nine years. J Bone Joint Surg Am. 1984;66(6):837–46.

[7] Nagi ON, Dhillon MS. Management of neglected/ un-united fractures of the femoral neck in young adults. Curr Orthop. 2003;17:394–402.

[8] Zetterberg CH, Irstam L, Andersson GB. Femoral neck fractures in young adults. Acta Orthop Scand. 1982;53(3):427–35.

[9] Crock HV. An atlas of the arterial supply of the head and neck of the femur in man. Clin Orthop Relat Res. 1980; (152):17–27.

[10] Judet J, Judet R, Lagrange J, Dunoyer J. A study of the arterial vascularization of the femoral neck in the adult. J Bone Joint Surg Am. 1955;37-A(4):663–80.

[11] Trueta J, Harrison MH. The normal vascular anatomy of the femoral head in adult man. J Bone Joint Surg Br. 1953; 35-B(3):442–61.

[12] Howe WW Jr, Lacey T, Schwartz RP. A study of the gross anatomy of the arteries supplying the proximal portion of the femur and the acetabulum. J Bone Joint Surg Am. 1950;32 A(4):856–66.

[13] Martin HD, Savage A, Braly BA, Palmer IJ, Beall DP, Kelly B. The function of the hip capsular ligaments: a quantitative report. Arthroscopy. 2008;24(2):188–95.

[14] Barnes R, Brown JT, Garden RS, Nicoll EA. Subcapital fractures of the femur. A prospective review. J Bone Joint Surg Br. 1976;58(1):2–24.

[15] Garden RS. Low angle fixation in fractures of the femoral neck. J Bone Joint Surg Br. 1961;43B:647–63.

[16] Frandsen PA, Andersen E, Madsen F, Skjodt T. Garden's classification of femoral neck fractures. An assessment of inter-observer variation. J Bone Joint Surg Br. 1988; 70(4):588–90.

[17] Van Embden D, Rhemrev SJ, Genelin F, Meylaerts SA, Roukema GR. The reliability of a simplified Garden classification for intracapsular hip fractures. Orthop Traumatol Surg Res. 2012;98(4):405–8.

[18] Kreder HJ. Arthroplasty led to fewer failures and more complications than did internal fixation for displaced fractures of the femoral neck. J Bone Joint Surg Am. 2002; 84-A(11):2108.

[19] Eiskjaer S, Ostgard SE. Survivorship analysis of hemiarthroplasties. Clin Orthop Relat Res. 1993;(286):206–11.

[20] Pauwels F. Der schenkelhalsbruch: ein mechanisches problem. Stuttgart: Ferdinand Enke Verlag; 1935.

[21] Liporace F, Gaines R, Collinge C, Haidukewych GJ. Results of internal fixation of Pauwels type-3 vertical femoral neck fractures. J Bone Joint Surg Am. 2008; 90(8):1654–9.

[22] Evans EM. The treatment of trochanteric fractures of the femur. J Bone Joint Surg Br. 1949;31B(2): 190–203.

[23] Rizzo PF, Gould ES, Lyden JP, Asnis SE. Diagnosis of occult fractures about the hip. Magnetic resonance imaging compared with bone-scanning. J Bone Joint Surg Am. 1993; 75(3):395–401.

[24] Rehman H, Clement RG, Perks F, White TO. Imaging of occult hip fractures: CT or MRI? Injury. 2016;47(6): 1297–301.

[25] Alho A. Concurrent ipsilateral fractures of the hip and femoral shaft: a meta-analysis of 659 cases. Acta Orthop Scand. 1996;67(1):19–28.

[26] Tornetta P 3rd, Kain MS, Creevy WR. Diagnosis of femoral neck fractures in patients with a femoral shaft fracture. Improvement with a standard protocol. J Bone Joint Surg Am. 2007;89(1):39–43.

[27] Wiss DA, Sima W, Brien WW. Ipsilateral fractures of the femoral neck and shaft. J Orthop Trauma. 1992;6(2):159–66.

[28] Wolinsky PR, Johnson KD. Ipsilateral femoral neck and shaft fractures. Clin Orthop Relat Res. 1995;318:81–90.

[29] Finsen V, Borset M, Buvik GE, Hauke I. Preoperative traction in patients with hip fractures. Injury. 1992;23(4): 242–4.

[30] Jerre R, Doshe A, Karlsson J. Preoperative skin traction in patients with hip fractures is not useful. Clin Orthop Relat Res. 2000;378:169–73.

[31] Parker MJ, Handoll HH. Pre-operative traction for fractures of the proximal femur in adults. Cochrane Database Syst Rev. 2006;19(3):CD000168.

[32] Resch S, Bjarnetoft B, Thorngren KG. Preoperative skin traction or pillow nursing in hip fractures: a prospective, randomized study in 123 patients. Disabil Rehabil. 2005; 27 (18-19): 1191–5.

[33] Rosen JE, Chen FS, Hiebert R, Koval KJ. Efficacy of preoperative skin traction in hip fracture patients: a prospective, randomized study. J Orthop Trauma. 2001;15(2):81–5.

[34] Cserhati P, Kazar G, Manninger J, Fekete K, Frenyo S. Non-operative or operative treatment for undisplaced femoral neck fractures: a comparative study of 122 non-operative and 125 operatively treated cases. Injury. 1996; 27(8):583–8.

[35] Shuqiang M, Kunzheng W, Zhichao T, Mingyu Z, Wei W. Outcome of non-operative management in Garden I femoral neck fractures. Injury. 2006;37(10):974–8.

[36] Verheyen CC, Smulders TC, van Walsum AD. High secondary displacement rate in the conservative treatment of impacted femoral neck fractures in 105 patients. Arch Orthop Trauma Surg. 2005;125(3):166–8.

[37] Conn KS, Parker MJ. Undisplaced intracapsular hip fractures: results of internal fixation in 375 patients. Clin Orthop Relat Res. 2004;421:249–54.

[38] Nikolopoulos KE, Papadakis SA, Kateros KT, Themistocleous GS, Vlamis JA, Papagelopoulos PJ, et al. Long-term outcome of patients with avascular necrosis, after internal fixation of femoral neck fractures. Injury. 2003; 34(7):525–8.

[39] Parker MJ, Raghavan R, Gurusamy K. Incidence of fracture-healing complications after femoral neck fractures. Clin Orthop Relat Res. 2007;458:175–9.

［40］ Ly TV, Swiontkowski MF. Treatment of femoral neck fractures in young adults. J Bone Joint Surg Am. 2008;90(10):2254–66.

［41］ Haidukewych GJ, Rothwell WS, Jacofsky DJ, Torchia ME, Berry DJ. Operative treatment of femoral neck fractures in patients between the ages of fifteen and fifty years. J Bone Joint Surg Am. 2004;86-A(8):1711–6.

［42］ Gautam VK, Anand S, Dhaon BK. Management of displaced femoral neck fractures in young adults (a group at risk). Injury. 1998;29(3):215–8.

［43］ Broos PL, Vercruysse R, Fourneau I, Driesen R, Stappaerts KH. Unstable femoral neck fractures in young adults: treatment with the AO 130-degree blade plate. J Orthop Trauma. 1998;12(4):235–9. discussion 40

［44］ Bosch U, Schreiber T, Krettek C. Reduction and fixation of displaced intracapsular fractures of the proximal femur. Clin Orthop Relat Res. 2002;399:59–71.

［45］ Krischak G, Beck A, Wachter N, Jakob R, Kinzl L, Suger G. Relevance of primary reduction for the clinical outcome of femoral neck fractures treated with cancellous screws. Arch Orthop Trauma Surg. 2003;123(8):404–9.

［46］ Bout CA, Cannegieter DM, Juttmann JW. Percutaneous cannulated screw fixation of femoral neck fractures: the three point principle. Injury. 1997;28(2): 135–9.

［47］ Partanen J, Saarenpaa I, Heikkinen T, Wingstrand H, Thorngren KG, Jalovaara P. Functional outcome after displaced femoral neck fractures treated with osteosynthesis or hemiarthroplasty: a matched pair study of 714 patients. Acta Orthop Scand. 2002;73(5):496–501.

［48］ Szita J, Cserhati P, Bosch U, Manninger J, Bodzay T, Fekete K. Intracapsular femoral neck fractures: the importance of early reduction and stable osteosynthesis. Injury. 2002;33(Suppl 3):C41–6.

［49］ Heetveld MJ, Raaymakers EL, Luitse JS, Gouma DJ. Rating of internal fixation and clinical outcome in displaced femoral neck fractures: a prospective multicenter study. Clin Orthop Relat Res. 2007;454:207–13.

［50］ Estrada LS, Volgas DA, Stannard JP, Alonso JE. Fixation failure in femoral neck fractures. Clin Orthop Relat Res. 2002;399:110–8.

［51］ Karantana A, Boulton C, Bouliotis G, Shu KS, Scammell BE, Moran CG. Epidemiology and outcome of fracture of the hip in women aged 65 years and under: a cohort study. J Bone Joint Surg Br. 2011;93(5):658–64.

［52］ Jain R, Koo M, Kreder HJ, Schemitsch EH, Davey JR, Mahomed NN. Comparison of early and delayed fixation of subcapital hip fractures in patients sixty years of age or less. J Bone Joint Surg Am. 2002;84-A(9):1605–12.

［53］ Keating JF, Aderinto J. The management of intracapsular fracture of the femoral neck. Orthop Trauma. 2009;24(1): 42–52.

［54］ Arnold WD. The effect of early weight-bearing on the stability of femoral neck fractures treated with Knowles

pins. J Bone Joint Surg Am. 1984;66(6):847–52.

［55］ Clement ND, Green K, Murray N, Duckworth AD, McQueen MM, Court-Brown CM. Undisplaced intracapsular hip fractures in the elderly: predicting fixation failure and mortality. A prospective study of 162 patients. J Orthop Sci. 2013;18(4):578–85.

［56］ Christophe K, Howard LG, Potter TA, Driscoll AJ. A study of 104 consecutive cases of fracture of the hip. J Bone Joint Surg Am. 1953;35-A(3):729–35.

［57］ Bonnaire F, Schaefer DJ, Kuner EH. Hemarthrosis and hip joint pressure in femoral neck fractures. Clin Orthop Relat Res. 1998;353:148–55.

［58］ Stromqvist B, Nilsson LT, Egund N, Thorngren KG, Wingstrand H. Intracapsular pressures in undisplaced fractures of the femoral neck. J Bone Joint Surg Br. 1988; 70(2):192–4.

［59］ Melberg PE, Korner L, Lansinger O. Hip joint pressure after femoral neck fracture. Acta Orthop Scand. 1986; 57(6):501–4.

［60］ Maruenda JI, Barrios C, Gomar-Sancho F. Intracapsular hip pressure after femoral neck fracture. Clin Orthop Relat Res. 1997;340:172–80.

［61］ Drake JK, Meyers MH. Intracapsular pressure and hemarthrosis following femoral neck fracture. Clin Orthop Relat Res. 1984;182:172–6.

［62］ Basso T. Internal fixation of fragility fractures of the femoral neck. Acta Orthop Suppl. 2015;86(361):1–36.

［63］ Stockton DJ, Lefaivre KA, Deakin DE, Osterhoff G, Yamada A, Broekhuyse HM, et al. Incidence, magnitude, and predictors of shortening in young femoral neck fractures. J Orthop Trauma. 2015;29(9): e293–8.

［64］ Zlowodzki M, Brink O, Switzer J, Wingerter S, Woodall J Jr, Petrisor BA, et al. The effect of shortening and varus collapse of the femoral neck on function after fixation of intracapsular fracture of the hip: a multi-centre cohort study. J Bone Joint Surg Br. 2008;90(11):1487–94.

［65］ Zielinski SM, Keijsers NL, Praet SF, Heetveld MJ, Bhandari M, Wilssens JP, et al. Femoral neck shortening after internal fixation of a femoral neck fracture. Orthopedics. 2013; 36(7):e849–58.

［66］ Bjorgul K, Reikeras O. Outcome of undisplaced and moderately displaced femoral neck fractures. Acta Orthop. 2007;78(4):498–504.

［67］ Krastman P, van den Bent RP, Krijnen P, Schipper IB. Two cannulated hip screws for femoral neck fractures: treatment of choice or asking for trouble? Arch Orthop Trauma Surg. 2006;126(5):297–303.

［68］ Schaefer TK, Spross C, Stoffel KK, Yates PJ. Biomechanical properties of a posterior fully threaded positioning screw for cannulated screw fixation of displaced neck of femur fractures. Injury. 2015;46(11): 2130–3.

［69］ Parker MJ, Handoll HH. Osteotomy, compression and other modifications of surgical techniques for internal fixation of extracapsular hip fractures. Cochrane Database Syst Rev. 2009;15(2):CD000522.

［70］ Adams CI, Robinson CM, Court-Brown CM, McQueen MM. Prospective randomized controlled trial of an intramedullary nail versus dynamic screw and plate for intertrochanteric fractures of the femur. J Orthop Trauma. 2001;15(6):394–400.

［71］ Gill JB, Jensen L, Chin PC, Rafiei P, Reddy K, Schutt RC Jr. Intertrochanteric hip fractures treated with the trochanteric fixation nail and sliding hip screw. J Surg Orthop Adv. 2007;16(2):62–6.

［72］ Barton TM, Gleeson R, Topliss C, Greenwood R, Harries WJ, Chesser TJ. A comparison of the long gamma nail with the sliding hip screw for the treatment of AO/OTA 31-A2 fractures of the proximal part of the femur: a prospective randomized trial. J Bone Joint Surg Am. 2010; 92(4): 792–8.

［73］ Utrilla AL, Reig JS, Munoz FM, Tufanisco CB. Trochanteric gamma nail and compression hip screw for trochanteric fractures: a randomized, prospective, comparative study in 210 elderly patients with a new design of the gamma nail. J Orthop Trauma. 2005;19(4):229–33.

［74］ Haidukewych GJ, Israel TA, Berry DJ. Reverse obliquity fractures of the intertrochanteric region of the femur. J Bone Joint Surg Am. 2001;83-A(5):643–50.

［75］ Hwang LC, Lo WH, Chen WM, Lin CF, Huang CK, Chen CM. Intertrochanteric fractures in adults younger than 40 years of age. Arch Orthop Trauma Surg. 2001;121(3): 123–6.

［76］ Brien WW, Wiss DA, Becker V Jr, Lehman T. Subtrochanteric femur fractures: a comparison of the Zickel nail, 95 degrees blade plate, and interlocking nail. J Orthop Trauma. 1991;5(4):458–64.

［77］ Forward DP, Doro CJ, O'Toole RV, Kim H, Floyd JC, Sciadini MF, et al. A biomechanical comparison of a locking plate, a nail, and a 95 degrees angled blade plate for fixation of subtrochanteric femoral fractures. J Orthop Trauma. 2012;26(6):334–40.

［78］ French BG, Tornetta P, 3rd. Use of an interlocked cephalomedullary nail for subtrochanteric fracture stabilization. Clin Orthop Relat Res 1998 (348):95–100.

［79］ Kummer FJ, Olsson O, Pearlman CA, Ceder L, Larsson S, Koval KJ. Intramedullary versus extramedullary fixation of subtrochanteric fractures. A biomechanical study. Acta Orthop Scand. 1998;69(6):580–4.

［80］ Pugh KJ, Morgan RA, Gorczyca JT, Pienkowski D. A mechanical comparison of subtrochanteric femur fracture fixation. J Orthop Trauma. 1998;12(5):324–9.

［81］ Sanders R, Regazzoni P. Treatment of subtrochanteric femur fractures using the dynamic condylar screw. J Orthop Trauma. 1989;3(3):206–13.

［82］ Sringari T, Jain UK, Sharma VD. Role of valgus osteotomy and fixation by double-angle blade plate in neglected displaced intracapsular fracture of neck of femur in younger patients. Injury. 2005;36(5):630–4.

第6章
老年股骨颈骨折
Femoral Neck Fractures in the Elderly

Christian Macke Christian Krettek 著
韩 超 译

缩略语		
ASA	American Society of Anesthesiologists	美国麻醉医师学会
DHS	dynamic hip screw	动力髋螺钉
HA	hemiarthroplasty	人工股骨头置换术
HHS	Harris hip score	Harris 评分
IF	internal fixation	内固定
OTA	Orthopedic Trauma Association	创伤骨科学会
THA	total hip arthroplasty	全髋关节置换术

一、老年的定义和流行病学

随着人口老龄化程度的加重，股骨颈骨折的发生率不断增加[1, 2]。1990 年发生了166 万例髋部骨折，新的保守估计预计 2050年将有 626 万髋部骨折。这一增长对医疗系统来说是一个重大的负担和挑战，因为髋部骨折的相关治疗费用仅在第 1 年就高达 21000 美元左右[3]。在美国，女性 50 岁时发生髋部骨折的风险分别为 17.5%，而男性则为6%。而对于其他国家来说，其变化范围分别为11.4%～22.9% 和 3.1%～10.7%[2, 4]。

当前基于循证医学进行治疗的主要问题是区分患者人群的异质性和明确老年患者的确切定义。一些研究将老年人定义为年龄≥ 60 岁，而另一些定义为≥ 65 岁，还有一些定义为≥ 70岁。一些研究排除了≥ 85 岁或≥ 90 岁的患者，因为他们的体质往往过于虚弱，不具有代表性，而另一些研究则认为应该纳入全部的老年患者。

此外，近 1/3 的髋部骨折患者患有痴呆或其他精神疾病。这些并发症对预后有显著的影响，因此应将其分为各自的亚组，以进一步了解其康复潜力[5]。但是由于大多数研究排除了痴呆或其他脑部疾病的患者，因此这些研究只能为该人群提供有限的建议。由于股骨颈骨折的文献丰富，我们试图编写一个基于循证医学的指南，然而，由于获取文献的数量及规模，我们的建议可能偶尔会存在选择性和偏见。

本章主要关注≥ 65 岁高龄、运动功能及神志基本正常的股骨颈骨折患者。我们对其他类型患者也提供了单独的建议。读者可以在本章的末尾找到我们的建议。

为了使读者更好地阅读和理解，本章分为3 个部分：稳定性与不稳定性骨折，这里的稳定性骨折是指 Garden Ⅰ 或 Garden Ⅱ 型嵌插型、无位移的骨折；不稳定性骨折是指 Garden Ⅲ～Ⅳ型存在骨折移位的股骨颈骨折。第 3 部分主要讨论患者的输血管理，因为它是这个患者人群中一个至关重要的因素。

二、稳定性骨折

（一）保守治疗与内固定治疗

当老年人存在多种基础疾病时，如心血管疾病、肺部疾病、多发复合疾病及某些局部疾病，如真菌病或其他皮肤问题，患者是否需要承受手术和麻醉的巨大风险是一个值得商榷的问题。从原则上讲，存在移位的股骨颈骨折需要手术修复治疗[6]，但问题是稳定的股骨颈骨折是否能够保守治疗（图 6-1 和图 6-2）。尽管大多数作者推荐经皮骨折内固定，但是当前的研究并没有得出一个明确的治疗方案。1996 年，

Cserhati 等[7] 发表了一系列 247 例未移位的股骨颈骨折案例，其中大部分为 Garden I 型骨折，122 例患者主要采用非手术治疗，125 例患者进行了手术治疗，手术内固定使用 3 颗松质螺钉和一个"倒置钥匙孔样钢板"。结果显示，手术组的住院时间（缩短 1 周）和开始完全负重（提前 11 天）明显更好。此外，只有 1/4 的保守患者在出院时能够独立行走，而 2/3 的手术治疗组患者能够独立行走。6 周内，保守组中有 20% 患者因骨折移位而需要再次手术。此外，1 年后手术组患者的生存率略高于保守治疗组，但两者之间差异不具有统计学意义。

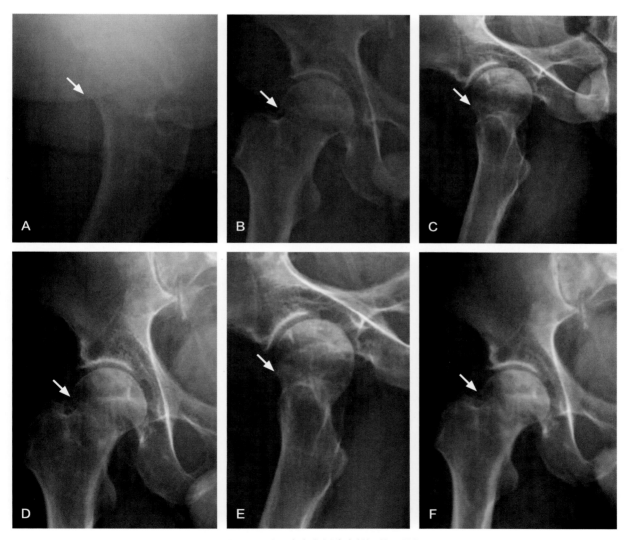

▲ 图 6-1　垂死患者右侧稳定性股骨颈骨折

轴位图（A）和骨盆前后位（B）。患者因椎管狭窄和多种心血管疾病卧床。同一患者 3 个月后（C 和 D）及 6 个月后（E 和 F）骨折愈合，患者没有疼痛。箭示骨折

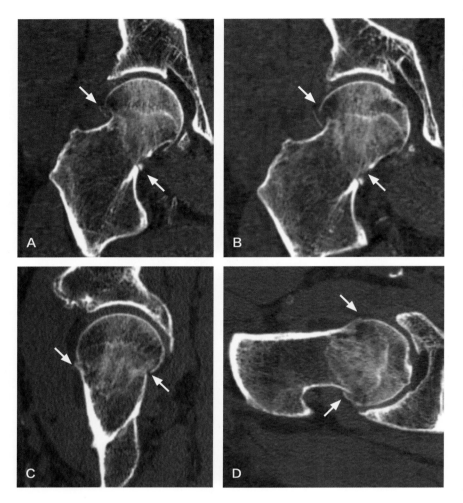

◀ 图 6-2　与图 6-1 所示同一患者的右髋关节 CT 扫描图
A 和 B 显示损伤时的正面，C 显示矢状面，D 显示轴向平面。箭头表示骨折

　　Buord 等在 2009 年 [8] 发表了另一项研究，他们用标准化方法治疗了 57 例年龄在 65 岁以上的 Garden I 型骨折（平均年龄 82 岁），所有患者术后均开始早期功能训练并完全负重。在术后第 2、7、21、45 天，第 3、6、12 个月进行影像学随访，以评估移位的预测因素和功能训练的结果，如果患者骨折发生移位，则进行关节置换术。结果发现，有 1/3 的患者在平均 10 天内发生了移位。此外，他们通过 Parker 评分及 Parker 评分和 Harris 髋关节评分（HHS）评估了功能恢复组与关节置换术组的结果，结果发现两组间评分分别为 6.9∶7 和 82∶85。在这里我们要注意，人工关节置换术的"对照组"正是功能训练失败组。但是他们无法确定骨折位移的预测参数，如年龄、性别、骨折类型、骨折倾斜角、向外位移程度、矢状面位移和一般状态。鉴于缺少预测二次人工关节置换术的价值和缺点 [9]，这种尝试 - 错误管理的方法可能是"某些"患者的一种选择。然而，当前没有明确的证据支持这种治疗观点，保守治疗更应该是患者个人的意愿，特别是对于垂死的患者。从原则上讲，患者的治疗标准应该是手术治疗。

（二）稳定性股骨颈骨折的内固定方式

　　接下来，我们需要选择内固定的类型。通常情况下，有两类内固定是可行的：2 颗或 3 颗平行的空心螺钉或角稳定内固定（如滑动髋螺钉或髓内钉）[6, 10-13]。大多数作者更喜欢空心螺钉，因为它们是一种快速、廉价的方法。

　　Krastman 和他的同事报道了 112 例稳定的和无移位的股骨颈骨折患者的治疗结果，他们发现单用 2 颗空心钉固定即可得到很好的治疗效果。但是他的研究结果也有一定的局限性，例如纳入的患者一致性不强，其骨折类型及年龄均不相同[6]。Manohara 等学者研究发现：使用松质螺钉内固定治疗老年人无移位股骨颈骨折的并发症相对较少、翻修率也较低[11]。但是他也发现，对于 75 岁以上患者来说，患者的住院时间会更长，死亡率也会更高。

当前没有显著的证据来比较两种内固定方法的优劣，尤其是在老年人中。2008 年，Liporace 等尝试将角固定装置与空心钉进行比较，在 76 例移位型骨折线垂直型股骨颈骨折（Pauwels 3 型，OT A 分型 31-B2.3）中，发现空心螺钉治疗组的不愈合率为 19%，而角固定组的不愈合率为 8%[14]。Siavashi 等的研究表明，与空心螺钉相比，1 年后年轻患者动力髋螺钉的效果明显更好，而空心螺钉组的失败率为 18%（$P < 0.001$）[15]。角固定装置似乎提供

了更好的稳定性。图 6-3 显示了一个 DHS 固定的例子。

还有一些有趣的研究主要关注于内固定物的生物力学情况，这对临床医师来说具有一定的价值。在这里首要问题就是 2 颗空心螺丝固定骨折是否足够，是否需要第 3 个。Maurer 等在尸体上进行了相关测试，他们发现 3 颗螺钉能够产生更好的结果，其对于股骨头前方的负荷具有更强的抵抗力，减少股骨头向内侧位移，并能够进一步减小骨折间隙[16]。此外，Yang 和同事评估了在年轻患者股骨颈骨折中影响螺钉相对位置的因素，他们发现呈"倒三角形"打入空心螺钉能够更好地促进骨折愈合（91%：77%，$P=0.018$）（图 6-4）。具体位置是在股骨颈的远端靠近股骨距的位置首先打入一颗空心螺钉，然后在其上方平行位置打入另外 2 颗螺钉，确保这 2 颗螺钉分别位于第 1 颗螺钉的前方和后方。这样就构成了一个倒三角形[17]。

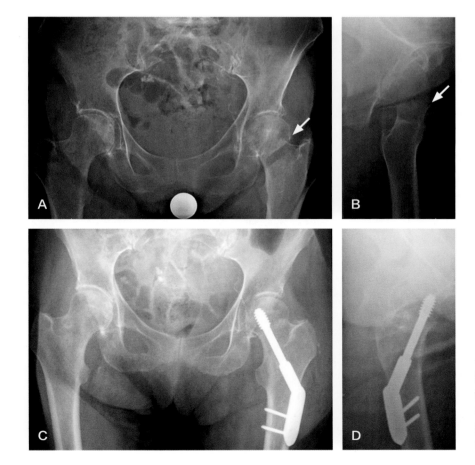

◀ 图 6-3　左侧 Garden Ⅱ 股骨颈骨折功能活跃患者，后侧倾斜 30°（图 6-5），骨盆前后位（**A**）和轴位图（**B**）。同一患者在 DHS 治疗后，骨盆前后位（**C**）和轴位图（**D**）。箭头表示骨折

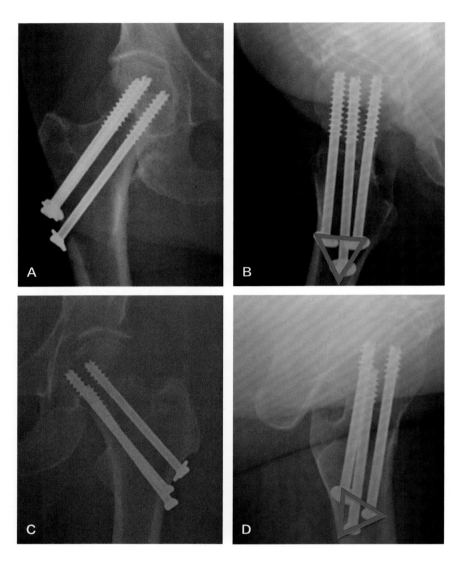

◄ 图 6-4　右侧稳定性股骨颈骨折采用 3 颗空心螺钉倒三角治疗，髋部前后位（A）和轴位图（B）。1 颗螺钉在股骨距附近以陡峭的角度放置，2 颗螺钉在其上方平行放置，形成中心突出的倒三角（B）。C 和 D 中，左侧稳定的股骨颈骨折采用 3 颗空心螺钉治疗，并没有首选三角形放置

众所周知，对于转子骨折，"尖顶距"距离应＜ 25mm[18]，我们可以假设为股骨颈骨折采用相似的标准，但当前还没有确切的螺钉位置与无位移股骨颈骨折之间的关系[19]。2009 年，Palm 等描述了股骨颈无移位骨折[13]的后倾角，他们治疗了 113 例年龄≥ 60 岁的 Garden Ⅰ 型患者发现后倾角（图 6-5）是预测再手术的重要因素，如果后倾角≥ 20°，再手术的概率为 14/25～12/88（P ＜ 0.001）。Clement 和他的同事证明，后倾角≥ 20° 是 162 例老年患者内固定失败的独立预测因素，此外，他们发现美国麻醉医师协会（ASA）分级是预测内固定失败的另一个独立因素[12]。这一发现的原因尚不清楚，一种可能的解释是 ASA 分级可能与骨质疏松的严重程度相关。Paech 等在一项体外生物力学研究中发现高分子聚合物骨增强的滑动髋螺钉在骨质疏松性骨中具有更好的效果，其在内固定物切出率上具有一定的优势[20]。然而，关于骨水泥增强空心螺钉治疗股骨颈骨折的研究仍未见报道。

总的来说，内固定物的情况尚需进一步探索，其在某些方面可能有些令人失望。也有一些新的内固定物，例如角稳定多组螺钉（Targon FN）就取得了良好的治疗效果[21]，但也有其他研究表明这种内固定物与空心螺钉[22]没有区别。我们认为老年人稳定性股骨颈骨折的治疗应采取更加务实的态度：如患者骨折无明显后倾且骨量良好，则应采用 3 颗倒三角形空心螺

钉；如果存在较差的骨存量和（或）后倾角≥20°，则应使用附加抗旋转螺钉的滑动髋螺钉，并根据骨质量以决定是否增加骨水泥。

三、不稳定性骨折

（一）内固定与关节置换术

虽然对于年轻患者股骨颈骨折的最佳植入物有过多次讨论，但毫无疑问的是，应及时以可接受的方式进行复位和固定[23]。在老年人群中，关于移位型股骨颈骨折的最佳治疗策略的讨论也已经持续了很长时间。一般考虑的是早期活动、内固定失败率、患肢功能恢复情况、死亡率和社会经济成本。由于本组患者多有多种疾病，且内固定多采用滑动髋螺钉或2～3颗松质骨螺钉治疗，所以外科医师进行如此小而快速的手术是可以理解的[24,25]。许多研究表明，内固定手术时间短，失血量少，输血需求少[25,26]。但术后容易出现各种问题（图6-6）：与需要再次手术率为6%～11%的半髋关节置换术相比[9,28,29]，内固定手术失败率较高，其再手术率高达30%～43%[9,24,25,27]；此外，内固定组[9]还有较高的股骨头缺血性坏死率。尽管如此，内固定仍然是一种常见的治疗方法，可以用于治疗存在严重基础疾病的患者，尤其是痴呆患者。其原因可能是相对于内固定来说，半髋关节置换术患者的预期死亡率更高，但许多研究未能在正常活动的老年患者中证实这一点[9,25,27]。在这里我们

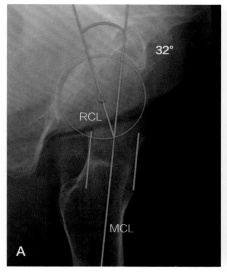

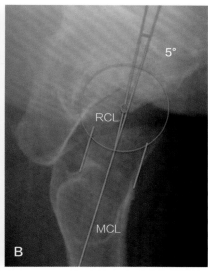

◀ 图6-5 右侧稳定性股骨颈骨折，轴位图（**A**）。后侧倾斜**32°**。在 **B** 中，右侧稳定性股骨颈骨折，轴位，显示后侧倾斜**5°**。后倾是在头部中心至中柱线（**MCL**）与头部半径相交处定义的 **MCL** 与半径柱线（**RCL**）之间的夹角[13]

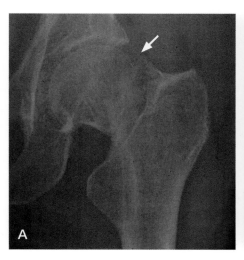

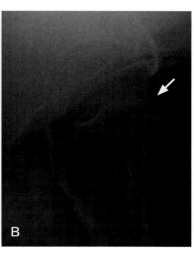

◀ 图6-6 左侧不稳定、移位的股骨颈骨折，髋前后位（**A**）、轴位（**B**），箭示骨折

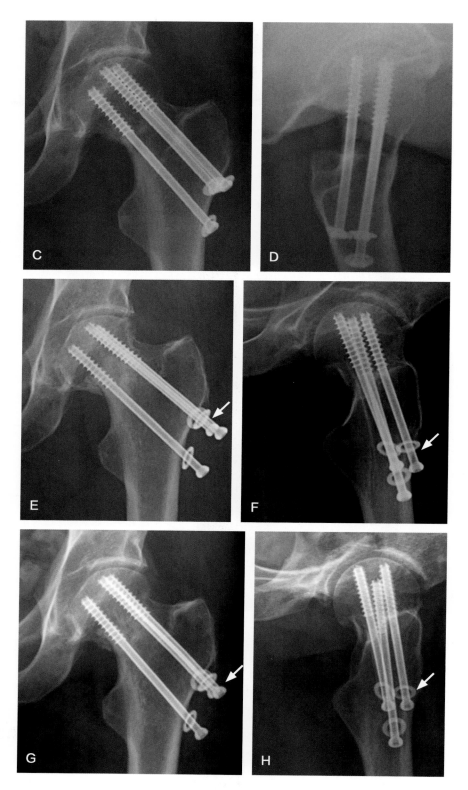

◀ 图 6-6（续） 治疗采用 3 颗空心螺钉，显示术后髋关节前后位（C）、轴位（D）。虽然进行了适当的治疗，但 6 周后内固定失败，短缩，功能不良（E 和 F）。箭头表示螺钉相对于垫圈的移动情况。6 个月后（G 和 H），骨折仍可见，头部塌陷

需要指出一个特例，Parker 等发现，在 90 岁或 90 岁以上患者以及行动能力得分较低的患者中，内固定后生存率有提高的趋势，尽管这在统计学上没有显著差异[26]。图 6-7 为半髋关节置换术治疗移位型股骨颈骨折。

由于近 1/3 的股骨颈骨折患者合并有痴呆

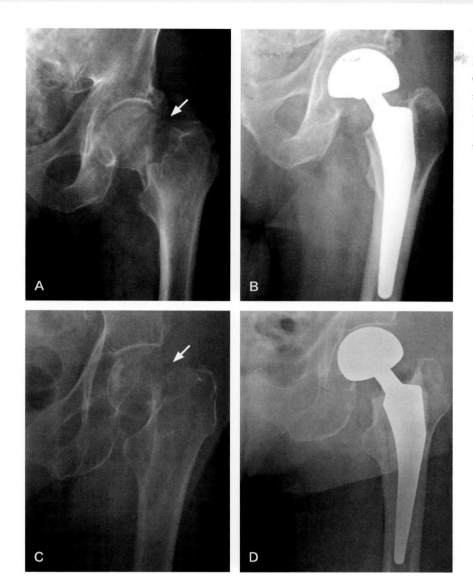

◀ 图 6-7　左侧无骨关节炎功能活跃患者不稳定和移位型 Garden Ⅲ 股骨颈骨折（A），（B）采用骨水泥干和双极头半关节置换术后。C 和 D 表明 Garden Ⅳ 型股骨颈骨折相同治疗。箭头表示骨折

或其他精神缺陷，在遵循术后治疗方案时，我们需要认真考量该群体是否会受益。然而，Olofsson 等发现患者无论是否患有痴呆，其接受内固定或人工关节置换术后的死亡率并没有差异，所有关节置换术的患者在术后 4 个月和 1 年后均有较好的功能恢复。2014 年，约翰逊发表了 146 例骨折患者的长期结研究，其中 38% 的精神障碍患者参与了他的研究[30]，他发现内固定的失败率非常高，这其中智力正常者为 55%，智力障碍者仅为 16%。在这里内固定失败的定义为早期移位、不愈合、症状性节段性塌陷或严重感染。而对于关节置换术来说，其失败率仅分别为 5% 和 16%，关节置换失败

的定义为 2 次或更多的脱位、假体松动、严重感染或假体周围骨折。大多数并发症发生在前 2 年内。值得注意的是，由于患者的流失，这项研究有很大的偏差。2 年后，仅有 50% 的智障患者存活，5 年后为 13%（n=7），这使得对智力障碍数据的解释变得非常困难。需要进一步的研究来强调这个庞大的，不断增长的患者群体。当前的治疗趋势就是关节置换术，即使对于智力障碍的患者来说也是一样的。

关于功能恢复的情况，许多研究认为关节置换术效果更好[9, 25, 26, 31, 32]。Blomfeldt 等比较了 43 例原发性股骨颈骨折患者与 41 例因内固定失败而行二次关节成形术患者的结果，他发

现人工髋关节置换术后髋关节功能及健康相关生活质量均明显改善。相反，Parker 等在一项最大的长期研究（455 例患者）中发现，术后 11 年后内固定与半髋关节置换患者的结果没有差异[26]。由于研究设计差异、使用生物型假体等因素，作者未对全髋关节置换术的对照组进行评估。Ravikumar 和 Marsh 对 290 例患者的研究中也发现，在术后 13 年后，内固定和半髋关节置换术在功能方面的结果同样不佳。但是，内固定失败后的二次翻修术对髋关节功能的影响更大[33]，但是全髋关节置换术组有良好的功能结果，这将在半髋关节置换与全髋关节置换术章节[27]中进行讨论。

一些研究分析了社会经济情况，并对内固定与半髋关节置换术或全髋关节置换术进行了成本效益分析。显然，内固定在植入物的绝对成本和手术时间更短上的优势是不言而喻的，但如果看到内固定更高的失败率和再手术率的话，你的想法很可能会改变。Bjørnelv 等在挪威进行了一个成本效益分析的随机对照试验，他们发现行半髋关节置换术患者的生活质量更高[34]，而内固定的花费更低。然而 Johansson 和同事发现接受全髋关节置换术或内固定的 143 例患者[35]，除了全髋关节置换术组有更好的结果外，成本上两者没有任何差异。

总结，对于不稳定性股骨颈骨折的内固定或关节置换术来说，由于内固定的失败率高、患者功能恢复差，因此对于老年人不建议作为首选的治疗方法。我们认为，半髋关节置换术或全髋关节置换术应该用于老年人和活动功能正常的患者，而内固定可以被认为是临终或长期卧床患者的一种快速和简单的治疗手段。对于活动功能正常但智力受损的老年人来说，目前还没有明确的治疗指南，但学界倾向于半髋关节置换术。

（二）单极头与双极头

如前所述，半髋关节置换术仍然是治疗老年人移位型股骨颈骨折的主要手段。然而，根据不同地区和经济方面的考虑，使用单极或双极头的决定各不相同。使用双极头的基本思想是减少髋臼侵蚀，因为运动主要发生在双极头而不是关节，从而降低疼痛水平，提高临床效果[36,37]。但是现有文献中的证据和临床治疗一样存在多种不一致的现象。在一项对 120 例患者的随机对照试验研究中，Hedbeck 和他的同事发现，在平均年龄为 86 岁的患者中，1 年后的临床结果几乎相同，但在单极头置换组中，髋臼侵蚀的发生率明显更高。当他们发现髋臼侵蚀患者的半髋关节置换术 HHS 有下降趋势时，他们得出结论，双极头半髋关节置换术应该是首选的治疗方案。相比之下，Calder 等报道了两组的临床结果和并发症发生率没有差异[36]。他们评估了 250 例中位年龄为 85 岁的患者，发现单极组的结果明显更好。总之，对于 80 岁左右患者来说，目前的证据不能提供一个结论性的建议来推荐单极或双极半髋关节置换术。

但问题是，"年轻的"老年患者是否能从双极头置换中获益。Calder 等再次对一项随机对照试验的问卷进行了评估，该试验由 110 例年龄在 65—79 岁的患者组成，他们接受了髋关节螺钉、单极或双极关节置换术[38]治疗。双极关节置换术组在这个患者群体中几乎所有的问卷值都显示出更好的结果的趋势。但在 2001 年，戴维森等在一次前瞻性随机对照试验中，治疗了 280 例 65—79 岁的移位性股骨颈骨折（187例关节成形术和 93 例滑动髋螺钉）患者，她发现双单极头之间没有明显差异[24]。所以，没有明确的证据支持或反对这两种治疗方法。从理论上讲，由于存活时间较长，较年轻的患者髋臼侵蚀率较高，尽管现有文献不支持在 65—79 岁的[39]患者中使用双极头（费用高 4 倍），但在某些情况下，这一组的实际趋势是全髋关节置换术。

（三）水泥型柄与生物型柄

今天，有许多关于这一课题的研究，有令人信服的证据分别支持水泥型柄和生物型柄。

选择骨水泥或生物型植入物主要取决于外科医师的经验、教育程度和个人偏好。外科医师使用生物型的植入物主要是担心翻修手术，以及骨水泥可能出现的罕见但严重的心肺影响，使用骨水泥型假体的医师可能担心早期的疼痛和功能[40]的恶化。Figved 和同事们发现 220 例患者术后 3 个月和 12 个月的 HHS 评分并没有明显区别（112/108 骨水泥 / 未生物型柄，83.4/83.0 岁）[41]。此外，DeAngelis 等在一项前瞻性对照试验中发现，125 例骨折患者术后和 12 个月后的死亡率和日常生活活动无差异[42]。然而，有更多的研究表明，在这个队列中，水泥组的效果更好。从短期效果来看，骨水泥柄似乎有更好的功能和活动效果[43]，患者疼痛更轻，并发症发生率更低[44]，假体周围骨折发生率也更低[45]。此外，在行走能力、行走辅助工具的使用和日常生活活动方面，骨水泥柄效果也更佳[40]。2010 年，Cochrane 发表了一篇关于这一主题的系统综述[39]，其中包括许多研究，但大多数在形式和内容上都有弱点。尽管如此，Cochrane 综述证实了骨水泥效果更好。

在过去的几年里，羟基磷灰石涂层的茎杆的新模型已经上市，它们是否与类似的结果有关还有待观察。Bell 和他的同事在 2014 年对近 180 例患者进行病例对照研究，他们发现，与 Exeter 骨水泥柄相比，具有羟磷灰石涂层 Corail 柄能够进一步减少手术操作时间，并降低假体周围骨折率[46]。这究竟是一种新的方式，还是只是一种趋势，目前还无法评估。因此，现在的建议还是使用骨水泥假体来治疗老年人股骨颈骨折。

（四）半髋人工关节置换术与全髋关节置换术

如上所述，对于正常活动的不稳定性股骨颈骨折患者，建议采用关节置换。然而，患者是否应该接受全髋关节置换术（图 6-8）还是半髋关节置换术。Van den Bekerom 等发现，在 252 例（＞ 70 岁）患者中，无论半髋关节置换术（n=137）还是全髋关节置换术（n=115），

改良后的 HHS、假体的翻修率、局部和全身并发症或死亡率均无明显差异[47]。此外，他们报道降低半髋关节置换术术中失血情况（7% ＞ 500ml）以及全髋关节置换术的情况（26% ＞ 500ml），半髋关节置换术较全髋关节置换术手术时间更短（12% ＞ 1.5h 比 28% ＞ 1.5h），所有半髋关节置换术都没有出现脱位，而有 8 例全髋关节置换术患者在术后 1～5 年内的随访中发生脱位。他们的结论是，如果这些患者没有晚期放射性骨关节炎或髋关节的类风湿关节炎，他们不会推荐全髋关节置换术[47]。当我们向患者推荐全髋关节置换术时，要明确其有较高的脱位率，或者也许我们应该征询患者的意见，问问他们能否接受高脱位率。2013 年，Leonardson 等对 4467 例患者进行了全国调查，结果显示，接受全髋关节置换术治疗的 70 岁以下和 70 岁以上患者的疗效更好，与接受内固定或半髋关节置换术治疗的患者相比，他们的疼痛更少，满意度更高[48]。这两个例子很好地说明了当前治疗上的困境。

但是骨关节炎本身可能就是全髋关节置换术的一个指标。Boese 及其同事最近对 126 例接受半髋关节置换术治疗的老年骨性关节炎患者进行了研究，他们将患者分为术前 KL 3～4 级及 KL 0～2 级两组，结果发现术后 1 年的 HHS 得分无显著差异（P=0.545），UTG 测试存在显著性差异（P=0.298），Tinetti 测试存在显著性差异（P=0.381），Barthel 指数也存在显著性差异（P=0.094）[49]。遗憾的是，他们只进行了短期随访，且仅包括了 40% 的初始患者，因此大大降低了其证据等级。

理论上来讲，全髋关节置换术优于半髋关节置换术的主要原因是后者更容易导致后期髋臼的退变侵蚀，但是行半髋关节置换术患者的髋关节往往已经出现了严重的退变。Ravikumar 等对股骨颈骨折行全髋关节置换术的患者进行了最大的长期研究，他们评估了 13 年来 290 例患者中内固定、半髋关节置换术和全髋关节置换术的差异，发现翻修率内固定为 33%，半

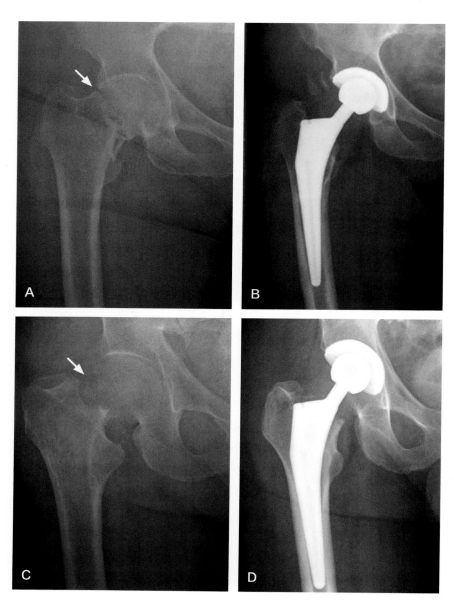

◀ 图 6-8　发生右侧骨关节炎的 **Garden Ⅲ** 型不稳定、移位型股骨颈骨折在功能活跃患者全髋关节置换术（**THA**）手术前（**A**）后（**B**）。**C** 和 **D** 表明 **Garden Ⅳ** 型股骨颈骨折相同治疗。箭头表示骨折

髋关节置换术为 24%，全髋关节置换术仅为6.75%。半髋关节置换术的脱位率为 13%，全髋关节置换术为 20%，而 HHS 评分为 62（内固定）、55（半髋关节置换术）和 80（全髋关节置换术）。此外，内固定和半髋关节置换术在疼痛和活动水平方面的效果较差。此处需要明确的是，与全髋关节置换术组相比，半髋关节置换术组使用的是生物型假体，这可能会影响结果，但似乎全髋关节置换术在长期活动患者中有更好的效果。除此之外，Macaulay 等通过对 41 例患者术后 6 个月的研究显示，半髋关节置换术与全髋关节置换术在疼痛水平和功能结果方面无差

异，但全髋关节置换术组在疼痛水平、TUG 测试和 12 个月后功能独立生活方面更好[50]。此外，Keating 和他的同事报道了 298 例全髋关节置换术患者 24 个月后的效果优于内固定或半髋关节置换术[31]。此外，他们还进行了成本效益分析，并在评估了所有并发症和再次入院后发现，全髋关节置换术与半髋关节置换术相比，每位患者的成本优势为 3000 英镑。

2009 年，Heetveld 等发表了一篇 Meta 分析，分析了所有可获得的研究，重点分析了内固定与关节置换术，半髋关节置换术与全髋关节置换术对移位型股骨颈骨折的影响[51]。

他们得出的结论是，对于生活能够自理的老年患者及术前骨关节炎或类风湿关节炎的患者都应该实施全髋关节置换术。但迄今为止，尚缺乏强有力的研究比较全髋关节置换术与半髋关节置换术的优劣。2011 年 Hedbeck 和同事发表证据等级 1 级的随机对照试验结果，纳入 120 例老年患者（全髋关节置换术 60 例，半髋关节置换术 60 例），随访 12 个月、24 个月、48 个月[52]。在术后 12 个月时，全髋关节置换术的 HHS（平均分 87：78，$P < 0.001$）显示髋关节功能较好，并接下来的 4 年内持续升高（平均分 89：75，$P < 0.001$）。此外，全髋关节置换术患者的生活质量在 12 个月和 24 个月后都有更好的趋势，并在 48 个月时变得显著具有统计学意义（$P < 0.039$）。

总之，对于能够自理活动的老年股骨颈移位骨折患者，全髋关节置换术是一个很好的选择，因为从长远来看，半髋关节置换术在后期各项条件会降低。但是一个可能的影响预后的因素还没有被强调，那就是外科医师的经验。由于大多数股骨颈骨折的治疗都是由创伤科医师进行的，他们操作全髋关节置换术的经验可能比前者更少，因此，建议或反对某个患者人工全髋关节置换术的治疗选择必须是单独做出的，而且必须包括外科医师的经验。

四、患者血液管理

（一）输血

老年股骨颈骨折患者治疗的一个关键方面是术前贫血和术中失血量。许多患者都有心血管疾病，其失代偿能力非常差，因此贫血与患者安全之间的关系是显而易见的。Potter 等在 2014 年的综述中发现，患者入院时贫血与髋部骨折死亡率增加正相关（RR=1.64，$P < 0.0001$），贫血定义为血红蛋白 < 100g/L[53]。输血本身对死亡率没有影响，但输血水平 < 80g/L 与 < 100g/L 相比，患者心肌梗死的相对风险为 1.67（P=0.05）。2011 年，Carson 等发表了当

时最大的随机对照试验研究，他们纳入了 2016 例有心血管风险的髋部骨折患者，他们发现，红细胞 < 100g/L 就输血组与 < 80g/L 才输血组相比，两组间死亡率并无明显差异[54]。此外，在 60 天的随访中，死亡率和行走能力没有显著差异。2015 年，Brunskill 等在与 Cochrane 联合研究的情况下明确了输血的问题，他们发现，有低质量证据支持，红细胞 < 100g/L 输血组与 < 80g/L 才输血组的患者在死亡率、功能恢复及术后死亡率上没有差异[55]。总的来说，对于髋部骨折患者而言，但当血红蛋白 < 80g/L 时，应在术中及术后进行输血。胸痛和（或）有心血管病史的患者应根据临床症状和心血管疾病的严重程度输血，而不是仅仅根据血红蛋白水平 < 80g/L。

（二）服用抗凝药物而延迟手术的患者

如前所述，大多数老年股骨颈骨折患者有其他疾病，因此，很多患者同时服用血小板抑制药或华法林等其他抗凝药物[56, 57]。接受华法林治疗的患者在髋部骨折患者中约占 8%，患者术前应使用维生素 K 或新鲜冷冻血浆来拮抗华法林的效果。但是目前尚不清楚该方法对于阿司匹林或氯吡格雷等血小板抑制药的疗效。使用这些药物的远期效果是临床医师应该重点关注的问题，而输注血小板是唯一的治疗方法。现在的问题是，我们是否需要等到血小板抑制药的效果完全消失后再做手术。Maheshwari 等评估了 30 例氯吡格雷[58]治疗股骨近端骨折 1 年的死亡率和并发症。在术前停药平均 8.4 天后，他们发现 7 例患者仍然需要输血，其中 43% 的患者术后出现并发症。多元回归分析显示延迟手术（P=0.03）是 1 年死亡率的唯一独立预测因子。因此，等待手术似乎并不值得推荐。Manning 及其同事在 32 例股骨颈骨折患者中发现，与 57 例未服用阿司匹林的患者相比，服用阿司匹林的患者输血率更高，但对围术期失血量、血红蛋白浓度或红细胞压积没有影响。此外，术前低血红蛋白和红细胞压积应是影响输血率

的因素[56]。

但是通过测量血小板功能来识别高出血风险的患者可能是可行的。Thaler 等报道了 462 例髋部骨折患者的血小板功能情况，其中 120 例患者使用了血小板抑制药（98 例服用阿司匹林，22 例服用氯吡格雷）[59]。他们发现在死亡率、大出血、红细胞需要量和引流失血方面没有差异。此外，他们报告围术期失血量与血小板抑制药摄入史或血小板功能测定均无相关性。2012 年，Hossain 等纳入了 102 例半髋关节置换术的患者（其中 50 例服用了氯吡格雷，52 例没有服用），他们发现两组患者在并发症、手术时间、输血需求、住院时间、伤口感染、血肿、再手术率方面均没有显著区别[60]。总的来说，从当前的文献报道中没有发现早期手术具有明显的缺点，而延迟手术则会引起较多的严重问题。从这个角度讲，因为服用血小板抑制药而推迟手术的做法似乎并不可取。

总结与建议

我们总结出治疗老年人股骨颈骨折的建议如下。

1. 稳定性骨折

- 标准为 3 颗空心螺钉，采用倒三角形技术。

- 如果骨量较差且 / 或骨折后倾≥ 20°，则应使用带有防旋功能的滑动髋螺钉。

- 骨质疏松患者可加注骨水泥。

- 保守治疗根据个人决定，特别是对身体条件差的患者。

2. 不稳定性骨折

- 对于肢体或智力障碍的老年患者而言，建议行骨水泥假体半髋关节置换。

- 高龄患者可考虑单极头假体。

- 双极头假体更适合"较为年轻的老人"，但没有明确的建议。

- 术前骨关节炎或类风湿关节炎患者应行全髋关节置换术。

- 活动度好、心理健康的老年患者应行全髋关节置换术。

3. 患者血液管理

- 限制性输血策略(< 80g/L 血红蛋白水平)。

- 拮抗华法林并早期手术。

- 服用血小板抑制药并非早期手术禁忌。

未来研究仍面临许多挑战，重点必须放在对不同患者组和长期随访的结果上，尤其是与患者相关的因素，如满意度、患肢活动度、疼痛程度和功能。尽管如此，外科医师仍要考虑许多个人因素，如年龄、ASA 分级、一般情况或所服用的药物。考虑到这一点，我们开发了有助于医师做出决定的治疗模板（图 6-9）。

致谢与声明

X 线影像资料由 Department of Radiology, Hannover Medical School 的 F. Wacker 教授提供。

X 线片中的改动、插图及运算由本文作者完成。

作者声明不存在任何利益冲突，也没有从与本章主题直接或间接相关的商业方获得或将获得任何形式的利益。

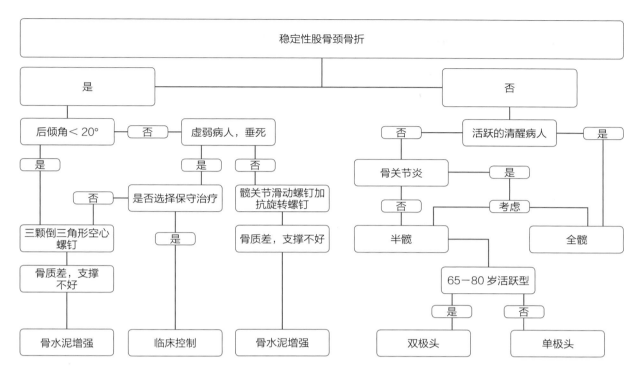

▲ 图 6-9 **基于已有数据证据的老年股骨颈骨折简化算法**

因为文中描述了许多变量，所以它无法完整预测，但这些变量可能会影响外科医师处理问题的决定

参考文献

[1] Cooper C, Campion G, Melton LJ 3rd. Hip fractures in the elderly: a world-wide projection. Osteoporos Int. 1992; 2(6):285–9.

[2] Johnell O, Kanis J. Epidemiology of osteoporotic fractures. Osteoporos Int. 2005;16(Suppl 2):S3–7.

[3] Johnell O. The socioeconomic burden of fractures: today and in the 21st century. Am J Med. 1997;103(2A): 20S–5S. discussion 25S-6S

[4] Melton LJ 3rd, Chrischilles EA, Cooper C, Lane AW, Riggs BL. Perspective. How many women have osteoporosis? J Bone Miner Res. 1992;7(9):1005–10.

[5] Olofsson B, Stenvall M, Lundstrom M, Gustafson Y, Svensson O. Mental status and surgical methods in patients with femoral neck fracture. Orthop Nurs. 2009; 28(6):305–13.

[6] Krastman P, van den Bent RP, Krijnen P, Schipper IB. Two cannulated hip screws for femoral neck fractures: treatment of choice or asking for trouble? Arch Orthop Trauma Surg. 2006;126(5):297–303.

[7] Cserhati P, Kazar G, Manninger J, Fekete K, Frenyo S. Non-operative or operative treatment for undisplaced femoral neck fractures: a comparative study of 122 non-operative and 125 operatively treated cases. Injury. 1996;27(8):583–8.

[8] Buord JM, Flecher X, Parratte S, Boyer L, Aubaniac JM, Argenson JN. Garden I femoral neck fractures in patients 65 years old and older: is conservative functional treatment a viable option? Orthop Traumatol Surg Res. 2010;96(3):228–34.

[9] Rogmark C, Carlsson A, Johnell O, Sernbo I. A prospective randomised trial of internal fixation versus arthroplasty for displaced fractures of the neck of the femur. Functional outcome for 450 patients at two years. J Bone Joint Surg. 2002;84(2):183–8.

[10] van Embden D, Stollenwerck GA, Koster LA, Kaptein BL, Nelissen RG, Schipper IB. The stability of fixation of proximal femoral fractures: a radiostereometric analysis. Bone Joint J. 2015;97-B(3):391–7.

[11] Manohara R, Liang S, Huang D, Krishna L. Cancellous screw fixation for undisplaced femoral neck fractures in the elderly. J Orthop Surg (Hong Kong). 2014;22(3):282–6.

[12] Clement ND, Green K, Murray N, Duckworth AD, McQueen MM, Court-Brown CM. Undisplaced intracapsular hip fractures in the elderly: predicting fixation failure and mortality. A prospective study of 162 patients. J Orthop Sci. 2013;18(4):578–85.

[13] Palm H, Gosvig K, Krasheninnikoff M, Jacobsen S, Gebuhr P. A new measurement for posterior tilt predicts

reoperation in undisplaced femoral neck fractures: 113 consecutive patients treated by internal fixation and followed for 1 year. Acta Orthop. 2009;80(3):303–7.

［14］ Liporace F, Gaines R, Collinge C, Haidukewych GJ. Results of internal fixation of Pauwels type-3 vertical femoral neck fractures. J Bone Joint Surg Am. 2008; 90(8):1654–9.

［15］ Siavashi B, Aalirezaei A, Moosavi M, Golbakhsh MR, Savadkoohi D, Zehtab MJ. A comparative study between multiple cannulated screws and dynamic hip screw for fixation of femoral neck fracture in adults. Int Orthop. 2015;39(10):2069–71.

［16］ Maurer SG, Wright KE, Kummer FJ, Zuckerman JD, Koval KJ. Two or three screws for fixation of femoral neck fractures? Am J Orthop. 2003;32(9):438–42.

［17］ Yang JJ, Lin LC, Chao KH, Chuang SY, Wu CC, Yeh TT, Lian YT. Risk factors for nonunion in patients with intracapsular femoral neck fractures treated with three cannulated screws placed in either a triangle or an inverted triangle configuration. J Bone Joint Surg Am. 2013; 95(1):61–9.

［18］ Andruszkow H, Frink M, Fromke C, Matityahu A, Zeckey C, Mommsen P, Suntardjo S, Krettek C, Hildebrand F. Tip apex distance, hip screw placement, and neck shaft angle as potential risk factors for cut-out failure of hip screws after surgical treatment of intertrochanteric fractures. Int Orthop. 2012;36(11):2347–54.

［19］ Baumgaertner MR, Curtin SL, Lindskog DM, Keggi JM. The value of the tip-apex distance in predicting failure of fixation of peritrochanteric fractures of the hip. J Bone Joint Surg Am. 1995;77(7):1058–64.

［20］ Paech A, Wilde E, Schulz AP, Heinrichs G, Wendlandt R, Queitsch C, Kienast B, Jurgens C. Biopolymer augmentation of the lag screw in the treatment of femoral neck fractures–a biomechanical in-vitro study. Eur J Med Res. 2010;15(4):174–9.

［21］ Eschler A, Brandt S, Gierer P, Mittlmeier T, Gradl G. Angular stable multiple screw fixation (Targon FN) versus standard SHS for the fixation of femoral neck fractures. Injury. 2014;45(Suppl 1):S76–80.

［22］ Griffin XL, Parsons N, Achten J, Costa ML. The Targon femoral neck hip screw versus cannulated screws for internal fixation of intracapsular fractures of the hip: a randomised controlled trial. Bone Joint J. 2014;96-B(5):652–7.

［23］ Luttrell K, Beltran M, Collinge CA. Preoperative decision making in the treatment of high-angle "vertical" femoral neck fractures in young adult patients. An expert opinion survey of the orthopaedic trauma association's (OTA) membership. J Orthop Trauma. 2014;28(9):e221–5.

［24］ Davison JN, Calder SJ, Anderson GH, Ward G, Jagger C, Harper WM, Gregg PJ. Treatment for displaced intracapsular fracture of the proximal femur. A prospective, randomised trial in patients aged 65 to 79 years. J Bone Joint Surg. 2001;83(2):206–12.

［25］ Frihagen F, Nordsletten L, Madsen JE. Hemiarthroplasty or internal fixation for intracapsular displaced femoral neck fractures: randomised controlled trial. BMJ. 2007; 335(7632):1251–4.

［26］ Parker MJ, Khan RJ, Crawford J, Pryor GA. Hemiarthroplasty versus internal fixation for displaced intracapsular hip fractures in the elderly. A randomised trial of 455 patients. J Bone Joint Surg. 2002;84(8):1150–5.

［27］ Ravikumar KJ, Marsh G. Internal fixation versus hemiarthroplasty versus total hip arthroplasty for displaced subcapital fractures of femur–13-year results of a prospective randomised study. Injury. 2000;31(10):793–7.

［28］ Rogmark C, Johnell O. Primary arthroplasty is better than internal fixation of displaced femoral neck fractures: a meta-analysis of 14 randomized studies with 2,289 patients. Acta Orthop. 2006;77(3):359–67.

［29］ Masson M, Parker MJ, Fleischer S. Internal fixation versus arthroplasty for intracapsular proximal femoral fractures in adults. Cochrane Database Syst Rev. 2003;2: CD001708.

［30］ Johansson T. Internal fixation compared with total hip replacement for displaced femoral neck fractures: a minimum fifteen-year follow-up study of a previously reported randomized trial. J Bone Joint Surg Am. 2014;96(6):e46.

［31］ Keating JF, Grant A, Masson M, Scott NW, Forbes JF. Displaced intracapsular hip fractures in fit, older people: a randomised comparison of reduction and fixation, bipolar hemiarthroplasty and total hip arthroplasty. Health Technol Assess. 2005;9(41):iii–v. ix-x, 1-65

［32］ Chammout GK, Mukka SS, Carlsson T, Neander GF, Stark AW, Skoldenberg OG. Total hip replacement versus open reduction and internal fixation of displaced femoral neck fractures: a randomized long-term follow-up study. J Bone Joint Surg Am. 2012;94(21):1921–8.

［33］ Blomfeldt R, Tornkvist H, Ponzer S, Soderqvist A, Tidermark J. Displaced femoral neck fracture: comparison of primary total hip replacement with secondary replacement after failed internal fixation: a 2-year follow- up of 84 patients. Acta Orthop. 2006;77(4):638–43.

［34］ Waaler Bjornelv GM, Frihagen F, Madsen JE, Nordsletten L, Aas E. Hemiarthroplasty compared to internal fixation with percutaneous cannulated screws as treatment of displaced femoral neck fractures in the elderly: cost-utility analysis performed alongside a randomized, controlled trial. Osteoporos Int. 2012;23(6):1711–9.

［35］ Johansson T, Bachrach-Lindstrom M, Aspenberg P, Jonsson D, Wahlstrom O. The total costs of a displaced femoral neck fracture: comparison of internal fixation and total hip replacement. A randomised study of 146 hips. Int Orthop. 2006;30(1):1–6.

［36］ Calder SJ, Anderson GH, Jagger C, Harper WM, Gregg PJ. Unipolar or bipolar prosthesis for displaced intracapsular hip fracture in octogenarians: a randomised prospective study. J Bone Joint Surg. 1996;78(3):391–4.

［37］ Hedbeck CJ, Blomfeldt R, Lapidus G, Tornkvist H, Ponzer S, Tidermark J. Unipolar hemiarthroplasty versus bipolar hemiarthroplasty in the most elderly patients with displaced femoral neck fractures: a randomised, controlled trial. Int Orthop. 2011;35(11):1703–11.

［38］ Calder SJ, Anderson GH, Harper WM, Jagger C, Gregg PJ. A subjective health indicator for follow- up. A randomised trial after treatment of displaced intracapsular hip fractures. J Bone Joint Surg. 1995;77(3):494–6.

［39］ Parker MJ, Gurusamy KS, Azegami S. Arthroplasties (with and without bone cement) for proximal femoral fractures in adults. Cochrane Database Syst Rev. 2010;6: CD001706.

［40］ Khan RJ, MacDowell A, Crossman P, Datta A, Jallali N, Arch BN, Keene GS. Cemented or uncemented hemiarthroplasty for displaced intracapsular femoral neck fractures. Int Orthop. 2002;26(4):229–32.

［41］ Figved W, Opland V, Frihagen F, Jervidalo T, Madsen JE, Nordsletten L. Cemented versus uncemented hemiarthroplasty for displaced femoral neck fractures. Clin Orthop Relat Res. 2009;467(9):2426–35.

［42］ Deangelis JP, Ademi A, Staff I, Lewis CG. Cemented versus uncemented hemiarthroplasty for displaced femoral neck fractures: a prospective randomized trial with early follow-up. J Orthop Trauma. 2012;26(3):135–40.

［43］ Taylor F, Wright M, Zhu M. Hemiarthroplasty of the hip with and without cement: a randomized clinical trial. J Bone Joint Surg Am. 2012;94(7):577–83.

［44］ Parker MI, Pryor G, Gurusamy K. Cemented versus uncemented hemiarthroplasty for intracapsular hip fractures: a randomised controlled trial in 400 patients. J Bone Joint Surg. 2010;92(1):116–22.

［45］ Foster AP, Thompson NW, Wong J, Charlwood AP. Periprosthetic femoral fractures–a comparison between cemented and uncemented hemiarthroplasties. Injury. 2005; 36(3): 424–9.

［46］ Bell KR, Clement ND, Jenkins PJ, Keating JF. A comparison of the use of uncemented hydroxyapatite-coated bipolar and cemented femoral stems in the treatment of femoral neck fractures: a case-control study. Bone Joint J. 2014; 96-B(3):299–305.

［47］ van den Bekerom MP, Hilverdink EF, Sierevelt IN, Reuling EM, Schnater JM, Bonke H, Goslings JC, van Dijk CN, Raaymakers EL. A comparison of hemiarthroplasty with total hip replacement for displaced intracapsular fracture of the femoral neck: a randomised controlled multicentre trial in patients aged 70 years and over. J Bone Joint Surg. 2010;92(10):1422–8.

［48］ Leonardsson O, Rolfson O, Hommel A, Garellick G, Akesson K, Rogmark C. Patient-reported outcome after displaced femoral neck fracture: a national survey of 4467 patients. J Bone Joint Surg Am. 2013;95(18):1693–9.

［49］ Boese CK, Buecking B, Bliemel C, Ruchholtz S, Frink M, Lechler P. The effect of osteoarthritis on functional outcome following hemiarthroplasty for femoral neck fracture: a prospective observational study. BMC Musculoskelet Disord. 2015;16(1):304.

［50］ Macaulay W, Nellans KW, Iorio R, Garvin KL, Healy WL, Rosenwasser MP, Consortium D. Total hip arthroplasty is less painful at 12 months compared with hemiarthroplasty in treatment of displaced femoral neck fracture. HSS J. 2008;4(1):48–54.

［51］ Heetveld MJ, Rogmark C, Frihagen F, Keating J. Internal fixation versus arthroplasty for displaced femoral neck fractures: what is the evidence? J Orthop Trauma. 2009; 23(6):395–402.

［52］ Hedbeck CJ, Enocson A, Lapidus G, Blomfeldt R, Tornkvist H, Ponzer S, Tidermark J. Comparison of bipolar hemiarthroplasty with total hip arthroplasty for displaced femoral neck fractures: a concise four-year follow-up of a randomized trial. J Bone Joint Surg Am. 2011;93(5):445–50.

［53］ Potter LJ, Doleman B, Moppett IK. A systematic review of pre-operative anaemia and blood transfusion in patients with fractured hips. Anaesthesia. 2015;70(4):483–500.

［54］ Carson JL, Terrin ML, Noveck H, Sanders DW, Chaitman BR, Rhoads GG, Nemo G, Dragert K, Beaupre L, Hildebrand K, Macaulay W, Lewis C, Cook DR, Dobbin G, Zakriya KJ, Apple FS, Horney RA, Magaziner J, Investigators F. Liberal or restrictive transfusion in high-risk patients after hip surgery. N Engl J Med. 2011;365(26):2453–62.

［55］ Brunskill SJ, Millette SL, Shokoohi A, Pulford EC, Doree C, Murphy MF, Stanworth S. Red blood cell transfusion for people undergoing hip fracture surgery. Cochrane Database Syst Rev. 2015;4: CD009699.

［56］ Manning BJ, O'Brien N, Aravindan S, Cahill RA, McGreal G, Redmond HP. The effect of aspirin on blood loss and transfusion requirements in patients with femoral neck fractures. Injury. 2004;35(2):121–4.

［57］ Gleason LJ, Mendelson DA, Kates SL, Friedman SM. Anticoagulation management in individuals with hip fracture. J Am Geriatr Soc. 2014;62(1):159–64.

［58］ Maheshwari R, Acharya M, Monda M, Pandey R. Factors influencing mortality in patients on antiplatelet agents presenting with proximal femoral fractures. J Orthop Surg (Hong Kong). 2011;19(3):314–6.

［59］ Thaler HW, Frisee F, Korninger C. Platelet aggregation inhibitors, platelet function testing, and blood loss in hip fracture surgery. J Trauma. 2010;69(5):1217–20. discussion 21

［60］ Hossain FS, Rambani R, Ribee H, Koch L. Is discontinuation of clopidogrel necessary for intracapsular hip fracture surgery? Analysis of 102 hemiarthroplasties. J Orthop Traumatol. 2013;14(3):171–7.

第 7 章
股骨转子间骨折：钢板和螺钉
Intertrochanteric Femur Fractures: Plates and Screws

Frank A. Liporace　Nirmal Tejwani　著

于树军　译

一、流行病学和损伤机制

总的来说，随着预期寿命的延长和老年人口的迅速增加，髋部骨折的数量也在迅速增加。到 2050 年，预计美国将有超过 50 万的髋部骨折患者，其中股骨颈和股骨转子间骨折的比例相似 [1, 2]。90% 的老年髋部骨折是由低能量跌倒引起的。与股骨颈骨折不同的是，股骨转子间骨折的女性患者年龄可能更大，她们往往在日常生活的活动中依赖性更强，更依赖于室内助行器 [3, 4]。因为美国骨科医师委员会近期的回顾显示，结合侧板的滑动髋螺钉固定逐渐减少，与此同时髓内装置的使用有了巨大的增长，所以确认哪种转子间骨折适宜应用结合侧板的滑动髋螺钉固定是很重要的 [5]。

二、影像学分析、分型和稳定性的判断

正确使用内植物，具有明确的纳入和排除标准对于提供经济、有效、适当的治疗是十分重要的。滑动髋螺钉对于股骨转子间骨折 AO 分型 31.A1 或 31.A2 型骨折可能是最划算的内植物（图 7-1）[6, 7]。当决定手术治疗时，影像学确认其稳定性是成功的关键。

最初的诊断应包括髋关节的正侧位及骨盆正位。如果仍无法明确诊断，髋关节牵引内旋位影像（髋部轴向牵引内旋 15° 时的正位像）是非常有帮助的。他通过去除前倾角来观察整个股骨颈，以利于辨别存在疑问的股骨颈和转子间骨折。当标准 X 线片显示无明显骨折时，MRI（损伤后 24h 内）或骨扫描（损伤后 48～72h 内）可有助于诊断 [8, 9]。无移位的或者股骨颈基底骨折适合采用带侧方钢板的螺钉固定。当评估后内侧皮质完整性和矢状面移位时，可疑的不稳定性骨折可以通过侧位片得到证实。在本章中将明确哪些骨折适合用结合侧板的螺钉固定。

股骨转子间骨折有多种分型，包括 Evans 分型、AO 分型和 OTA 分型 [10, 11]。传统上，转子间骨折的分型和治疗是基于稳定性来确定的（图 7-1）。稳定性骨折可以采用钢板或者头髓内钉固定。不稳定性骨折包括后内侧稳定缺失、反转子间和骨折线向转子下延伸的骨折 [10, 11]。不稳定性骨折要求使用头髓内钉（IMNs）进行顺行髓内固定，这将在第 8 章讨论。

外侧壁完整的稳定性骨折，包括那些后内侧皮质粉碎的骨折，最好采用滑动髋螺钉治疗。与头髓内钉相比，稳定性骨折使用滑动髋螺钉固定可获得同等的功能结果，同时降低了成本，降低了围术期并发症的发生率 [12-14]。AO 31.A1 或 31.A2 型骨折，采用结合侧板的滑动髋螺钉固定治疗的患者与采用头髓内钉治疗的患者的功能恢复评分相似 [15]。最近通过对 4432 例患

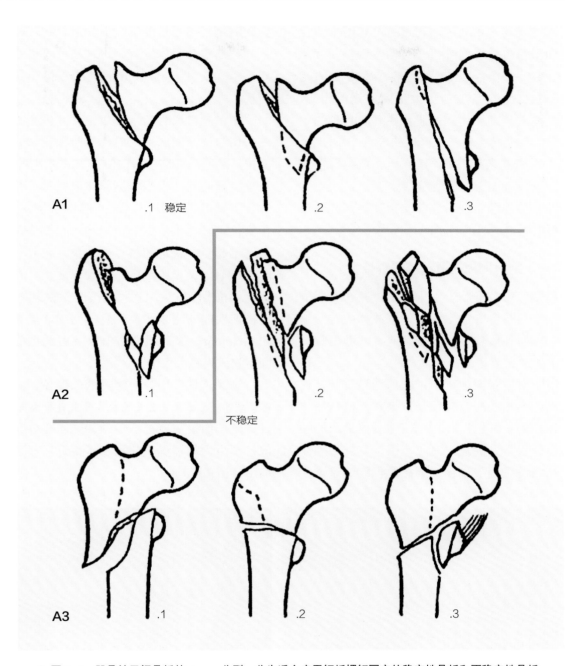

▲ 图 7-1　股骨转子间骨折的 Evans 分型，分为适合应用钢板螺钉固定的稳定性骨折和不稳定性骨折

者研究得出，滑动髋螺钉和头髓内钉治疗在 30 天效果、手术时间、再住院率及手术室时间方面相比组间无明显差异，虽然头髓内钉治疗住院时间短 1 天，但可能与其内植物的成本高相互抵消[16]。

最近外侧壁的作用被认为是维持稳定性的一个因素。外侧壁不完整可能是由损伤同时导致的粉碎或者运用侧方钢板固定时使用三联扩髓头导致的医源性粉碎[17]。在股骨嵴远端 3cm 处，如果外侧壁厚度 < 20.5mm，则使用滑动髋螺钉固定会增加失败和再手术的概率[17]。

三、钢板功能、技术考虑、局限性和选择

结合侧板的滑动髋螺钉通过对骨折的动态

加压来实现其基本功能。在过去，它用来治疗稳定和不稳定转子间骨折。其侧方钢板角度通常为 130°～150°，以 5° 为增量。最常用的是 135° 钢板。这个角度与更大角度的钢板相比，更容易插入预期要达到的股骨头和股骨颈的中心位置，并能减少转子下区域的应力。在过去，生物力学研究表明，4 颗螺钉比 3 颗螺钉在稳定侧方钢板方面无明显优势[18]。最近，生物力学和前瞻性连续系列研究都支持使用两孔的侧方钢板来固定适当的转子间骨折[19-21]。

（一）结合侧板的滑动髋螺钉技术

通常，患者平卧于手术台上，并在会阴处放置一个衬垫良好的支架。健侧肢体应置于腿架上，屈曲外展外旋位固定。或者伸髋内收位固定于腿部支架。

用牵引床轻柔地牵引，随后通过旋转，使骨折远近端相匹配。各种复位操作，包括屈伸牵引和外旋"解锁"骨折端，然后内旋，能够帮助使骨折得到满意的复位。确认复位必须在正位和侧位透视下进行。侧位像也能够显示骨折远端是否向后过度下沉。如果存在，必须纠正并维持整个手术过程。这种移位可以通过外部支撑（支柱），或切开后借助复位器械进行纠正。

切口起自股骨嵴水平以远约 4 横指处。沿皮肤切口切开髂胫束，股外侧肌在股嵴处向前提拉，然后在远端由后向前显露股骨外侧皮质。在角度导向器（根据健侧肢体股骨颈干角术前进行评估）的帮助下，经外侧皮质插入导针，正侧位距股骨头顶点 1cm 以内。正侧位透视用于确定起点、轨迹和终点的位置。在股骨转子间骨折后，尖顶距（矫正放大率之后，在正侧位上从拉力螺钉尖端到股骨头顶点的距离之和）已被证明能够用来预测螺钉的切出。如果尖顶距 ≤ 25mm，那么螺钉切出以及由此造成的内固定物丢失将大大减少[22]。

测量计划使用拉力螺钉的长度后，沿导针插入三联扩髓头。通过侧方钢板进行双皮质螺钉固定，如果需要进一步的加压，可以在同时放松牵引力的情况下使用加压螺钉，然后将其取出（图 7-2）。

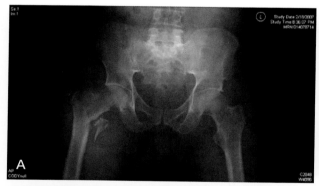

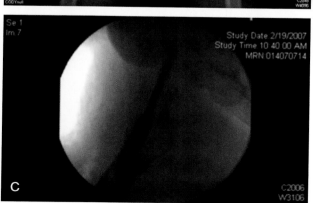

▲ 图 7-2 稳定转子间骨折采用滑动髋螺钉固定，尖顶距 < 25mm

（二）标准滑动髋螺钉的替代

可变角度髋螺钉（variable angle hip screw, VHS）（Zimmer Biomet, Warsaw, IN）是一种结合侧板的滑动髋螺钉装置，可根据不同的颈干角调整侧方钢板套管的角度。可以允许徒手插入导针，但不能用于主拉力螺钉角度过大的时候。最近一项利用 VHS 进行的生物力学研究表明，调整为外翻角度 150° 模型的平均压缩破坏载荷明显高于 135° 模型。在两种模型上施加载荷时，135° 组表现出更多的弯曲和剪切，而150° 组则表现出更多的压缩[23]。

（三）不稳定性骨折

不稳定性转子间骨折失败是因为股骨干过度内移而导致严重的偏心距减小。这会导致力学方面灾难性的失败，如骨折不愈合，而且即使能够愈合，也会导致出现活动能力减低的趋势增加。多项研究表明，＞15mm 的滑动，可增加包括肢体缩短、跛行和较差的预后指标等这些不必要并发症的风险[24-28]，尤其是在年轻患者中。

过度滑动发生在反斜形骨折、转子下骨折和外侧壁不完整的情况，因为此处动力髋螺钉与主骨折线方向一致，而不是垂直于主骨折线，从而导致骨折部位剪切应力过大，骨折端严重位移（图 7-3）。外侧壁缺失与讨论过的其他不稳定性骨折导致的情况类似[29]。这与髋部转子间骨折（A1 型或 A2 型）预期的正常滑动不同（图 7-4）。

近期研究表明，患者的年龄、医源性粉碎和术后粉碎与过度滑动和外侧壁不完整直接相关。这些因素比性别、Singh 指数、内植物的位置，甚至复位质量更具有预测性[30]。即使是在尖顶距（tip-apex distance，TAD）＜ 25mm 的情况下，如果在损伤时或术中出现外侧壁不完整，其再手术率是适当 TAD 和外侧壁完整的情况下的 7 倍[31]。

有许多情况是通过增加或者改变钢板、螺钉内植物来处理不稳定性骨折。常用的有经皮加压钢板（PCCP）、转子稳定钢板、股骨近端锁定钢板（PFLP）。

经皮加压钢板（如 Gotfried 钢板）（Instrument

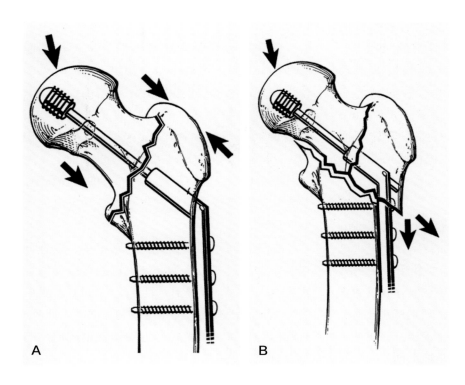

A　　B

◀ 图 7-3　反斜行骨折不适合滑动髋螺钉固定，因为骨折将沿螺钉滑动，使骨干内移和明显短缩

引自 Reverse obliquity fractures of the intertrochanteric region of the femur Haidukewych GJ, Andrew Israel T, Berry DJ. J Bone Joint Surg Am. 2001;83(5):643–50.

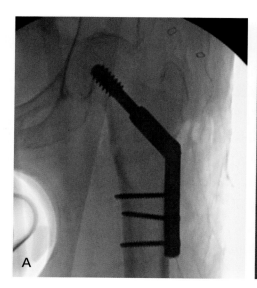
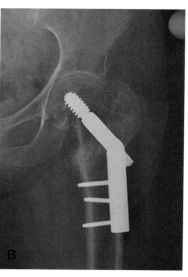

◀ 图 7-4　滑动髋螺钉固定出现预期的骨折加压，导致短缩

Makkar, Okemos, MI）有两个较小直径的拉力螺钉 / 套管组件，用以稳定股骨头和颈部，该装置设计为通过微创外科技术插入（图 7-4）。理论上，这两个拉力螺钉（直径 9.3mm 和 7.0mm）为骨折近端提供了更大的旋转稳定性。使用 2 个直径较小螺钉在其他理论上的优点是可以保留骨折远端剩余的外侧壁。对于不稳定性骨折，能够防止其远端剩余的外侧壁发生骨折塌陷，以及随后出现的骨折畸形。置入单个大直径的拉力螺钉会造成骨折远端外侧壁的大量丢失，从而增加外侧壁骨折的风险 [32]。早期研究显示，与标准的结合侧板的滑动髋螺钉相比，术中出血量和术后输血均有所降低 [32-34]。此外，与动力髋螺钉（dynamic hip screws, DHS）相比，即使在股骨转子间三部分和四部分骨折中，植入内植物所需的直径更小的钻孔装置显著降低了医源性导致的外侧壁不完整的可能性 [35]。

　　与标准 DHS 相比，加入转子侧方钢板（DePuy Synthes, Paoli, PA）是一种增加稳定性和减少过度滑动的方法。这种内植物需要使用一个另外的四孔侧方钢板，并附着在 DHS 侧方钢板的表面。使用 3 个螺钉穿过内植物和 DHS 侧方钢板固定于股骨。在不稳定的情况下使用，它通过一个近端延伸来稳定大转子，在功能上创建一个外侧壁并限制滑动的程度。Madsen 已经证明，它可以像某些髓内钉装置那样可靠地防止 > 20mm 的滑动 [36]。一些人批评这种内植物与单独使用结合侧板的滑动髋螺钉相比，增加了手术时间、剥离、术中失血量和术后内植物引起的症状 [37]。从生物力学角度看，与髓内钉相比，此类内植物具有类似的抗内侧移位的能力 [38]。当术中发现以前未发现的外侧壁不完整时，使用转子侧板的再手术率比仅使用 DHS 的患者降低了 13 倍 [39]。

　　锁定钢板已表明在身体的各个部位都能够增加稳定性。有许多报道指出，在股骨近端使用股骨近端锁定钢板治疗不稳定的经大转子或转子间骨折会增加并发症的发生概率。在最近的一些研究中指出，并发症的发生率在 37%～41% [40-42]。力臂过大，强度过大使之不能与骨骼相适应，以及装置本身固有的薄弱环节，都被认为是造成并发症发生概率高和灾难性失败的原因。

　　在转子间不稳定性骨折的治疗中，股骨近端锁定钢板最初被认为是髓内钉的可接受的替代方案，然而，从统计学上看，它们具有更多的手术时间、失血、使用透视和失败率。此外，与髓内钉相比，接受股骨近端锁定钢板治疗的患者 HHS 和 SF-12 评分较低 [43]。

总结

髋部转子间骨折是一种常见损伤，尤其是在人口日益增长的老龄化的人群中。适当的手术干预对患者的功能、发病率、死亡率和社会经济有很大的影响。当决定哪种装置能适当和经济有效地治疗这些患者时，确定潜在的不稳定性是至关重要的。潜在的外侧壁不完整、反斜形骨折、股骨转子下骨折和后内侧粉碎性骨折禁忌单独使用结合侧板的滑动髋螺钉固定，通常最好使用头髓内钉治疗。当术中出现意想不到的不稳定情况时，辅助转子侧方钢板可以增加稳定性，但这有其自身的局限性。股骨近端锁定钢板虽然理论上优于结合侧板的滑动髋螺钉，但其并发症发生率非常高，对于经大转子或转子间的髋部骨折应慎重考虑。

参考文献

［1］ Koval KJ, et al. Predictors of functional recovery after hip fracture in the elderly. Clin Orthop Relat Res. 1998; (348):22–8.

［2］ Cummings SR, Rubin SM, Black D. The future of hip fractures in the United States. Numbers, costs, and potential effects of postmenopausal estrogen. Clin Orthop Relat Res. 1990;(252):163–6.

［3］ Cooper C, et al. Secular trends in the incidence of hip and other osteoporotic fractures. Osteoporos Int. 2011;22(5):1277–88.

［4］ Cummings SR, Melton LJ. Epidemiology and outcomes of osteoporotic fractures. Lancet. 2002;359(9319):1761–7.

［5］ Anglen JO, Weinstein JN, American Board of Orthopaedic Surgery Research Committee. Nail or plate fixation of intertrochanteric hip fractures: changing pattern of practice. A review of the American Board of Orthopaedic Surgery Database. J Bone Joint Surg Am. 2008;90(4):700–7.

［6］ Egol KA, et al. Cost-effective trauma implant selection: AAOS exhibit selection. J Bone Joint Surg Am. 2014; 96(22):e189.

［7］ Swart E, et al. Cost-effectiveness analysis of fixation options for intertrochanteric hip fractures. J Bone Joint Surg Am. 2014;96(19):1612–20.

［8］ Asnis SE, et al. Magnetic resonance imaging of the hip after displaced femoral neck fractures. Clin Orthop Relat Res. 1994;(298):191–8.

［9］ Rizzo PF, et al. Diagnosis of occult fractures about the hip. Magnetic resonance imaging compared with bone-scanning. J Bone Joint Surg Am. 1993;75(3):395–401.

［10］ Evans EM. The treatment of trochanteric fractures of the femur. J Bone Joint Surg Br. 1949;31B(2):190–203.

［11］ Marsh JL, et al. Fracture and dislocation classification compendium - 2007: orthopaedic trauma association classification, database and outcomes committee. J Orthop Trauma. 2007;21(10 Suppl):S1–133.

［12］ Kokoroghiannis C, et al. Evolving concepts of stability and intramedullary fixation of intertrochanteric fractures–a review. Injury. 2012;43(6):686–93.

［13］ Barton TM, et al. A comparison of the long gamma nail with the sliding hip screw for the treatment of AO/OTA 31-A2 fractures of the proximal part of the femur: a prospective randomized trial. J Bone Joint Surg Am. 2010; 92(4):792–8.

［14］ Parker MJ, Handoll HH. Gamma and other cephalocondylic intramedullary nails versus extramedullary implants for extracapsular hip fractures in adults. Cochrane Database Syst Rev. 2010;(9):CD000093.

［15］ Guerra MT, et al. Functional recovery of elderly patients with surgically-treated intertrochanteric fractures: preliminary results of a randomised trial comparing the dynamic hip screw and proximal femoral nail techniques. Injury. 2014;45(Suppl 5): S26–31.

［16］ Bohl DD, et al. Extramedullary compared with intramedullary implants for intertrochanteric hip fractures: thirty-day outcomes of 4432 procedures from the ACS NSQIP database. J Bone Joint Surg Am. 2014; 96(22):1871–7.

［17］ Hsu CE, et al. Lateral femoral wall thickness. A reliable predictor of post-operative lateral wall fracture in intertrochanteric fractures. Bone Joint J. 2013;95-B(8):1134–8.

［18］ Swiontkowski MF, et al. Torsion and bending analysis of internal fixation techniques for femoral neck fractures: the role of implant design and bone density. J Orthop Res. 1987; 5(3):433–44.

［19］ Bolhofner BR, Russo PR, Carmen B. Results of intertrochanteric femur fractures treated with a 135-degree sliding screw with a two-hole side plate. J Orthop Trauma. 1999;13(1):5–8.

［20］ Laohapoonrungsee A, Arpornchayanon O, Phornputkul C. Two-hole side-plate DHS in the treatment of intertrochanteric fracture: results and complications. Injury. 2005; 36(11):1355–60.

［21］ McLoughlin SW, et al. Biomechanical evaluation of the dynamic hip screw with two- and four-hole side plates. J Orthop Trauma. 2000;14(5):318–23.

［22］ Baumgaertner MR, et al. The value of the tip-apex distance in predicting failure of fixation of peritrochanteric fractures of the hip. J Bone Joint Surg Am. 1995;77(7): 1058–64.

［23］ Chaim SH, et al. A biomechanical study of femoral neck fracture fixation with the VHS vari-angle hip fixation system. Am J Orthop (Belle Mead NJ). 2002;31(1 Suppl):22–4.

［24］ Jacobs RR, McClain O, Armstrong HJ. Internal fixation of intertrochanteric hip fractures: a clinical and biomechanical study. Clin Orthop Relat Res. 1980;(146):62–70.

［25］ Rha JD, et al. Factors affecting sliding of the lag screw in intertrochanteric fractures. Int Orthop. 1993;17(5):320–4.

［26］ Steinberg GG, et al. The intertrochanteric hip fracture. A retrospective analysis. Orthopedics. 1988;11(2):265–73.

［27］ Baixauli F, et al. A reinforced rigid fixation device for unstable intertrochanteric fractures. Clin Orthop Relat Res. 1999;361:205–15.

［28］ Yoo JH, et al. Factors influencing functional outcomes in united intertrochanteric hip fractures: a negative effect of lag screw sliding. Orthopedics. 2014;37(12):e1101–7.

［29］ Haidukewych GJ, Israel TA, Berry DJ. Reverse obliquity fractures of the intertrochanteric region of the femur. J Bone Joint Surg Am. 2001;83-A(5):643–50.

［30］ Im GI, Shin YW, Song YJ. Potentially unstable intertrochanteric fractures. J Orthop Trauma. 2005;19(1):5–9.

［31］ Palm H, et al. Integrity of the lateral femoral wall in intertrochanteric hip fractures: an important predictor of a reoperation. J Bone Joint Surg Am. 2007;89(3):470–5.

［32］ Gotfried Y. Percutaneous compression plating of intertrochanteric hip fractures. J Orthop Trauma. 2000;14(7): 490–5.

［33］ Kosygan KP, Mohan R, Newman RJ. The Gotfried percutaneous compression plate compared with the conventional classic hip screw for the fixation of intertrochanteric fractures of the hip. J Bone Joint Surg Br. 2002;84(1):19–22.

［34］ Janzing HM, et al. The Gotfried percutaneous compression plate versus the dynamic hip screw in the treatment of pertrochanteric hip fractures: minimal invasive treatment reduces operative time and postoperative pain. J Trauma. 2002;52(2):293–8.

［35］ Langford J, et al. Perioperative lateral trochanteric wall fractures: sliding hip screw versus percutaneous compression plate for intertrochanteric hip fractures. J Orthop Trauma. 2011;25(4):191–5.

［36］ Madsen JE, et al. Dynamic hip screw with trochanteric stabilizing plate in the treatment of unstable proximal femoral fractures: a comparative study with the gamma nail and compression hip screw. J Orthop Trauma. 1998; 12(4): 241–8.

［37］ Babst R, et al. Clinical results using the trochanter stabilizing plate (TSP): the modular extension of the dynamic hip screw (DHS) for internal fixation of selected unstable intertrochanteric fractures. J Orthop Trauma. 1998; 12(6):392–9.

［38］ Bong MR, et al. Comparison of a sliding hip screw with a trochanteric lateral support plate to an intramedullary hip screw for fixation of unstable intertrochanteric hip fractures: a cadaver study. J Trauma. 2004;56(4):791–4.

［39］ Hsu CE, et al. Trochanter stabilising plate improves treatment outcomes in AO/OTA 31-A2 intertrochanteric fractures with critical thin femoral lateral walls. Injury. 2015; 46(6):1047–53.

［40］ Streubel PN, Moustoukas MJ, Obremskey WT. Mechanical failure after locking plate fixation of unstable intertrochanteric femur fractures. J Orthop Trauma. 2013;27(1): 22–8.

［41］ Johnson B, et al. Short-term follow-up of pertrochanteric fractures treated using the proximal femoral locking plate. J Orthop Trauma. 2014;28(5):283–7.

［42］ Glassner PJ, Tejwani NC. Failure of proximal femoral locking compression plate: a case series. J Orthop Trauma. 2011; 25(2):76–83.

［43］ Haq RU, et al. Proximal femoral nails compared with reverse distal femoral locking plates in intertrochanteric fractures with a compromised lateral wall; a randomised controlled trial. Int Orthop. 2014;38(7):1443–9.

第8章
股骨转子间骨折：髓内钉
Intertrochanteric Hip Fracture: Intramedullary Nails

Benedikt J. Braun　Jörg H. Holstein　Tim Pohlemann　著

王敬博　译

一、流行病学

在不同的人群中，髋部骨折的发生情况明显不同[1]，据估计，每年全世界大约发生170万髋部骨折病例，这个数字每10年增长25%[2]。尽管最近在美国髋部骨折总的发生率出现下降趋势，部分原因是骨质疏松的良好治疗[3]，但随着全球老年人口的增长，未来几年与骨质疏松相关的骨折仍会有所增加[4]。据估计，到2020年美国骨质疏松人数在目前基础上翻一番，达6000多万人[5]。在所有髋部骨折中，有40%～50%的关节外骨折被认为可行髓内治疗[1, 6]。据统计，这些病例中超过3/4的患者是女性，90%的患者年龄超过70岁[7]。与股骨颈骨折患者相比较，这些股骨转子间骨折年龄更高，更有可能局限于在家活动，日常活动更需要帮助[8]。这些股骨转子间骨折患者的并发症发生率随着年龄的增长而增加，超过90%的患者至少患有一种主要合并疾病[3]。

二、分型

股骨转子间骨折存在几种分型系统。1949年，Evans[9]依据骨折线走行方向、骨折块数目、移位情况和稳定性，提出了一种股骨转子间骨折的分型系统。骨折分为5种主要类型，1型骨折最为稳定，5型最不稳定（1型稳定，没有

粉碎块；2型，稳定，粉碎不严重，但有移位；3型：不稳定，缺乏外侧壁支撑；4型：不稳定，缺乏内侧支撑；5型：不稳定，缺乏内、外侧支撑）。之后，Boyd与Griffin[10]和Kyle等[11]提出了其他分型系统。临床和研究中最常用的股骨转子间骨折分类系统是1990年提出的AO分类系统[12]。

在AO分型系统中，股骨转子间骨折被分为股骨近端关节区域的关节外骨折（31-A.X）。内侧皮质完整、小转子没有移位的骨折定义为A1。在1.1和1.3之间的亚分型是依据内侧骨折线末端位于转子上、经转子还是转子下而定（图8-1A）。内侧骨折线超过1条的骨折定义为A2型骨折，依据小转子移位和粉碎情况进行亚分型（图8-1B）。骨折线外侧起始点位于大转子下，主骨折线在大转子和小转子间呈水平或反向走行定义为A3。依据骨折线水平方向和小转子移位情况进一步分型（图8-1C）。

一些研究表明，与所有其他主要的分型系统相比，尤其是在经验丰富的外科医师中，AO分型系统在观察者内部和观察者之间具有更高的可靠性。这是基于对转子间骨折主要分型31-A1至31-A3的分型（平均kappa值0.82），它可充分预测骨折稳定程度和所需要内固定种类。具有亚组分型的AO分型系统的可信度则较低，其kappa值与其他分型系统相当（平均kappa值0.54）[13]。没有一种含有亚组分型的

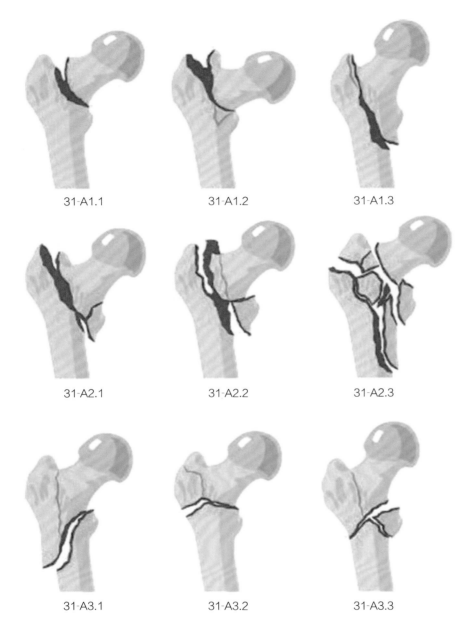

31-A1.1　　　　　31-A1.2　　　　　31-A1.3

31-A2.1　　　　　31-A2.2　　　　　31-A2.3

31-A3.1　　　　　31-A3.2　　　　　31-A3.3

◀ 图 8-1　股骨转子间骨折 AO 分型
引自"Tscherne Unfallchirurgie."N.P. Haas, C. Krettek; [Per-and sub-trochanteric fractures]; Copyright Springer:Berlin, Heidelberg 2012

分类系统能够可靠地区分稳定和不稳定性骨折。没有亚组分型的 AO 分型系统较所有其他系统应当更受人欢迎。

相关的解剖和生物力学特性

　　股骨转子间区是股骨近端 4 个不同的区域之一（股骨头、股骨颈、股骨转子间和股骨转子下区域）。大转子是一个隆起，是几条重要肌肉的抵止点：梨状肌抵止于其尖端，臀中肌和臀小肌呈扇形抵止于其背外侧和腹外侧，而转子间窝是小外旋肌群的抵止点（上下孖肌、闭孔内肌和闭孔外肌）。小转子是髂腰肌的抵止点，一个重要骨皮质加强部位（股骨距）。在需要髓内钉固定的股骨转子间骨折中，通常可分为 4 个主要部分：股骨头－颈、大转子、小转子和股骨干，对应于 AO 骨折类型的 A2 和 A3 型。由于机械轴向小转子内侧移动，典型骨折呈内翻方向移位。在转子间骨折，臀肌结构和髂胫束不能够中和这种力量。转子间骨折后，肌肉牵拉力量的结果导致典型的移位方式。臀部肌肉外展近侧主要骨折块。如果小转子是完整的，小转子附着的主要骨折块进一步屈曲和向外旋转。远侧主骨折块通常由于内收肌和腘绳肌作用而内收，向外旋转。理解了导致这种结果的肌肉力量是保证手术中正确复位的先决条件（图 8-2）。为了对抗移位力量，典型的复位方法需要牵引、内旋和外展。然而，为了能够纵向置入髓内钉，根据入钉点和患者体质，插入髓内钉前内收是必要的。股骨转子间骨折被定义为关节外骨折，因此很少影响股骨头灌注[14]。然而，采用梨状窝作为髓内钉入钉点时，可能损伤旋股内侧动脉的前支[15]。

三、初步治疗

（一）诊断

标准的骨折前后位（ap）和侧位像通常足以进行诊断和分型，然而，由于疼痛严重，有时只能得到一个投照位置影像（图 8-3）。额外的骨盆前后位像有利于依据对侧肢体情况引导手术中复位，特别是对于严重移位和粉碎的骨折。为了充分评估髓内钉固定是否必要，至少要在一个平面上看清楚近侧股骨的内侧股骨距

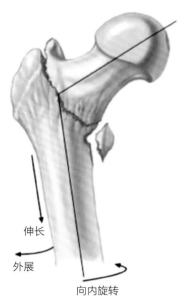

伸长

外展

向内旋转

▲ 图 8-2　依据需要髓内钉治疗股骨转子间骨折时所遇到的常见移位方式进行的典型复位手法
引自 *"Tscherne Unfallchirurgie."* N.P. Haas, C. Krettek; [Per-and sub-trochanteric fractures]; Copyright Springer:Berlin, Heidelberg 2012

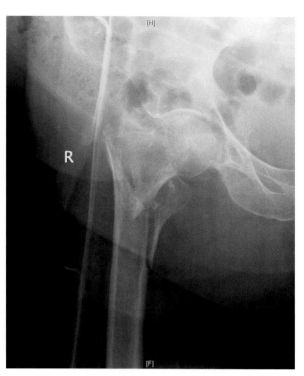

▲ 图 8-3　股骨转子间骨折标准的前后位影像
内侧和股骨距处无充分支撑，典型的髓内固定适应证

区域。牵引 - 内旋影像可进一步显露股骨距区域，明确复位情况。还要观察远侧股骨来判断股骨干髓腔的内径和前弓。CT 很少需要，但如果普通 X 线不能够充分提供分型和稳定性信息，或怀疑无移位骨折，则需要 CT 检查。对于隐匿性骨折，核磁共振检查比闪烁扫描术和薄层放射线照像术更具有诊断准确性[16]。总之，仔细研究术前骨折影像学资料是进行可靠分型和固定物选择的关键因素[14]。

（二）手术时机选择

一些大规模的研究和 Meta 分析研究了早期进行确定性固定对治疗结果的影响。最近一项包括 190 000 病例的 Meta 分析表明患者伤后 48h 内手术可明显提高整体生存率[14]。24h 手术者还可减少继发并发症的发生，如住院期间肺炎和压疮发生[17]。总的来说，任何延迟手术时间都可以明显延长住院时间，这样将增加与住院相关并发症发生的可能性[18]。2014 年的初步研究表明，将手术时间从 24h 缩短到 6h 可进

一步降低发生重大围术期并发症的风险，并缩短首次活动的时间[19]。

然而，从临床的角度来看，在24h内进行手术仍然是一个挑战。在世界上大多数机构，股骨骨折患者的手术时间延迟超过24h[20]。来自英国和法国的数据显示，近50%的股骨骨折患者在超过48h[21]后进行手术。造成这种延迟的主要原因之一是必须对并发症进行治疗，这在需要髓内钉治疗的老年股骨转子间骨折患者中尤为复杂，因为他们的并发症越来越严重。然而，在大多数情况下，延误是由于治疗组织和安排的原因，而不单纯是医学原因[21]。需要制订全面的措施来保证在不对患者生命安全构成损害的情况下尽快实施手术，对其他可控制的疾病暂不考虑。

（三）术前评估，并发症的处理

老年患者需要髓内钉治疗的股骨骨折的预后直接受到相关并发症的影响。超过75%的股骨转子间骨折患者的年龄>70岁，超过95%的患者存在至少一种合并疾病。累及疾病评定量表是一种常用来评估与患者远期死亡相关的合并疾病的等级量表[22]。然而，采取医疗优化的必要性需要权衡，因其需要进一步商讨和会诊而可能延迟手术。在股骨骨折中因医疗因素造成手术延迟的因素占40%[21]。在许多情况下，如果并发症不能及时纠正，就没有充分理由选择手术，推迟手术的风险比经过专家会诊的风险更大。特别对于患有冠心病的患者，如果没有表现急性冠脉综合征，没有必要进一步检查。同样，对于慢性稳定性充血性心力衰竭患者额外的超声心动检查是没有益处的[22]。所有65岁以上的患者都应进行胸部X线片检查以识别非代偿性心力衰竭。

尽管需要尽快制订手术方案，但也允许合理的推迟手术来优化患者的电解质和容量状态。在术中及术后的时期（ICU与中级ICU相比），这期间患者病情要严密观察，如果必要，要立刻实施急症抢救措施。为了评价进一步评估的必要性，美国心脏病学院和美国心脏协会已经提供围术期心血管评估必要性的流程图（图8-4）[23]。肺部并发症与心脏并发症同等重要，需要评估预测风险因素。尤其是慢性阻塞性肺部疾病、充血性心力衰竭、长时间手术、高龄和低蛋白血症（<30g/L）[24]。胸部放射线和肺活量测量作为危险分层工具的证据是有限的。如果证实肺部并发症风险存在，手术后仔细治疗是必要的，围术期要纠正血清白蛋白水平。

在许多股骨转子间骨折患者中另一个常见的问题是口服抗凝药物，主要是冠状动脉相关疾患的治疗或房颤。阿司匹林不需要停用，因为临床上围术期出血风险与其不相关[25]。同样，常用的氯吡格雷被证明对出血、输血、手术时长或住院时间长短没有明显影响[26]。然而，维生素K拮抗药需要终止应用，用普通肝素或低分子肝素替代。对INR超过1.5患者，应用维生素K不能够及时纠正出血增加风险，但应用凝血酶原复合物浓缩物可立刻纠正这种情况，而不会耽误手术[27]。新型口服抗凝药物，如达比加群、阿派沙班、利伐沙班，可能会延迟手术时间超过48h，是因为没有拮抗药物的缘故。根据每个药物相应抗Xa因子活性强度，条件允许的情况下与血液科合作，制订手术日期。

（四）手术治疗和保守治疗

股骨转子间骨折采用手术治疗和保守治疗之间差异性的随机研究比较少。对于那些患有严重合并症的患者，通过非手术治疗无法达到早期功能性康复的目的。非手术治疗可造成患者住院时间延长，失去大部分独立生活的能力[28]。股骨转子间骨折非手术治疗被认为只应用于垂死患者或患者存在严重的合并疾病，以及手术和麻醉存在不可接受的风险[29]。这种治疗骨折愈合比较少，即使骨折愈合了，也会出现严重旋转和轴向对位不良[30]。各个肌肉的的作用力可引起近端主要骨折块处于外展、屈曲和外旋位置。牵引治疗只能纠正纵向对位不良，因此认为对股骨骨折的保守治疗实际上是过时的[31]。

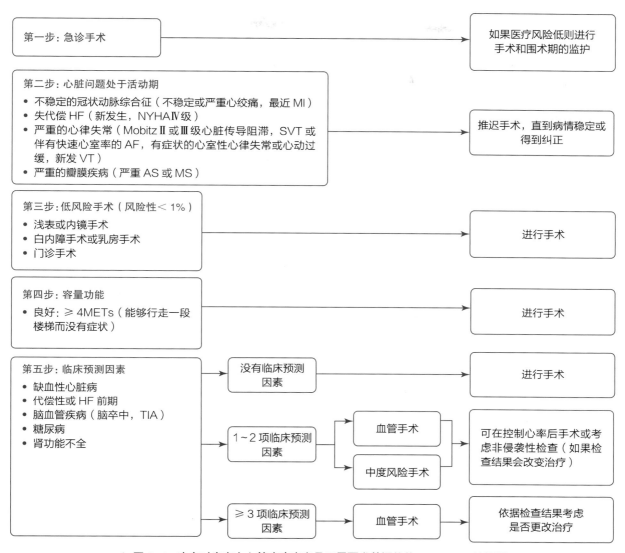

▲ 图 8-4　决定对患有心血管疾病患者是否需要术前评估的 **ACC/AHA** 流程图

引自 *Orthopedic Traumatology*, M.K. Sethi, A. A. Jahangir, W. T. Obremsky; Copyright Springer Science + Business Media: New York 2013

四、技术操作

（一）髓内钉固定和滑动髋螺钉固定

最近的 Cochrane 综述比较了髓内钉和滑动髋螺钉的设计，得出的结论是两种装置治疗股骨转子间骨折的疗效没有显著差异[32]。研究结果表明两种固定方式在内固定切出、骨折不愈合、感染、死亡率、手术时长、疼痛和恢复到以前生活状态方面没有差异。在关于髓内装置的并发症发生率，即所谓手术中和晚期髓内钉系统周围骨折，综述认为髓外固定效果好，特别是对稳定性骨折。相反，其他研究报道髓内系统并发症少，术中出血少，能够早期活动和尽快回家[33, 34]。从经济角度考虑对稳定性骨折 AO 分型 A1 型骨折髓外固定适宜。对于潜在不稳定性骨折（AO 分型 A2 型和 A3 型），这类骨折内侧股骨距支撑作用丢失，髓内固定较滑动髋螺钉具有优势。髓内系统的开发原则是部分缩短可影响内侧股骨距区域力量的杠杆力臂（图 8-5）。生物力学研究表明，与髓外相比，髓内系统的抗破坏载荷几乎是髓外系统的 2 倍[35]。

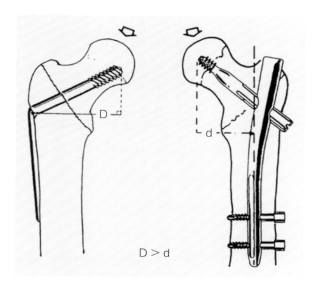

▲ 图 8-5　与髓外钢板比较，髓内固定力臂更短（ **D** > **d** ）
引自 Leung 1992; Copyright The British Editorial Society of Bone and Joint Surgery, London 1992

（二）髓内钉固定和关节置换术

目前对不稳定的股骨转子间骨折进行初次关节置换术的研究很少。2006 年，Cochrane 综述结论没有明确的证据证明一种方法比另一种方法更有优势。在临床操作中，初期髋关节置换术不是转子间骨折合适的选择，因为在股骨侧很难获得标准股骨柄假体的初始稳定性。一项研究比较了头髓内钉治疗不稳定性骨折与长柄非骨水泥半髋关节置换术，结果显示关节置换术组的手术时间明显更长，失血量和死亡率更高[36]。关节置换被认为主要是用来治疗髓内固定失败病例的翻修手段。一项研究比较了髓内钉和髓外滑动髋螺钉治疗后二期行关节置换病例，表明髓内钉术后翻修病例并发症发生率增高[37]，功能结果没有明显差异。

（三）不同髓内钉设计的差异

髓内固定器械种类繁多，各有优缺点（图 8-6）。最常见的设计包括股骨颈内螺钉或刀片。刀片提供的优势是在打入内固定过程中对周围松质骨产生挤压，这样可以增加质量差的骨组织的稳定性，也增加承载面积[38]。在实现旋转稳定方面还有其他的设计差异，例如在股骨颈放置额外的抗旋转螺钉系统，以及股骨颈螺钉的锁定机制。生物力学研究和模拟实验表明可锁定的单枚螺钉设计切出风险减少[39]，最新的螺钉设计能提供额外瞄准系统，以使用螺钉固定小转子区域。最近的 Cochrane 综述发现各个髓内钉系统治疗结果没有任何差异[40]。此外，单纯的股骨转子间骨折，加长髓内钉与短髓内钉在失败率上没有明显差异[41]。生物力学和有限的临床研究显示骨水泥加强的髓内钉

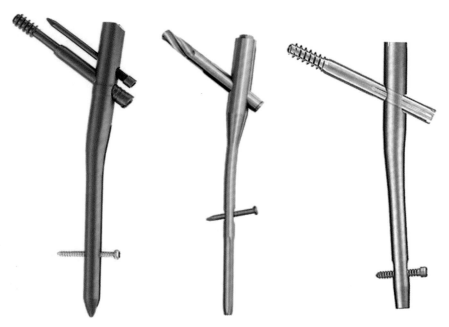

◀ 图 8-6　目前不同的髓内钉设计
从左至右：一个股骨颈螺钉加上额外的抗旋转股骨颈螺钉（Targon® PFT; B Braun AG Melsungen, Germany）装置；一个股骨颈螺旋刀片装置（PFNA; Synthes GmbH Umkirch, Germany）；一个股骨颈螺钉和髓内钉内部抗旋转锁定系统（Gamma3 Nail; Stryker Gmb H&Co. KG: Duisburg, Germany）

可提高抗切出效应[42]。手术中要仔细操作，以防导针穿出股骨头，这可导致骨水泥泄漏入髋关节腔内。通过使用少量的骨水泥，可以避免这种渗漏进入骨折和骨小梁热坏死的风险。

（四）梨状窝和转子部入钉点

梨状窝作为入钉点方法（图 8-7），由于其与股骨纵轴在一条线上，当应用坚强的直髓内钉时可减少内翻畸形的风险。研究表明这种方法骨折愈合率高，感染率低[43]。这个入钉点的缺点是开口必须准确，不能偏差太多。如果入钉点向梨状窝前侧偏差，即使只有 6mm，最终钉子周围的力量可导致前侧骨皮质爆裂[44]。肥胖患者确定这个入钉点具有挑战性，主要是由于与转子部入钉点相比，这个入钉点需要更靠近内侧[45]，特别是在微创暴露时。尸体研究显示梨状窝入钉方法可能损伤旋股内侧动脉的前支，损伤股骨头血运[15]。

股骨转子部入钉点是 Kuentscher 在 1939 年提出的。为了适应股骨转子处入钉点，现在几乎所有髓内钉都设计成近端向外侧 4° 和 6° 的弯曲，来预防内翻畸形。这个入钉点比较好确定，回旋余地大，对外展肌复合体和短外旋肌损伤少[46]。进一步研究表明手术操作时间和透视时间可以减少[47]。

1. 尖顶距　为了减少螺钉移位或切出的风险，股骨颈螺钉尖端与股骨头边缘之间的距离是一种有用的测量方法。这个距离要在前后位和侧位进行测量并求和（图 8-8）。尖顶距

（TAD）作为预测螺钉切出风险的指标。研究表明 TAD 数值 < 20～25mm 可明显减少螺钉移位和切出的并发症[48, 49]。

2. 手术操作　患者平卧于手术床上，健侧下肢外展、屈曲，放置在蹬形支架上。在两腿之间放置有厚垫的会阴柱，伤侧肢体放置在牵引装置上（图 8-9）。在皮肤消毒和铺手术巾前，在前

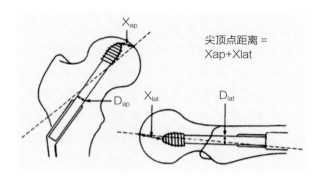

▲ 图 8-8　尖顶距计算

引自 "Tip-apex distance of intramedullary devices as a predictor of cut-out failure in the treatment of peritrochanteric elderly hip fractures" *International Orthopedics*, J.A. Geller; Copyright Springer: Berlin Heidelberg 2009.

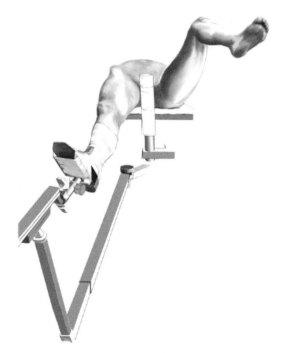

▲ 图 8-9　手术前患者体位

健侧下肢外展、外旋放置在蹬形支架上。在牵引床上行伤侧下肢牵引时会阴部放置一个柱子

引自 *Operations atlas für die orthopädisch-unfallchirurgische Weiterbildung*. D. Kohn, T. Pohlemann; Copyright Springer, Berlin, Heidelberg 2010.

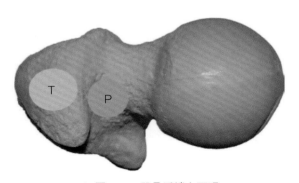

▲ 图 8-7　股骨近端上面观

T 和 P 分别代表转子部和梨状窝处开孔

后位和侧位透视下施行骨折复位。调整侧位影像来判断股骨颈前倾角。通常情况下，通过牵引和内旋下肢，骨折移位可得到改善。在手术室要通过观察手术前影像学上健侧肢体解剖来引导骨折复位。骨折正确复位后，依据标准以无菌方式行患者准备和铺巾（图8-10）。在股骨转子近端行一4cm皮肤切口，臀筋膜锐性切开。软组织分离至大转子尖部。依据所应用髓内钉，通过触摸和透视确定转子部或梨状窝入钉点。

用尖锥或导针进行开孔。如果选择更常用的转子部入路，在正位影像上入钉点在大转子尖稍内侧，侧位影像在股骨正中间。当骨折复位良好，导针位置确定后，应用开孔扩髓钻来打开股骨髓腔。对髓腔细的患者，球头导针引导下扩髓是必要的。然后在透视下插入髓内钉。如果插入髓内钉出现困难，需要进一步复位或扩髓。透视下证实髓内钉正确插入后，通过瞄准装置钻入股骨颈螺钉的导针。为了防止螺钉固定时出现旋转移位，可将另一根导针固定于股骨头。为了达到这个目的，新的髓内钉设计了这种组合瞄准装置。通过前后位和侧位影像检查导针情况。用一枚空心阶梯状钻头（可以依据事先测量螺钉长度限定深度）钻入，建立螺钉通道。骨质量好的患者，拧入螺钉前攻丝是必要的。然后拧入拉力螺钉，其间透视下要辨别和预防导针向内穿出。螺钉正确放置后，可放松牵引，用髓内钉的特殊装置行骨折断端加压。依据内固定类型，放置固定螺钉或防旋

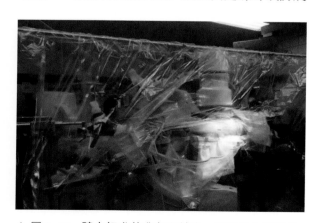

▲ 图8-10　髓内钉术前准备和铺巾。标记出主要切口。依据瞄准装置在手术中行股骨颈和锁定螺钉切口。图中透视装置摆放观察前后位影像

螺钉。用瞄准器或在透视下（长钉）将髓内钉远端锁定。大量冲洗后分层将伤口关闭，人字形敷料包扎伤口。

五、术中医疗管理

最近研究表明全身麻醉和局部麻醉患者远期死亡情况没有差异，只是局部麻醉患者住院时间稍微减少一些[50]。然而，对于通常事先应用血小板抗凝药物的患者（如氯吡格雷），局部麻醉是禁忌证。更重要的是，以左心室搏出量为指导的术中输液优化可减少住院时间，加速术后的恢复[51]。血红蛋白输入没有这种效果。特别对患有严重疾患者，随意输血（10g/dl 开始输血）和限制性输血（8g/dl 开始输血）方案没有差异。这些研究结论认为只要没有贫血造成的其他生理症状发生，控制血液输入是安全的，即使是低于 8g/dl 的阈值[52]。仔细考虑伴发的风险因素（低心肺储备）是必须的。

六、术后管理

（一）病房管理

股骨转子间骨折可引起疼痛。为了减少老年骨折患者常见的术后谵妄的风险，必须在治疗的所有阶段给予充分的镇痛。特别是在手术后阶段，静脉输入吗啡是一种安全、有效的方法来控制术后疼痛，而不限制患者的认知功能[53, 54]。糖尿病是一种重要的合并症，可作为心脏并发症、心功能衰竭、肾功能衰竭、感染和总体死亡的独立风险因素。为了充分减少围术期和术后并发症风险，美国内分泌医师学会建议血糖水平低于 110mg/dl[55]。各种骨科和老年病学的联合方法，统称为老年骨科，可以成功地管理老年患者。然而，文献中缺乏关于长期临床效果的证据[56]，只有一种方法显示在提高行走能力的同时降低了死亡率和发病率，术后患者在老年病房管理，由骨科医师、麻醉医师和康复医师决定对患者进行个性化的治疗[22]。

（二）负重

髓内钉固定的患者，从技术角度上讲，在可耐受情况下手术后负重是可行的，并建议实施这种举措。髓内钉固定装置可提供足够的工作长度来避免应力增高，即使在粉碎骨折处，从而可以尽量减少股骨干内移[57]。然而，由于患者高龄，即刻进行患者主动的完全负重锻炼常常是不可行的。需要骨科医师和物理治疗师联手来使患者尽早负重。早期完全负重可减少医疗并发症的风险，改善功能恢复，加快出院，减少总的死亡率[58, 59]。

（三）结果

研究表明（表 8-1），年龄、痴呆和术前功能是预测股骨转子间骨折术后功能和整体预后的最重要因素[60]。已经发现只有 55% 的患者可恢复到伤前行走能力，约 34% 患者失去他们以前的日常生活功能水平。不稳定性骨折更多是采用髓内固定治疗，往往术后前 3 个月功能预后较差，然而，随着时间推移，这种差异逐渐消失。并发症的数量、严重程度、性别会对整体结果产生负面影响，尤其是术后行走、生活质量和日常生活活动[61]。在死亡率方面，性别差异尤其明显，不考虑年龄情况下，男性髋部骨折后的整体死亡率明显高。根据文献，第 1 年整体死亡率在 12%～35%[61]，住院期间死亡率在 2%～8%。

七、并发症

用髓内钉治疗股骨转子间骨折的几个典型并发症为人所知，治疗髋部转子间骨折最常见并发症是骨折复位不充分以及股骨颈内螺钉逐渐向前上象限移位。特别是对于骨质疏松的骨骼，这可导致螺钉切出（图 8-11）。在行股骨颈螺钉操作时，要避免反复钻孔，因为每次会导致约 10% 股骨头骨量丢失，即使螺钉位置正确，通过螺钉的滑动机制，螺钉也会从质量差的骨骼中切出[62]。为了减少螺钉切出的风险，必须在透视引导下仔细复位，准确放置螺钉和确保正确的尖顶距[48]。在放置股骨颈内螺钉时，无论是螺钉还是导针穿出进入小骨盆，都必须通过术中反复透视来避免。在置入髓内钉过程中，特别是在不稳定性骨折，有报道主钉通过骨折线时出现骨折块移位情况[63]。这种情况必须避免，骨折块移位会造成稳定性下降，导致

表 8-1 循证医学证据

类　目	总　结	作者证据	等级
流行病学	高达 50% 的髋部骨折是股骨转子间骨折	[1]	Ⅲ
	高龄增加了股骨转子间骨折的可能性，超过 90% 的患者大于 70 岁，女性患者比例高达 75%	[8]	Ⅲ
分型	AO 分型最常用；如果不涉及亚型，观察者间可靠性最好	[13]	Ⅲ
初步治疗	**诊断**		
	手术前通常需要良好的 X 线影像；如果普通影像不可靠，需额外 CT 扫描	[14]	V
	等待		
	尽可能早手术（< 48 小时），可减少死亡率和并发症发生	[17,65]	I
	手术前治疗		
	治疗可造成 40% 患者延迟手术	[21]	Ⅲ
	阿司匹林和氯吡格雷对出血无明显影响	[26]	Ⅲ

（续　表）

类　目	总　结	作者证据	等级
手术 vs. 保守治疗	保守治疗只应用于患有难治疗的并发症病例；住院时间长，并发症多；愈合率低，失去生活自理能力	[28]	I
技术操作	**髓内钉 vs 滑动髋螺钉**		
	总体来说滑动髋螺钉并发症少，更划算	[32]	I
	对于不稳定骨折髓内钉固定更具有生物力学优势	[35]	III
	髓内钉固定血液丢失少，早期活动和早日回家	[34]	III
	各种主钉设计		
	各种设计间无明显差异	[40]	I
	长髓内钉与短髓内钉无差异	[41]	III
	技术		
	转子部开孔软组织损伤小，手术时间短	[47]	III
	尖顶距小可减少并发症发生率（＜ 20mm）	[48]	III
手术后管理	吗啡滴定镇痛方法并发症少，没有认知反应（谵妄）	[54]	III
	糖尿病患者感染率和死亡率高；建议血糖水平＜ 110mg/dL	[55]	VI
	如果没有异常生理反应发生，限制性输血方案（8g/dL）与非限制性输血方案（10g/dL）效果等同	[52]	III
	早期完全负重可减少死亡率和并发症，改善功能恢复	[59]	III
结果	可通过年龄、性别、痴呆、手术前功能来预测	[61]	V
	55% 患者可恢复到伤前行走水平；34% 失去日常生活功能	[60]	III

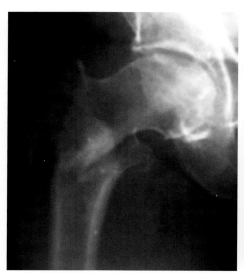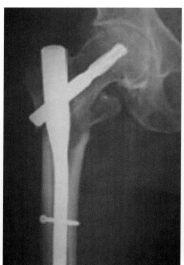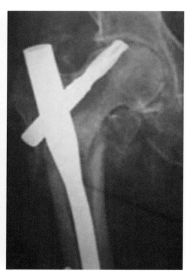

▲ 图 8-11　AO 分型 A3 型骨折髓内钉固定术后股骨颈螺钉切出
引自 Fuchtmeier 2011; Copyright Springer: Berlin, Heidelberg 2011

明显功能不良。仔细术前计划和适当入钉点调整可避免这种并发症发生。尤其是股骨主钉在打入股骨颈螺钉时受到破坏的病例，在主钉与螺钉交界部位可以发生疲劳断裂[49]。此外，还有几种与固定装置相关的切出并发症，有额外抗旋转螺钉的固定系统中，两个螺钉相反方向移位，出现所谓的"Z"效应。通常，抗旋转螺钉向内侧移位，这是由于它与近侧股骨张力侧骨小梁相近。这可导致抗旋转螺钉切出，也称

为所谓的"切割效应"即"knife-effect"（图 8-12）。采用股骨颈螺旋刀片（替代拉力螺钉）的髓内钉系统中向近侧切出少。然而，尤其在骨折没有完全复位的情况下，它们也易于从股骨头内侧皮质切出。滑动机制可锁定，但如果骨折块对线不良，螺旋刀片可进一步切出股骨头（图 8-13）[64]。也有报道股骨转子间骨折发生股骨头坏死情况，可能是采用梨状窝开孔方法损伤了旋股内侧动脉[15]。

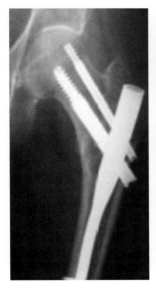
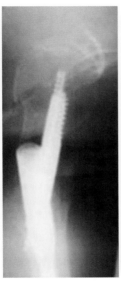
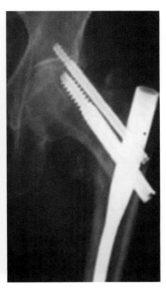

◀ 图 8-12 抗旋转螺钉（近端）向内侧移位，所谓的"Z"效应和切口并发症
引自 Fuchtmeier 2011;Copyright Springer: Berlin, Heidelberg 2011

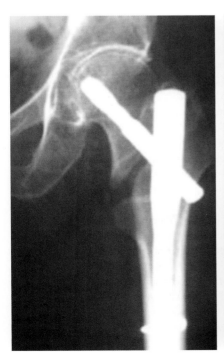
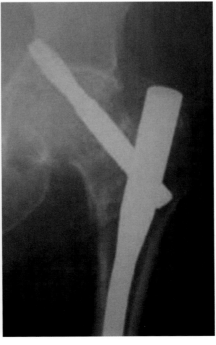

◀ 图 8-13 A2.1 型骨折没有完全复位病例 PFN-A 螺钉切出
引自 Fuchtmeier 2011; Copyright Springer: Berlin, Heidelberg 2011

参考文献

［1］ Bjorgul K, Reikeras O. Incidence of hip fracture in southeastern Norway: a study of 1,730 cervical and trochanteric fractures. Int Orthop. 2007;31(5):665–9.

［2］ Johnell O, Kanis JA. An estimate of the worldwide prevalence, mortality and disability associated with hip fracture. Osteoporos Int. 2004;15(11):897–902.

［3］ Brauer CA, Coca-Perraillon M, et al. Incidence and mortality of hip fractures in the United States. JAMA. 2009; 302(14):1573–9.

［4］ USDHHS. Bone health and osteoporosis: a report of the surgeon general. Rockville: US Department of Health and Human Services, Office of the Surgeon General; 2004. p. 87.

［5］ NOF. America's bone health: the state of osteoporosis and low bone mass in our nation. Washington: National Osteoporosis Foundation; 2002.

［6］ Karagas MR, Lu-Yao GL, et al. Heterogeneity of hip fracture: age, race, sex, and geographic patterns of femoral neck and trochanteric fractures among the US elderly. Am J Epidemiol. 1996;143(7):677–82.

［7］ Johansen A, Wakeman R, et al. National hip fracture database: national report 2013. London: Royal College of Physicians; 2013.

［8］ Koval KJ, Aharonoff GB, et al. Patients with femoral neck and intertrochanteric fractures. Are they the same? Clin Orthop Relat Res. 1996;(330):166–72.

［9］ Evans EM. The treatment of trochanteric fractures of the femur. J Bone Joint Surg. 1949;31B(2):190–203.

［10］ Boyd HB, Griffin LL. Classification and treatment of trochanteric fractures. Arch Surg. 1949;58(6): 853–66.

［11］ Kyle RF, Gustilo RB, et al. Analysis of six hundred and twenty-two intertrochanteric hip fractures. J Bone Joint Surg Am. 1979;61(2):216–21.

［12］ Müller ME, Koch P, et al. The comprehensive classification of fractures of long bones. Berlin: Springer Science & Business Media; 1990.

［13］ Jin WJ, Dai LY, et al. Reliability of classification systems for intertrochanteric fractures of the proximal femur in experienced orthopaedic surgeons. Injury. 2005; 36(7):858–61.

［14］ Hoffmann R, Haas NP. Femur, proximal. AO manual of fracture management. Stuttgart: Thieme; 2007.

［15］ Dora C, Leunig M, et al. Entry point soft tissue damage in antegrade femoral nailing: a cadaver study. J Orthop Trauma. 2001;15(7):488–93.

［16］ Bartonicek J, Sprindrich J, et al. Diagnosing occult pertrochanteric fractures of proximal femur with MRI. Rozhl Chir. 2007;86(7):379–83.

［17］ Simunovic N, Devereaux PJ, et al. Effect of early surgery after hip fracture on mortality and complications: systematic review and meta-analysis. CMAJ. 2010;182(15): 1609–16.

［18］ Siegmeth AW, Gurusamy K, et al. Delay to surgery prolongs hospital stay in patients with fractures of the proximal femur. J Bone Joint Surg. 2005;87(8):1123–6.

［19］ Bessissow A, Chaudhry H, et al. Accelerated versus standard care in hip fracture patients: does speed save lives? J Comparat Effect Res. 2014;3(2):115–8.

［20］ Buse GL, Bhandari M, et al. Accelerated care versus standard care among patients with hip fracture: the HIP ATTACK pilot trial. Canadian Med Assoc J. 2013; 186(1):E52–60.

［21］ White SM, Griffiths R, et al. Anaesthesia for proximal femoral fracture in the UK: first report from the NHS hip fracture anaesthesia network. Anaesthesia. 2010; 65(3):243–8.

［22］ Boddaert J, Cohen-Bittan J, et al. Postoperative admission to a dedicated geriatric unit decreases mortality in elderly patients with hip fracture. PLoS One. 2014;9(1):e83795.

［23］ Fleisher LA, Beckman JA, et al. ACC/AHA 2007 guidelines on perioperative cardiovascular evaluation and care for noncardiac surgery: a report of the American College of Cardiology/American Heart Association task force on practice guidelines (writing committee to revise the 2002 guidelines on perioperative cardiovascular evaluation for noncardiac surgery) developed in collaboration with the American Society of Echocardiography, American Society of Nuclear Cardiology, Heart Rhythm Society, Society of Cardiovascular Anesthesiologists, Society for Cardiovascular Angiography and Interventions, Society for Vascular Medicine and Biology, and Society for Vascular Surgery. J Am Coll Cardiol. 2007;50(17):e159–241.

［24］ Smetana GW, Lawrence VA, et al. Preoperative pulmonary risk stratification for noncardiothoracic surgery: systematic review for the American College of Physicians. Ann Intern Med. 2006;144(8):581–95.

［25］ Albaladejo P, Marret E, et al. Perioperative management of antiplatelet agents in patients with coronary stents: recommendations of a French task force. Br J Anaesth. 2006;97(4):580–2.

［26］ Chechik O, Thein R, et al. The effect of clopidogrel and aspirin on blood loss in hip fracture surgery. Injury. 2011; 42 (11):1277–82.

［27］ Tazarourte K, Riou B, et al. Guideline-concordant administration of prothrombin complex concentrate and vitamin K is associated with decreased mortality in patients with severe bleeding under vitamin K antagonist treatment (EPAHK study). Crit Care. 2014;18(2):R81.

［28］ 28. Handoll HH, Parker MJ. Conservative versus operativetreatment for hip fractures in adults. Cochrane Database Syst Rev. 2008;3:CD000337.

［29］ Parker MJ, Handoll HH. Conservative versus operative treatment for extracapsular hip fractures. Cochrane Database Syst Rev. 2000;2:CD000337.

［30］ Hoffmann R, Sudkamp NP, et al. Current status of therapy of subtrochanteric femoral fractures. Unfallchirurg. 1996;99(4):240–8.

［31］ Schatzker J, Waddell JP. Subtrochanteric fractures of the femur. Orthop Clin North Am. 1980;11(3):539–54.

［32］ Parker MJ, Handoll HH. Gamma and other cephalocondylic intramedullary nails versus extramedullary implants for extracapsular hip fractures in adults. Cochrane Database Syst Rev. 2010;9:CD000093.

［33］ Kregor PJ, Obremskey WT, et al. Unstable pertrochanteric femoral fractures. J Orthop Trauma. 2005;19(1):63–6.

［34］ Palm H, Lysen C, et al. Intramedullary nailing appears to be superior in pertrochanteric hip fractures with a detached greater trochanter: 311 consecutive patients followed for 1 year. Acta Orthop. 2011;82(2):166–70.

［35］ Kuzyk PR, Lobo J, et al. Biomechanical evaluation of extramedullary versus intramedullary fixation for reverse obliquity intertrochanteric fractures. J Orthop Trauma. 2009; 23(1):31–8.

［36］ Kim SY, Kim YG, et al. Cementless calcar-replacement hemiarthroplasty compared with intramedullary fixation of unstable intertrochanteric fractures. A prospective, randomized study. J Bone Joint Surg Am. 2005;87(10): 2186–92.

［37］ Pui CM, Bostrom MP, et al. Increased complication rate following conversion total hip arthroplasty after cephalomedullary fixation for intertrochanteric hip fractures: a multi-center study. J Arthroplast. 2013;28(8 Suppl):45–7.

［38］ Strauss E, Frank J, et al. Helical blade versus sliding hip screw for treatment of unstable intertrochanteric hip fractures: a biomechanical evaluation. Injury. 2006;37 (10):984–9.

［39］ Wang CJ, Brown CJ, et al. Intramedullary femoral nails: one or two lag screws? A preliminary study. Med Eng Phys. 2000;22(9):613–24.

［40］ Queally JM, Harris E, et al. Intramedullary nails for extracapsular hip fractures in adults. Cochrane Database Syst Rev. 2014;9:CD004961.

［41］ Kleweno C, Morgan J, et al. Short versus long cephalomedullary nails for the treatment of intertrochanteric hip fractures in patients older than 65 years. J Orthop Trauma. 2014;28(7):391–7.

［42］ Kammerlander C, et al. Long-term results of the augmented PFNA: a prospective multicenter trial. Arch Orthop Trauma Surg. 2014;134(3):343–9.

［43］ Winquist RA, Hansen ST Jr, et al. Closed intramedullary nailing of femoral fractures. A report of five hundred and twenty cases. J Bone Joint Surg Am. 1984;66(4):529–39.

［44］ Johnson KD, Tencer AF, et al. Biomechanical factors affecting fracture stability and femoral bursting in closed intramedullary nailing of femoral shaft fractures, with illustrative case presentations. J Orthop Trauma. 1987;1(1): 1–11.

［45］ Tucker MC, Schwappach JR, et al. Results of femoral intramedullary nailing in patients who are obese versus those who are not obese: a prospective multicenter comparison study. J Orthop Trauma. 2007;21(8):523–9.

［46］ Moein CMA, Verhofstad MHJ, et al. Soft tissue injury related to choice of entry point in antegrade femoral nailing: piriform fossa or greater trochanter tip. Injury. 2005;36(11):1337–42.

［47］ Ricci WM, Schwappach J, et al. Trochanteric versus piriformis entry portal for the treatment of femoral shaft fractures. J Orthop Trauma. 2006;20(10):663–7.

［48］ Baumgaertner MR, Solberg BD. Awareness of tip-apex distance reduces failure of fixation of trochanteric fractures of the hip. J Bone Joint Surg. 1997;79(6):969–71.

［49］ Kraus M, Krischak G, et al. Clinical evaluation of PFNA(R) and relationship between the tip-apex distance and mechanical failure. Unfallchirurg. 2011;114(6):470–8.

［50］ Neuman MD, Rosenbaum PR, et al. Anesthesia technique, mortality, and length of stay after hip fracture surgery. JAMA. 2014;311(24):2508–17.

［51］ Sinclair S, James S, et al. Intraoperative intravascular volume optimisation and length of hospital stay after repair of proximal femoral fracture: randomised controlled trial. BMJ. 1997;315(7113):909–12.

［52］ Carson JL, Terrin ML, et al. Liberal or restrictive transfusion in high-risk patients after hip surgery. N Engl J Med. 2011;365(26):2453–62.

［53］ Aubrun F, Bunge D, et al. Postoperative morphine consumption in the elderly patient. Anesthesiology. 2003;99 (1):160–5.

［54］ Sieber FE, Mears S, et al. Postoperative opioid consumption and its relationship to cognitive function in older adults with hip fracture. J Am Geriatr Soc. 2011;59(12): 2256–62.

［55］ Garber AJ, Moghissi ES, et al. American College of Endocrinology position statement on inpatient diabetes and metabolic control. Endocr Pract. 2004;10(1):77–82.

［56］ Kammerlander C, Roth T, et al. Ortho-geriatric service–a literature review comparing different models. Osteoporos Int. 2010; 21(Suppl 4):S637–46.

［57］ Platzer P, Thalhammer G, et al. Femoral shortening after surgical treatment of trochanteric fractures in nongeriatric patients. J Trauma. 2008;64(4): 982–9.

［58］ Kamel HK, Iqbal MA, et al. Time to ambulation after hip fracture surgery: relation to hospitalization outcomes. J Gerontol A Biol Sci Med Sci. 2003;58(11):1042–5.

［59］ Siu AL, Penrod JD, et al. Early ambulation after hip fracture: effects on function and mortality. Arch Intern Med. 2006; 166(7):766–71.

［60］ Ekstrom W, Miedel R, et al. Quality of life after a stable trochanteric fracture–a prospective cohort study on 148 patients. J Orthop Trauma. 2009;23(1):39–44.

［61］ Roth T, Kammerlander C, et al. Outcome in geriatric fracture patients and how it can be improved. Osteoporos Int. 2010; 21(Suppl 4):S615–9.

［62］ Simpson AH, Varty K, et al. Sliding hip screws: modes of failure. Injury. 1989;20(4):227–31.

［63］ Butt MS, Krikler SJ, et al. Comparison of dynamic hip screw and gamma nail: a prospective, randomized, controlled trial. Injury. 1995;26(9):615–8.

［64］ Fuchtmeier B, Gebhard F, et al. Complications after pertrochanteric fractures. Unfallchirurg. 2011;114(6):479–84.

［65］ Moja L, Piatti A, et al. Timing matters in hip fracture surgery: patients operated within 48 hours have better outcomes. A meta-analysis and meta-regression of over 190,000 patients. PLoS One. 2012;7(10): e46175.

第9章
股骨转子下骨折
Subtrochanteric Femur Fractures

Kenneth J. Koval　Nima Rezaie　Richard S. Yoon　著

杨　阳　译

一、概述和流行病学

股骨转子下骨折是严重的创伤，手术后仍有可能会导致较高的骨不连、畸形和随后的临床预后不良发生率。

总体来说，股骨转子下骨折占所有髋部骨折的 10%～34%[1]。一些回顾性研究报道了患者人群呈现双峰样的分布[2-5]。Velasco 和 Comfort 报道，股骨转子下骨折中，63% 发生在 51 岁及以上的患者中，而 24% 发生在 17—50 岁的患者中[4]。年轻患者由高能量损伤机制导致骨折，而老年人则多为低能量损伤机制导致的骨折以及与双膦酸盐相关的不全骨折[2, 6-8]。Bergman 等在对 I 级创伤中心的转子下骨折的综述中指出，高能创伤组的平均年龄为 40 岁，低能创伤组的平均年龄为 76 岁[2]。

对股骨近端的相关解剖结构和生物力学的了解有助于对股骨转子下骨折的手术操作。新的内植物的设计和制造进展[9-11]提供了更高的强度和整体疲劳寿命。除了控制变形的解剖力之外，外科医师还必须选择一种能够承受转子下区域较大的生物力学力量的植入物设计[12]。使用带锁头髓内钉和开放的间接复位技术可保留软组织包膜和血供，减少了术后骨折不愈合的发生[13-19]。在了解了每个患者及其骨折类型之后，外科医师可以选择合适的治疗方法，以改善患者的临床疗效。

二、解剖学和生物力学

股骨转子下区域定义为从小转子到小转子以远 5cm，这些骨折通常可以延伸到转子间区域，被称为"转子区域"（pertrochanteric）骨折或向转子下延伸的转子间骨折。股骨近端解剖结构会产生强大的变形力，从而形成特征性的复杂骨折模式。典型的影像学表现是骨折近端内翻、外展和外旋，而骨折远端内收（图 9-1）。股骨近端特定肌群的牵拉导致这种特征性畸形。臀肌、髂腰肌和短外旋肌群造成骨折近端的外旋，而股薄肌、短内收肌、长内收肌和大内收肌则作用于股骨远端造成其内收。

在生物力学上，股骨近端应当承受着人体中最大的力量。Koch 最早的研究首先分析了负重过程中股骨的机械应力。他表明，一个 200 磅（90kg）重的男性最多可以产生 1200 磅 / 平方英寸（约 83.72kg/cm²）的力。在小转子下方 1～3 英寸（2.5～7.6cm）的内侧区域所承受的压缩应力超过 1200 磅 / 英寸（约 83.72kg/cm²）[2]。外侧所承受的张应力约比内侧小 20%[12]。虽然 Koch 对股骨上的受力分析是正确的，但他没有考虑到肌肉力量带来的额外应力[20]。Frankel 和 Burstein 研究显示即便是躺在床上时髋关节的屈曲和伸直都会对髋部和股骨近端产生巨大的作用力，从而表明即使患者在卧床时，股骨近端固定装置也承受着持续的应力[21]。Fielding

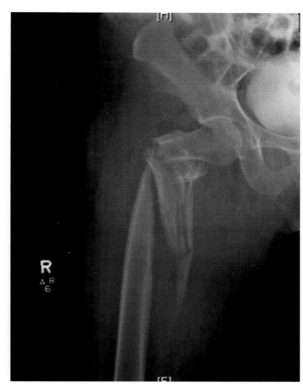

▲ 图 9-1　前后位 X 线片显示股骨转子下粉碎性骨折
注意骨折近端屈曲、外展和外旋，这是这种骨折的典型影像学表现

等的分析证明需要内侧皮质支撑，以最大限度减少转子下区域的局部应力。他们表示，骨不连是由内植物的疲劳失效引起的，并且骨不连实际上是内植物失效的原因[22]。与更靠近关节作用力线的髓内固定装置相比，放置于股骨外侧的髓外固定装置承受了更大的弯曲力[23]。Froimson 对肌肉力量的描述有助于我们了解转子下骨折的移位，并提出如何复位这种骨折[24]。这些变形力是正确复位骨折的障碍。正确使用工具和内植物有助于获得这些复杂骨折的成功复位。

三、分型

　　文献中对股骨转子下骨折的分型有 15 种以上[25]。但是，Russell-Taylor 分型法和 AO/OTA分型是最常用的[26, 27]。Russell-Taylor 分型法曾被用来区分可以用髓内钉固定的骨折（Ⅰ型）或是否需要使用外侧角稳定的固定物（Ⅱ型）。

Ⅰ型骨折不延伸至梨状窝（ⅠA 型，未延伸至小转子；ⅠB 型，延伸至小转子）。Ⅱ型骨折延伸至梨状窝（ⅡA 型，小转子未粉碎；ⅡB 型，小转子粉碎）[26]。随着交锁髓内钉的发展，可以采用梨状窝或转子入针点，所以该分型已不再受到青睐（表 9-1）。这些手术方式的改进使Ⅱ型骨折可以通过髓内装置治疗。

　　AO/OTA 分型通常是使用最广泛的分型，它考虑了骨、部位、创伤能量和损伤机制[27]。常规将股骨转子下骨折与股骨干骨折一并分型（表 9-2）。AO/OTA 分型是文献研究中应用最广泛的分型，而实际上，转子下骨折通常通过其骨折位置以及骨折端的延伸和（或）粉碎的严重程度来描述。

表 9-1　Russell-Taylor 分型

ⅠA 型	没有延伸到小转子
ⅠB 型	延伸到小转子
ⅡA 型	延伸至梨状窝，小转子未粉碎
ⅡB 型	延伸至梨状窝，小转子粉碎

曾经用于确定髓内固定（Ⅰ型）和髓外固定（Ⅱ型）
当前采用经大转子或梨状肌入针点的髓内钉可以固定Ⅱ型骨折

表 9-2　AO/OTA 分型示例

32-A 3.1	简单（A），横向（3），股骨转子下骨折（0.1）
32-B 3.1	楔形（B），粉碎（3），股骨转子下骨折（0.1）
32-C 1.1	复杂（C），螺旋形（1），股骨转子下骨折（0.1）

骨折部位：股骨（3），骨干（2），转子下区域（0.1）
骨折类型：简单（A），楔形（B），复杂（C）

四、初步评估、病情检查和处理

　　转子下骨折，特别是在年轻患者中，通常涉及高能量损伤机制，必须进行其他伴随损伤的评估。根据 ATLS 指南进行的初步检查至关重要[28, 29]。必须识别威胁生命的损伤并采取复苏措施。应在稍后进行二次更详细的从头到脚的检查。重症、重伤患者应接受评估，临时固定并进行复苏。

对于低能量受伤机制的老年患者，应详细记录事件发生的过程，以发现可能导致该损伤的并发症。如果患者因晕厥发作而跌倒，则必须进行适当地检查，然后才能对其进行任何外科手术干预。必须评估患者的双膦酸盐药物使用史。近来的研究表明，慢性使用双膦酸盐治疗超过 3～5 年可能会增加非典型股骨骨折的风险 [6-8]。对于双膦酸盐引起的非典型骨折，会有前期的大腿疼痛病史，同时要做对侧肢体的影像学检查。如果考虑不全骨折，可以通过磁共振成像、CT 或骨扫描等高级影像检查进一步诊断 [30-34]。

在体格检查中，如果骨折移位，受伤的肢体通常会短缩并外旋。大腿可能肿胀，有时因作用在骨折近端上的变形力而产生骨性突起。患者无法主动屈髋或无法承受任何范围的髋部运动。患者通常神经功能完好，无血管问题。另外，穿透伤可以导致周围结构的神经血管损伤，必须仔细评估。初步的诊断应包括髋部的正侧位 X 线平片和股骨全长的影像。骨盆正位 X 线片（通常在创伤检查过程中获得）有助于评估未受伤侧的股骨颈 / 干的情况。

X 线检查评估中长期使用双膦酸盐导致的非典型骨折的 X 线特征包括股骨外侧皮质增厚、横形骨折、骨折无粉碎和内侧皮质的突起 [7]。如果患者受伤的对侧大腿有疼痛的病史，则应同时检查对侧肢体。Saleh 等最近的一项回顾性研究提示如果长期接受双膦酸盐治疗的有症状患者表现为外侧皮质增厚且无 X 线透亮线，则停用双膦酸盐治疗和使用特立帕肽保守治疗可以解决骨折 [35]。当可见 X 线透亮线并伴有皮质外侧增厚时，建议进行手术预防，以防止其发展至完全骨折 [7, 8, 35]。隐匿性骨折的识别将可以帮助改变患者的临床过程，从而提供明确的医疗处理和更短的住院时间 [36]。

如果需要，初始处理包括适当的评估和血液动力学复苏。通过股骨远端或胫骨近端进行骨牵引不仅可以恢复肢体长度，还可以减轻疼痛。皮肤牵引（如 Buck 牵引）也是一种替代选择 [37]，但不能恢复股骨长度。手术干预之前的医学优化治疗至关重要。

五、非手术治疗

由于高发病率和高死亡率，那些极危重的患者可能因其他脏器的损伤而不能手术治疗，也确实可以采取非手术治疗方法 [38]。或者那些选择不接受手术治疗的临终患者也可以选择非手术治疗，但只有在与患者及其家属认真讨论后才应选择。即使在这些患者人群中（甚至在无行动能力的患者中），股骨的手术稳定不仅可以缓解疼痛，而且还可以为护理人员带来好处，因为它将有助于更轻松的卫生保健和搬动转运。

六、手术治疗

（一）髓内钉

髓内钉是急性股骨转子下骨折治疗的金标准。在生物力学上，使用髓内钉与钢板、螺钉相比有几个优点。髓内针具有更高的刚度、更短的力臂和弯曲刚度 [39]。髓内钉在抵抗内收肌造成的内移时，可以提供更有效地分担载荷传递 [11, 40, 41]。

有几种髓内钉类型可用于治疗股骨转子下骨折。头髓髋螺钉（图 9-2A 和 B）最常用于老年患者或骨量不足的患者。它采用一枚大的带有螺纹的螺钉来稳定和保护股骨颈。对于年龄较小、骨骼健康的患者，可以使用较小直径的（重建）髓内钉（图 9-2C 和 D），在股骨颈中插入 2 个较小的螺钉，可以避免大的钉道，同时还能提供骨折近端的旋转稳定性。一些重建钉采取了近端交叉螺钉放置的构型，其中一枚螺钉向上穿过股骨颈，另一枚从大转子到小转子。Grisell 等的生物力学研究将交叉螺钉构型与平行螺钉构型进行比较显示，交叉螺钉构

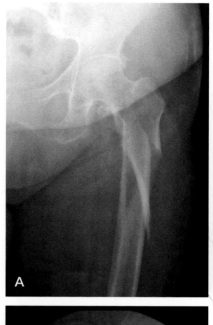
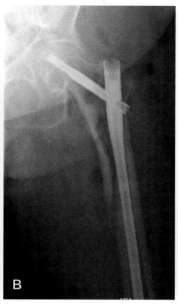
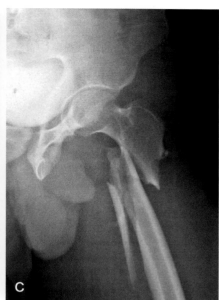
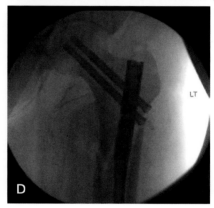

▲ 图 9-2　**A** 和 **B.** 在老年人中，可以使用单个拉力螺钉的头髓内钉；**C** 和 **D.** 在年轻人中，较小的重建钉可以减少骨质丢失并通过 **2** 个点的固定增加旋转稳定性

型的轴向破坏载荷更大，刚度也明显更高 [10]。

　　髓内钉固定术可以有几种体位选择。患者仰卧在牵引床上或从牵引床上放下来，可以更轻松地进行影像检查并在术中牵引肢体，以治疗多发性创伤。也可以将患者侧卧于牵引床或可透放射线的平坦手术床上，使患者侧卧可以屈曲骨折远端使之与骨折近端匹配和复位。这个体位在体重较大的人可以使肢体更容易内收从而达到进针点。

　　确保骨折良好复位的一个重要步骤是在梨状窝或转子尖达到理想的入针点 [14, 42]。以往，直髓内钉采用梨状窝入针点，然而，不适当的梨状窝入点会导致骨折的对位不良和骨折粉碎程度的增加，并且如果入点过分靠前，扩髓时增加的环向应力会导致近段骨折块股骨的碎裂 [40]。

　　近来设计制造的髓内钉是通过转子入点使用。这些髓内钉具有 4°～6° 的内置近端弯曲，有助于防止内翻畸形。尽管起点更加靠近皮下而容易标记，但是完美的起点对于成功的结局仍然至关重要 [43, 44]。为了避免内翻畸形，入针点应适当偏内，由于近端的弯曲仍会发生内翻畸形 [43]。尸体研究分析了 100 个标本中的大转子，发现只有 63% 是无遮挡的理想入口，其余 37% 都存在不同程度的对入针钉道的遮挡 [9]。

　　在获得理想的开口之后，可以使用多种方法来进一步帮助实现骨折的正确复位（图 9-3）。虽然牵引可以恢复股骨长度，但股骨近端的强大变形力可能导致髋内翻或屈曲畸形。在两部分的转子下骨折中，"手指状"或空心的复位工具可以向下穿过髓腔，以提供稳定作用并允许

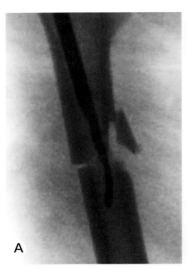
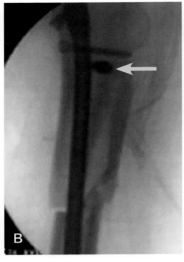
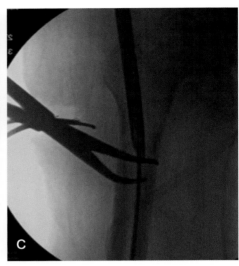

▲ 图 9-3　复位辅助工具包括使用（**A**）"手指"，它是一种坚硬的复位辅助工具，可以帮助暂时维持骨折的对线以帮助导针通过；**B.** 阻挡螺钉（或阻挡钻头或 Schanz 钉）可帮助保持钉子位置和维持复位；**C.** 可使用小的开放切口（通常与头颈螺钉为同一个切口）来放置夹具，以复位骨折并方便髓内钉的植入

导丝沿理想路径通过[45]，也可以在股骨转子下区域粉碎骨折的凹面放置阻挡螺钉以增加转子下区域的跨度[45]。对于任何骨折类型，都可以做一个小的开放切口，以便在扩髓和放置髓内钉时为复位钳提供固定空间和实施有效的固定[46-48]。尽管采用了开放式骨折复位技术，但髓内钉的愈合率仍然很高[46, 47]。

股骨转子下骨折手术治疗中最常见的失误包括髋内翻复位不良、旋转复位不良、下肢不等长和漏诊同侧损伤。在植入任何髓内钉之前，需要进行解剖复位。标准的内植物是长的、顺行的、扩髓的、静态锁定的头髓内钉[10, 19, 49]。虽然缺乏高水平的证据，但由于其内在的生物力学强度，加上可以锁定，工作长度长，可以可靠固定和即时负重，所以这种内植物仍被广泛接受为标准的治疗方法。从生物力学角度讲，股骨头颈内打入双枚螺钉（交叉或平行）比单个螺钉强，2 颗远端锁定螺钉比 1 颗更强，但都没有临床证据可以支持[10, 19, 49]。当术后 X 线片显示在任何平面上 ≥ 10° 的复位不良时，延迟愈合或不愈合的发生率均明显增加，并且具有统计学意义[50]。在粉碎性骨折中，对侧腿的术前影像检查可帮助避免腿长不匹配和旋转不

良。在治疗开始和结束时，都应该仔细检查股骨颈，以防同侧损伤漏诊。必须在离开手术室前进行适当的膝关节检查，以避免漏诊同侧膝关节损伤。

总体而言，对于这类骨折，使用髓内钉具有较高的愈合率和较低的再手术率。其结果可以进一步划分，一类是主要涉及年轻人的高能量损伤机制。Wiss 的早期研究显示，使用梨状肌入针点髓内钉可达到 99% 的骨折愈合[13]。Starr 等的最新研究显示，在高能机制损伤中，年轻患者使用头髓内钉时愈合率可达 100%，而无须进行植骨或第二次手术[14]。另一类是以老年人为主的低能量损伤机制。目前的方法是使用经转子入点的头髓内钉。老年人对社会的依赖程度不断提高，并发症的患病率也更高，这使得他们再手术的可能性更高，并且术后 1 年死亡率会增加[51]。

（二）固定角度刃钢板

以往固定角度刃钢板（图 9-4）在治疗严重粉碎的转子下骨折方面是成功的[52-54]。Kinast 表明，与直接复位组相比，使用间接复位技术可将骨不愈合率显著降低至 0%[55]。

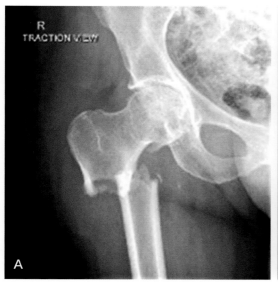
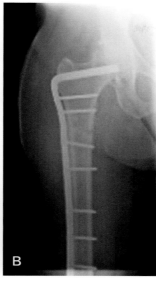

◀ 图 9-4 传统的刃钢板是治疗急性股骨转子下骨折非常好的选择

A. 一例股骨转子下骨折的髋部前后位 X 线片；B. 使用刃钢板恢复骨折的长度、力线和旋转。但是，随着髓内钉的出现，使用刃钢板治疗已不受欢迎，髓内钉可以避免骨折的过度显露

由 Kenneth A. Egol 博士提供

但不幸的是，在 Brien 等的研究中这些结果不能获得重复，当将刃钢板与交锁髓内钉进行比较时，其骨不连率达到 32%[15]。钢板和螺钉技术依赖于骨折端获得压缩力，从而在骨折部位获得一期骨愈合。间接复位技术基于准确的近端固定，以确保适当的颈干角和骨折部位的充分加压。与髓内钉相比，刃钢板在技术上更难使用，而且受训人员在培训期间没有接触过该技术，因此不适合用作初始治疗。

在大多数情况下，95° 刃钢板固定用于骨折畸形愈合或不愈合。股骨转子下骨折内翻对线不良可导致下肢不等长，缩短外展肌工作长度。矫正的方法是在畸形的顶点截骨后使用刃钢板固定。多项研究表明，只要近端骨折部分获得稳定固定，就可以获得成功的骨愈合 [52, 53]。

（三）股骨近端锁定加压钢板

目前最新的股骨转子下骨折钢板技术是股骨近端锁定加压钢板（PFL）。这是另一种类型的角稳定钢板。生物力学研究表明，与之前的刃钢板相比，在循环轴向载荷下 PFL 板具有更大的轴向刚度、较小的扭转刚度和相同的不可逆形变 [56]。

PFL 钢板与髓内钉固定的比较显示，并发症的数量、发生率、完全负重的时间两者没有差异。

尽管两种治疗方法均改善了患者的 HHS，但两组之间并没有差异 [57]。但是随后的研究在比较 PFL 钢板和锁定髓内钉时无法重现相似的结果。

El-Desouky 等的研究结果显示，无论是采用开放还是微创方法，PFL 钢板在治疗粉碎性转子下骨折时都能够提供牢固的固定。但不幸的是，患者的依从性低是这两种类型固定失败的重要因素 [58]。当使用股骨近端锁定钢板以解决与其他固定角度接骨板相同的技术难题并提供坚强的固定时，其使用后的结果显示出很高的失败率（图 9-5）[59]。用这些内植物治疗伴有后内侧粉碎性骨折 [60] 和非典型股骨骨折 [61] 时也具有不良的预后和较高的失败率。

只有一项研究显示使用 PFL 钢板治疗股骨转子下骨折不愈合预后良好 [62]。但是由于最近有更多关于高失败率的证据，外科医师对 PFL 钢板的使用正在减少，需要更高等级的研究，或者可能更具体的标准和（或）技术，才能更广泛地推广使用。更确定的是，无对线不良的股骨转子下骨折不愈合，无论是否植骨，通过更换髓内钉（骨折要复位）均显示出较高的骨折愈合率和功能改善 [53]。

（四）特别关注：非典型股骨骨折

对非典型股骨骨折患者的手术治疗带来了

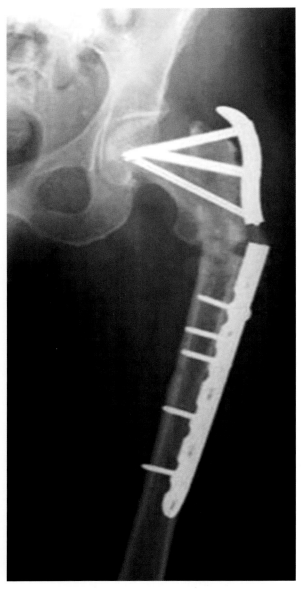

▲ 图 9-5　尽管有关 PFL 板的早期结果和生物力学研究令人鼓舞，但最近有关内固定失败的报道越来越引起人们对其适用证需要更加严格把控的关注

由 Nirmal C. Tejwani 博士提供

一些不容忽视的问题。复查 X 线片股骨外侧皮质增厚、横行骨折、骨折无粉碎和内侧皮质的突起都是很重要的特征[7]。这些骨折在钉子插入过程中具有较高的术中股骨干粉碎骨折发生率，在钉子放置过程中具有很高的医源性骨折发生率[61]。延迟愈合的发生率也很高，由此导致的翻修手术的发生率更高[63]。必须谨慎评估患者的对侧大腿，因为这与双侧不全骨折高度

相关[64]。将非手术治疗与手术预防性固定治疗股骨应力性骨折的患者进行比较，发现接受预防性固定的患者平均住院时间减少了[7]。非手术组中的许多股骨骨折最终还是需要进行手术固定，从而使住院时间更长[36]。

七、并发症

并发症包括骨不连、畸形愈合和感染。对于骨不连和不愈合，最主要的原因是未能获得解剖复位。这可能是由于各种原因，包括不正确的开口和过多的屈曲和（或）内翻，这是由于缺乏辅助复位方法的使用[65]。术后畸形愈合可能是有问题的，因为任何程度的外旋都会导致负重轴在矢状面向后移动，并可能导致步态力学发生变化[66]。一定强调在获得可接受的复位之前不要植入内植物，将髓内钉植入复位不良的骨折中是导致畸形愈合和骨不连的最常见原因。髓内钉并不会复位骨折，这会增加不愈合的风险和随后的固定失败。骨不连和畸形愈合通常可以通过更换髓内钉（需要再复位）或通过矫正截骨术和刃钢板固定来治疗（图 9-6）。

与任何手术一样，感染也是潜在的并发症。感染风险可能由宿主因素（如糖尿病、吸烟、免疫功能低下等）引起，并可能在术后急性期发生。可能会发生浅表感染和深层感染，如果有过度的软组织剥离则感染风险增加，这通常会发生在尝试将骨折解剖复位时而广泛暴露。深部感染的治疗取决于骨折愈合的程度。虽然很少见，如果骨折完全愈合仍伴有深层感染的征象，可能需要将髓内钉取出。在骨折未愈合的情况下，首先可以尝试使用灌洗和清创术及静脉内抗生素治疗直至骨折愈合。如果发生深部感染和持续性骨不连，则需要彻底根除感染才能治愈。临时固定可以通过使用包裹了抗生素的髓内钉获得。抗生素治疗结束后使用实验室标记物检查炎症水平是否恢复正常。一旦感染消除，即可实施最终的固定。骨清创可辅以植骨，以进一步提高愈合能力[67, 68]。

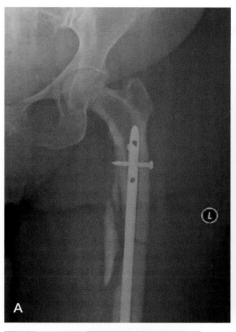
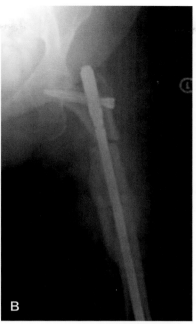
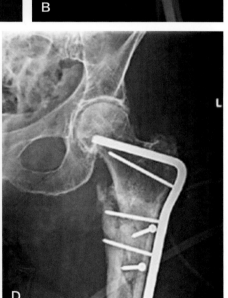

◀ 图 9-6　股骨转子下骨折不愈合可通过更换髓内钉或刃钢板治疗

A. 经逆行髓内钉治疗的股骨转子下骨折发生骨不连；B. 更换顺行头髓内钉并远端锁定为愈合提供了必要的环境。 C 和 D. 同样，之前失败的头髓内钉（C）遗留髋内翻通过切开复位内固定和刃钢板（D）固定获得成功

由 Kenneth A. Egol 博士提供

总结

股骨转子下骨折一般采取手术治疗。骨折呈现双峰分布，年轻人的高能机制损伤和老年人的低能损伤以及可能的双膦酸盐相关病因都必须进行评估和治疗。可通过多种复位工具和技术克服股骨近端的强大变形力，这些力量导致骨折复位不良、肢体短缩和不愈合的发生率很高。这些复位工具和技术包括钳夹、环扎线缆、阻挡螺钉和控制骨折的骨圆针。如今，股骨转子下骨折的标准治疗方法是顺行、扩髓、静态锁定、长头颈髓内钉。从生物力学上讲，2 个头颈螺钉和 2 个远端锁定螺钉最坚固。接骨板和更换髓内钉是治疗骨不连 / 畸形愈合的可靠方法，而最近的报告显示，高失败率限制了 PFL 钢板的使用。未来的研究包括更高层次的证据，需要为这些难以治疗的骨折真正确定更具体、更理想的构型和治疗算法。

参考文献

［1］ Boyd HB, Griffin LL. Classification and treatment of trochanteric fractures. Arch Surg. 1949;58(6):853–66.

［2］ Bergman GD, Winquist RA, Mayo KA, Hansen ST. Subtrochanteric fracture of the femur. Fixation using the Zickel nail. J Bone Joint Surgery Am. 1987;69(7):1032–40.

［3］ Robey LR. Intertrochanteric and subtrochanteric fractures of the femur in the Negro. J Bone Joint Surg Am. 1956; 38-A(6):1301–12.

［4］ Velasco RU, Comfort TH. Analysis of treatment problems in subtrochanteric fractures of the femur. J Trauma. 1978; 18(7):513–23.

［5］ Waddell JP. Subtrochanteric fractures of the femur: a review of 130 patients. J Trauma. 1979;19(8): 582–92.

［6］ Goh SK, Yang KY, Koh JS, et al. Subtrochanteric insufficiency fractures in patients on alendronate therapy: a caution. J Bone Joint Surg Br. 2007;89(3):349–53.

［7］ Kwek EB, Goh SK, Koh JS, Png MA, Howe TS. An emerging pattern of subtrochanteric stress fractures: a long-term complication of alendronate therapy? Injury. 2008; 39 (2):224–31.

［8］ Lenart BA, Neviaser AS, Lyman S, et al. Association of low-energy femoral fractures with prolonged bisphosphonate use: a case control study. Osteoporos Int. 2009; 20(8):1353–62.

［9］ Grechenig W, Pichler W, Clement H, Tesch NP, Grechenig S. Anatomy of the greater femoral trochanter: clinical importance for intramedullary femoral nailing. Anatomic study of 100 cadaver specimens. Acta Orthop. 2006;77(6):899–901.

［10］ Grisell M, Moed BR, Bledsoe JG. A biomechanical comparison of trochanteric nail proximal screw configurations in a subtrochanteric fracture model. J Orthop Trauma. 2010; 24(6):359–63.

［11］ Kraemer WJ, Hearn TC, Powell JN, Mahomed N. Fixation of segmental subtrochanteric fractures. A biomechanical study. Clin Orthop Relat Res. 1996;332:71–9.

［12］ Koch JC. The laws of bone architecture. Am J Anat. 1917; 21:177–298.

［13］ Wiss DA, Brien WW. Subtrochanteric fractures of the femur. Results of treatment by interlocking nailing. Clin Orthop Relat Res. 1992;(283):231–6.

［14］ Starr AJ, Hay MT, Reinert CM, Borer DS, Christensen KC. Cephalomedullary nails in the treatment of high-energy proximal femur fractures in young patients: a prospective, randomized comparison of trochanteric versus piriformis fossa entry portal. J Orthop Trauma. 2006;20(4):240–6.

［15］ Brien WW, Wiss DA, Becker V, Lehman T. Subtrochanteric femur fractures: a comparison of the Zickel nail, 95 degrees blade plate, and interlocking nail. J Orthop Trauma. 1991;5(4):458–64.

［16］ Forward DP, Doro CJ, O'Toole RV, et al. A biomechanical comparison of a locking plate, a nail, and a 95 ° angled blade plate for fixation of subtrochanteric femoral fractures. J Orthop Trauma. 2012;26(6):334–40.

［17］ French BG, Tornetta P. Use of an interlocked cephalo-medullary nail for subtrochanteric fracture stabilization. Clin Orthop Relat Res. 1998;348:95–100.

［18］ Kummer FJ, Olsson O, Pearlman CA, Ceder L, Larsson S, Koval KJ. Intramedullary versus extramedullary fixation of subtrochanteric fractures. A biomechanical study. Acta Orthop Scand. 1998;69(6):580–4.

［19］ Pugh KJ, Morgan RA, Gorczyca JT, Pienkowski D. A mechanical comparison of subtrochanteric femur fracture fixation. J Orthop Trauma. 1998;12(5):324–9.

［20］ Rydell NW. Forces acting on the femoral head-prosthesis. A study on strain gauge supplied prostheses in living persons. Acta Orthop Scand. 1966;37(Suppl 88):81–132.

［21］ Frankel VH, Burstein AH. Orthopaedic biomechanics. Philadelphia: Lea & Febiger; 1970.

［22］ Fielding JW, Cochran GV, Zickel RE. Biomechanical characteristics and surgical management of subtrochanteric fractures. Orthop Clinics N Am. 1974;5(3):629–50.

［23］ Rybicki EF, Simonen FA, Weis EB. On the mathematical analysis of stress in the human femur. J Biomech. 1972; 5(2): 203–15.

［24］ Froimson AI. Treatment of comminuted subtrochanteric fractures of the femur. Surg Gynecol Obstet. 1970;131(3): 465–72.

［25］ Loizou CL, McNamara I, Ahmed K, Pryor GA, Parker MJ. Classification of subtrochanteric femoral fractures. Injury. 2010;41(7):739–45.

［26］ Russell T, Taylor J. Subtrochanteric fractures of the femur. In: Browner BD, Jupiter JB, Levine AM, Trafton PG, editors. Skeletal trauma. Fractures, dislocations, ligamentous injuries. 1st ed. Philadephia: Saunders; 1992. p. 1485–524.

［27］ Muller ME, Nazarian S, Koch P. J. S. The AO classification of fractures of long bones. Berlin, Heidelberg: Springer-Verlag; 1990.

［28］ Hussmann B, Lendemans S. Pre-hospital and early in-hospital management of severe injuries: changes and trends. Injury. 2014;45(Suppl 3):S39–42.

［29］ Radvinsky DS, Yoon RS, Schmitt PJ, Prestigiacomo CJ, Swan KG, Liporace FA. Evolution and development of the advanced trauma life support (ATLS) protocol: a historical perspective. Orthopedics. 2012;35(4):305–11.

［30］ Yoon RS, Hwang JS, Beebe KS. Long-term bisphosphonate usage and subtrochanteric insufficiency fractures: a cause for concern? J Bone Joint Surg Br. 2011;93(10): 1289–95.

［31］ Yoon RS, Beebe KS, Benevenia J. Prophylactic bilateral intramedullary femoral nails for bisphosphonate-associated signs of impending subtrochanteric hip fracture. Orthopedics. 2010;33(4). doi: 10.3928/01477447-20100225-21. Epub 2010 Apr 16. Epub 2010 Apr 16.

[32] Kao CM, Huang PJ, Chen CH, Chen SJ, Cheng YM. Atypical femoral fracture after long-term alendronate treatment: report of a case evidenced with magnetic resonance imaging. Kaohsiung J Med Sci. 2012;28(10): 555–8.

[33] Bush LA, Chew FS. Subtrochanteric femoral insufficiency fracture following bisphosphonate therapy for osseous metastases. Radiol Case Rep. 2008;3(4):232.

[34] Probst S, Rakheja R, Stern J. Atypical bisphosphonate-associated subtrochanteric and femoral shaft stress fractures: diagnostic features on bone scan. Clin Nucl Med. 2013;38(5):397–9.

[35] Saleh A, Hegde VV, Potty AG, Schneider R, Cornell CN, Lane JM. Management strategy for symptomatic bisphosphonate-associated incomplete atypical femoral fractures. HSS J. 2012;8(2):103–10.

[36] Banffy MB, Vrahas MS, Ready JE, Abraham JA. Nonoperative versus prophylactic treatment of bisphosphonate-associated femoral stress fractures. Clin Orthop Relat Res. 2011;469(7):2028–34.

[37] Resch S, Thorngren KG. Preoperative traction for hip fracture: a randomized comparison between skin and skeletal traction in 78 patients. Acta Orthop Scand. 1998; 69(3): 277–9.

[38] Zickel RE. Subtrochanteric femoral fractures. Orthop Clinics N Am. 1980;11(3):555–68.

[39] Brumback RJ, Toal TR, Murphy-Zane MS, Novak VP, Belkoff SM. Immediate weight-bearing after treatment of a comminuted fracture of the femoral shaft with a statically locked intramedullary nail. J Bone Joint Surgery Am. 1999;81(11):1538–44.

[40] Johnson KD, Tencer AF, Sherman MC. Biomechanical factors affecting fracture stability and femoral bursting in closed intramedullary nailing of femoral shaft fractures, with illustrative case presentations. J Orthop Trauma. 1987;1(1):1–11.

[41] Wang J, Ma XL, Ma JX, et al. Biomechanical analysis of four types of internal fixation in subtrochanteric fracture models. Orthop Surg. 2014;6(2):128–36.

[42] Ricci WM, Schwappach J, Tucker M, et al. Trochanteric versus piriformis entry portal for the treatment of femoral shaft fractures. J Orthop Trauma. 2006;20(10):663–7.

[43] Ostrum RF, Marcantonio A, Marburger R. A critical analysis of the eccentric starting point for trochanteric intramedullary femoral nailing. J Orthop Trauma. 2005;19(10):681–6.

[44] Ostrum RF, Levy MS. Penetration of the distal femoral anterior cortex during intramedullary nailing for subtrochanteric fractures: a report of three cases. J Orthop Trauma. 2005;19(9):656–60.

[45] Yoon RS, Donegan DJ, Liporace FA. Reducing subtrochanteric femur fractures: tips and tricks, do' s and

don' ts. J Orthop Trauma. 2015;29(Suppl 4):S28–33.

[46] Afsari A, Liporace F, Lindvall E, Infante A Jr, Sagi HC, Haidukewych GJ. Clamp-assisted reduction of high subtrochanteric fractures of the femur. J Bone Joint Surg Am. 2009; 91(8):1913–8.

[47] Beingessner DM, Scolaro JA, Orec RJ, Nork SE, Barei DP. Open reduction and intramedullary stabilisation of subtrochanteric femur fractures: a retrospective study of 56 cases. Injury. 2013;44(12):1910–5.

[48] Hoskins W, Bingham R, Joseph S, et al. Subtrochanteric fracture: the effect of cerclage wire on fracture reduction and outcome. Injury. 2015;46(10):1992–5.

[49] Joglekar SB, Lindvall EM, Martirosian A. Contemporary management of subtrochanteric fractures. Orthop Clinics N Am. 2015;46(1):21–35.

[50] Riehl JT, Koval KJ, Langford JR, Munro MW, Kupiszewski SJ, Haidukewych GJ. Intramedullary nailing of subtrochanteric fractures–does malreduction matter? Bull Hosp Joint Dis. 2014;72(2):159–63.

[51] Robinson CM, Houshian S, Khan LA. Trochanteric entry long cephalomedullary nailing of subtrochanteric fractures caused by low-energy trauma. J Bone Joint Surg Am. 2005;87(10):2217–26.

[52] Barquet A, Mayora G, Fregeiro J, López L, Rienzi D, Francescoli L. The treatment of subtrochanteric nonunions with the long gamma nail: twenty-six patients with a minimum 2-year follow-up. J Orthop Trauma. 2004; 18(6):346–53.

[53] Haidukewych GJ, Berry DJ. Nonunion of fractures of the subtrochanteric region of the femur. Clin Orthop Relat Res. 2004;419:185–8.

[54] Whatley JR, Garland DE, Whitecloud T, Whickstrom J. Subtrochanteric fractures of the femur: treatment with ASIF blade plate fixation. South Med J. 1978; 71(11):1372–5.

[55] Kinast C, Bolhofner BR, Mast JW, Ganz R. Subtrochanteric fractures of the femur. Results of treatment with the 95 degrees condylar blade-plate. Clin Orthop Relat Res. 1989;(238):122–30.

[56] Crist BD, Khalafi A, Hazelwood SJ, Lee MA. A biomechanical comparison of locked plate fixation with percutaneous insertion capability versus the angled blade plate in a subtrochanteric fracture gap model. J Orthop Trauma. 2009;23(9):622–7.

[57] Mirbolook A, Siavashi B, Jafarinezhad AE, et al. Subtrochanteric fractures: comparison of proximal femur locking plate and intramedullary locking nail fixation outcome. Indian J Surg. 2015;77(Suppl 3):795–8.

[58] El-Desouky II, Mohamed MM, Kandil AE. Clinical outcome of conventional versus biological fixation of subtrochanteric fractures by proximal femoral locked plate. Injury. 2016;47(6):1309–17.

[59] Glassner PJ, Tejwani NC. Failure of proximal femoral locking compression plate: a case series. J Orthop Trauma. 2011;25(2):76–83.

［60］ Wieser K, Babst R. Fixation failure of the LCP proximal femoral plate 4.5/5.0 in patients with missing posteromedial support in unstable per-, inter-, and subtrochanteric fractures of the proximal femur. Arch Orthop Trauma Surg. 2010;130(10):1281–7.

［61］ Prasarn ML, Ahn J, Helfet DL, Lane JM, Lorich DG. Bisphosphonate-associated femur fractures have high complication rates with operative fixation. Clin Orthop Relat Res. 2012;470(8):2295–301.

［62］ Balasubramanian N, Babu G, Prakasam S. Treatment of non unions of subtrochanteric fractures using an anatomical proximal femur locked compression plate – a prospective study of 13 patients. J Orthop Case Rep. 2016;6(1): 65–8.

［63］ Shroeder JE, Mosheiff R, Khoury A, Liebergall M, Weil YA. The outcome of closed, intramedullary exchange nailing with reamed insertion in the treatment of femoral shaft nonunions. J Orthop Trauma. 2009;23(9):653–7.

［64］ Isaacs JD, Shidiak L, Harris IA, Szomor ZL. Femoral insufficiency fractures associated with prolonged bisphos-phonate therapy. Clin Orthop Relat Res. 2010;468(12): 3384–92.

［65］ Broos PL, Reynders P, Vanderspeeten K. Mechanical complications associated with the use of the unreamed AO femoral intramedullary nail with spiral blade: first experiences with thirty-five consecutive cases. J Orthop Trauma. 1998;12(3):186–9.

［66］ Gugenheim JJ, Probe RA, Brinker MR. The effects of femoral shaft malrotation on lower extremity anatomy. J Orthop Trauma. 2004;18(10):658–64.

［67］ Giannoudis PV, Ahmad MA, Mineo GV, Tosounidis TI, Calori GM, Kanakaris NK. Subtrochanteric fracture non-unions with implant failure managed with the "Diamond" concept. Injury. 2013;44(Suppl 1):S76–81.

［68］ Qvick LM, Ritter CA, Mutty CE, Rohrbacher BJ, Buyea CM, Anders MJ. Donor site morbidity with reamer-ir-rigator-aspirator (RIA) use for autogenous bone graft harvesting in a single centre 204 case series. Injury. 2013;44(10): 1263–9.

第 10 章
股骨近端骨折不愈合

Nonunions of the Proximal Femur

Kenneth A. Egol　Jordan Gales　著

张文海　译

概述

尽管老年患者上肢长骨（如锁骨、肱骨和尺骨）不愈合仍会有良好的肢体功能，但对于活动量大的患者来说，股骨近端骨折不愈合常是难以耐受的[1, 2]。股骨不愈合，患肢常常有疼痛，还可能会影响受累肢体的负重。但是，对于疼痛轻微或无痛且长期卧床的患者，非手术治疗可以作为选择。

一、解剖学

髋关节是由股骨头、髋臼组成的球窝关节。股骨头外覆关节软骨，是由松质骨组成的不规则的椭圆形球体。股骨头具有特征性的、相对致密的网格状小梁骨能将人体负重时的应力吸收和传导分布至股骨颈致密的皮质骨和股骨近端。股骨头的大小因人而异，大体与人的体型相关，直径在 40~60mm[3]。股骨头上方关节软骨的平均厚度为 4mm，向周围逐渐变薄至 3mm[4]。

股骨颈区域范围上至股骨头基底，下至前侧的转子间线和后侧的转子间嵴。股骨颈与股骨干在冠状面上存在 125°~140° 的颈干角，在横切面存在 10°~15° 的前倾角[5]。股骨颈内的松质骨小梁组成内侧体系和外侧体系[6]。内侧骨小梁体系的形成是股骨头关节应力的结果，股骨头骺

板垂直于内侧骨小梁体系。外侧骨小梁体系抵抗外展肌收缩施加于股骨头上的压应力。

髋关节转子间区域包括大、小转子，是股骨颈向股骨干的移行区域。其主要特点是拥有致密的骨小梁能够传导和分散应力，这与股骨颈的松质骨体系相似。股骨大小转子是臀部重要肌肉的附着区域，包括臀中肌、臀小肌、髂腰肌和外旋短肌。股骨矩是由股骨干后内侧延伸至股骨颈后侧的纵向致密骨结构，是股骨转子间区域和股骨颈远端部分的内在支撑骨板，是应力传导的强有力通道[7, 8]。

股骨转子下区域，从小转子向远端延伸 5cm，包含厚实致密的皮质骨。这是高应力聚集区，内侧是压应力，外侧为张应力。致密的皮质骨能够有效传导轴向和扭转载荷。

髋关节囊与髋臼盂唇、髋臼横韧带相连续，外侧至大转子内侧，前侧至转子间线，内侧至小转子前内侧，后侧至股骨颈[9]。股骨颈前侧的全部和后侧近端的 1/2 位于关节囊内，故这部分区域内的骨折称为囊内骨折。

根据其功能和位置可对髋关节周围肌肉系统进行分型[9]。臀区的外展肌、臀中肌和臀小肌起自髂骨外板，附着于股骨大转子，可以控制额状面的骨盆倾斜。臀中肌、臀小肌和髂胫束也是髋关节的外旋肌。髋关节屈肌群位于大腿前侧，包括缝匠肌、髂腰肌和股直肌。耻骨肌虽位于大腿内侧，因其处于髋关节屈肌间室

内，从功能上也属于屈肌。髂腰肌包括髂肌、腰大肌，附着于小转子。股薄肌和内收肌（内收长肌、短肌和大收肌）位于大腿内侧。短外旋肌群包括梨状肌、闭孔内肌、闭孔外肌、上孖肌、下孖肌和股方肌，均附着于大转子后侧。臀大肌起于髂骨、骶骨和尾骨，线状附着于股骨转子下区域的臀肌结节和髂胫束。臀大肌是髋关节的后伸和外旋肌。半腱肌、半膜肌和股二头肌起自坐骨，形成大腿腘绳肌，负责膝关节屈曲和髋关节后伸。

股深动脉的最大分支是内侧和外侧旋股动脉。旋股外侧动脉起源于股深动脉的前外侧，向外侧跨过髂腰肌，水平与股神经分支伴行，再向深层潜行至缝匠肌和股直肌，于此处分出旋股外侧动脉升支、降支和水平支。旋股内侧动脉起自股深动脉内侧或后内侧，向后侧走行于髂腰肌和耻骨肌之间。当近端股动脉和外侧动脉之间血流被阻断时，能够保证血液流向远端肢体的关键结构是动脉十字吻合结构，它位于大腿近端股方肌下缘。这一吻合结构包括臀下动脉降支、股深动脉第一穿支、内侧和外侧旋股动脉，还常常包括闭孔动脉的后侧分支。股浅动脉被内收长肌与股深动脉相分隔，在大腿内侧收肌管中下行，至内收大肌形成的腱性的收肌腱裂孔（Hunter 管）处由内侧转向后侧，成为腘动脉。

股骨头和股骨颈的血液供应十分复杂，具有十分重要的骨科临床意义[10-12]。内侧和外侧旋股动脉发出分支，相互吻合，在股骨颈基底形成关节囊外动脉环。基底动脉环向近端发出颈升动脉分支，也被称为关节囊动脉或支持带动脉。这些分支穿入关节囊，横行于股骨颈，向深层分布于表面的滑膜。有 4 组主要的关节囊动脉，因其位于股骨颈的前侧、内侧、后侧和外侧而命名。外侧关节囊动脉是最重要的供应股骨头和股骨颈血供的动脉。关节囊动脉在股骨头基底部相吻合，形成关节囊内滑膜下动脉环。细小的股骨头骺动脉发出分支，穿入骨质并向股骨头提供血液供应。股骨头圆韧带动

脉可以由闭孔动脉后侧分支发出，也可由旋股内侧动脉分支发出。它可提供股骨头凹附近少量骨质的血液供应，骺板闭合后这一动脉的临床重要性似乎有限。

二、定义

骨折愈合时间依赖很多因素，如骨折粉碎程度、解剖位置和血液供应等。大多数骨折在 4～6 个月内愈合，或者至少经过序列的影像检查显示骨折部位出现进行性愈合趋势。如果在这一时间段内，或在类似的骨折平均愈合时间或通常愈合时间内，骨折没有愈合，则定义为延迟愈合。不愈合是指骨折修复过程停止，没有进一步的骨折愈合潜力。

三、病因学

通常，骨折不愈合是多种因素共同作用的结果，包括患者机体、损伤因素、初始治疗和并发症因素。目前观察到最常见的影响因素包括过度的骨折端移动、持续存在的骨折端间隙、缺血、持续性感染。骨折端间隙产生原因包括软组织嵌入、骨折端过度牵引、骨折位置不良或骨丢失。缺血可由营养血管损伤、过度软组织剥离、骨折端严重粉碎造成。容易出现不愈合的患者全身因素包括尼古丁使用、老年、营养不良、长期使用皮质醇激素、抗凝药使用、放射治疗和烧伤。

四、总体原则

根据解剖学特点的不同，股骨近端骨折不愈合必须划分为 3 个解剖部位：股骨颈、转子间区域和转子下区域。尽管股骨颈骨折和转子间骨折具有相似的发生率，但股骨颈骨折因是囊内骨折所以更容易发展为不愈合。转子下骨折为关节囊外骨折，并且骨折本身发生率低，所以不愈合较少见。

如果患者想要重新获得下肢功能，大多数

骨折不愈合需要手术干预。手术方案依下列因素而不同：伤前功能、年龄和关节软骨的状况。

当治疗股骨近端骨折不愈合的患者时，除了关注骨折愈合，还必须要注意任何局部畸形的矫正。关节活动的目的应该达到以恢复肢体功能。如果出现感染，骨折不愈合常需要分期手术治疗。当感染病史较为久远时，也可能获得愈合。当骨折愈合后，如果感染复发需要使用抑菌性抗生素治疗。

而且，如果存在严重骨缺损或前期感染造成严重骨吸收，治疗时常需要自体或异体骨植骨。排出活动性的感染物质说明不愈合部位存在坏死组织。这些病例常需要广泛清创，同时进行细菌培养，筛选合适的抗生素[13-15]。

五、诊断

股骨近端骨折不愈合的诊断很困难，尤其对于股骨颈骨折。接受内固定手术治疗 4～6 个月的患者主诉髋关节或腹股沟区疼痛时，首先注意是否存在不愈合[16]。在许多病例，内固定失败常预示着骨折不愈合[17]。

如果临床上怀疑存在骨折不愈合，进行包括前后位和侧位的标准影像学系列检查可以发现持续存在的骨折线或轻微变化的颈干角。如果医师仍有疑问，可将髋关节内旋位拍片以更好地显示股骨颈的轮廓。在骨折不愈合诊断方面，CT 的价值基本上取代了平片。CT 图像重建可清晰显示骨折边缘硬化，多平面重组图像能够减少金属伪影对内固定断裂或松动评估的影响[18]（图 10-1）。

在对股骨颈骨折不愈合进行手术治疗前，首先要明确是否存在股骨头骨坏死，因为＞50% 的骨坏死可能预示着股骨头后期塌陷，阻碍不愈合的修复[19]。在有内固定的情况下诊断股骨头坏死比较困难。股骨颈和股骨头内固定为钛金属时，则可以使用 MRI 评估股骨头坏死。另外，^{99}Tc 骨扫描或术中激光多普勒血流仪也可用于股骨头坏死的评估[20, 21]。

任何患有骨折不愈合并伴有既往手术史的病例，需除外骨折端感染。术前需检测血沉和C 反应蛋白水平。镓扫描对骨感染诊断价值有限[22]。

生活方式，如吸烟，是骨折不愈合的危险因素[23]。应告知患者这一危险因素，并在治疗前的阶段尝试各种方法进行戒烟。

六、术前计划

术前计划时需将要使用的内固定模板叠加于术前的影像资料上（图 10-2）。正常侧肢体影像可用作理想的手术预期最终结果模板。术

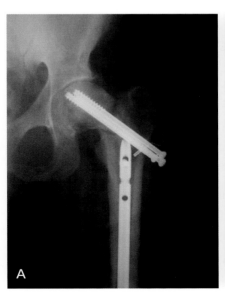
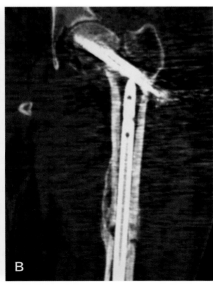

◀ 图 10-1 男性，38 岁，同侧股骨颈合并股骨干骨折
A. 术后 4 个月前后位影像显示股骨颈骨折不愈合；B.CT 重建图像：股骨颈不愈合，断端清晰可见

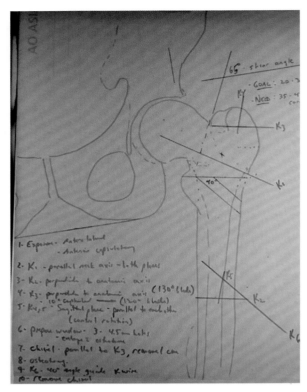

▲ 图 10-2　为图 10-1 中的患者进行术前模板测量，手术策略的各个方面都进行了计划和解释

中要用到的特殊内固定或假体应于术前提前准备或定制。特殊检查，如骨扫描、动脉造影和血管多普勒超声，也是术前计划的一部分。

术前应同任何与诊断、治疗相关的科室人员进行充分沟通，如麻醉科、血管外科、整形外科、内科、心脏科、神经科、泌尿科、精神科的医师。

总之，术前计划应充分、周密、完整。除了上述医疗方面的准备工作，其他社会服务工作如经济、家庭的关心也应考虑。老年患者出现骨折不愈合概率较高，只有具备良好的术前计划，才能获得良好的治疗结果。

七、发生率

文献中股骨颈骨折不愈合的发生率有很大差异，从不足 5% 到大于 1/3 不等。由于不愈合患者具有很高的再手术率，所以其临床意义非常重要[24]。在两项随机对照研究中，不愈合率

分别为 34.5% 和 36%，缺血性坏死发生率分别为 4.9% 和 6%[25, 26]。这两项临床研究内固定术后的再手术率为 40% 和 42%，其中 75% 的患者都是由于骨折不愈合而需要手术治疗[25, 26]。

相比较而言，股骨颈骨折出现股骨头坏死的患者中有 1/3 需要再手术治疗[24]。一些因素被多次报道与股骨颈骨折不愈合相关。时至今日，这些因素可以很可靠地预测骨折不愈合的发生率。股骨头坏死和股骨颈骨折不愈合的关系很重要，需要加以讨论。

发生股骨头坏死并不会阻碍使不愈合的股骨颈骨折愈合的能力。前期研究显示已经存在股骨头坏死的不愈合股骨颈骨折经手术治疗可以生长愈合，同时经手术治疗股骨颈不愈合之后也可以出现股骨头坏死[27, 28]。

可以肯定的是，初始骨折移位程度是骨折不愈合的重要因素。相对于无移位骨折，股骨颈骨折不愈合与骨折移位程度有明确关系[29]。骨折粉碎，尤其后侧皮质的粉碎，能够降低固定稳定性和增加骨折不愈合概率[30]。手术时机和充分复位对骨坏死的发生可能更为重要，但同时也影响到骨折愈合[27]。另外，采用内固定的类型也影响到不愈合的发生率[31, 32]。

大量骨科文献着眼于股骨颈骨折的治疗。在一篇含有 106 项研究的系统性综述和 Meta 分析中，据报道移位型股骨颈骨折的不愈合发生率高达 33%[33]。与骨折不愈合发生有关的因素包括复位不充分、内固定差、过早负重和感染[34]。也有一些股骨颈骨折的研究有不同的结果。波士顿的 Banks 医师总结了 20 年期间 301 例股骨颈骨折病例，其中 296 例为移位骨折，结果 34 例出现不愈合[35]。Barnes 等总结了超过 1500 例股骨颈骨折患者，发现受伤后到手术复位的时间与骨折不愈合无相关，但复位是否充分是骨折不愈合的重要因素[36]。一项前瞻性随机研究比较了滑动髋螺钉与分散空心固定针对治疗移位股骨颈骨折的效果。作者报道总体骨折不愈合率为 28%，滑动髋螺钉组明显高于固定针组，但同时显示复位质量与骨折不愈合发生率

无明确关系 [31]。

Yang 等报道了 202 例接受 3 颗空心钉固定的股骨颈骨折病例，不愈合率为 21.7%。其中，骨折类型、复位质量、螺钉尖端到软骨下距离和螺钉分布形态不同的不愈合率差异很大 [24]。在一项相似的研究中，Cob 和 Gibson 对 65 例股骨颈骨折患者进行了良好复位和骨折修复，不愈合率仅为 4.7% [37]。Garden 报道 500 例头下型股骨颈骨折治疗后不愈合率为 16.6% [38]。在一项针对 179 例患者的治疗中，76 例患者出现不愈合，其中有或无股骨头坏死率的发生率均为 21% [39]。

在一项针对股骨颈骨折内固定的前瞻性随机研究治疗中，128 例患者采用滑动加压螺钉，127 例采用钉板固定。Garden Ⅲ 和 Garden Ⅳ 型股骨颈骨折患者，加压螺钉固定组中 11% 患者出现不愈合，钉板固定组中 25% 患者出现不愈合 [40]。作者也确认内翻愈合不良与骨折不愈合有关，与以往的研究一致。Stromqvist 等治疗 68 例移位股骨颈骨折，22 例发生愈合并发症 [41]。带有凸缘的固定钉组不愈合率较高。在他的第 2 篇报道中，采用 Hook 针治疗 300 例股骨颈骨折，其中 215 例为移位的 Garden Ⅲ 和 Garden Ⅳ 型骨折，总体不愈合率为 25%，存活患者的不愈合率为 35% [41]。最后，Skinner 和 Pauwels 报道 107 例移位股骨颈骨折经滑动髋螺钉治疗 1 年后，15 例发展为不愈合 [42]。

股骨转子间区域有充足的血液供应和松质骨储备，手术治疗后转子间骨折不愈合概率极低。关于股骨转子间骨折不愈合及其治疗的文献较为少见。但这些有限的病例在内固定失败后翻修重新固定并植骨，取得令人鼓舞的结果 [35, 43]。大多数采用保守治疗或内固定治疗的股骨转子间骨折都会愈合。在一项针对超过 500 例患者的大型前瞻性研究中，Kyle 报道不愈合率为 2%。所有不愈合病例发生在采用不同内固定治疗的 4 型不稳定性骨折中 [44]。但对粉碎骨折的过度剥离损伤骨的营养状态，不愈合率可以接近 10% [45]。Mariani 和 Rand 对股骨转子间骨折不愈合的治疗做了报道。阅读初始术后放射资料后，作者提出失败的切开复位内固定、复位不良和内移截骨术的关系 [46]。Bogoch 等报道类风湿关节炎患者转子间骨折不愈合率为 6.5% [47]。作者认为类风湿患者骨质状况是愈合并发症的一个影响因素。

转子下骨折不愈合比转子间骨折不愈合常见，很可能源于这是股骨的高应力区域。文献报道转子下骨折不愈合率为 0.5%～5% [48-50]。与不愈合相关的因素包括骨折复位不良、骨折类型不友好、骨质量差、缺乏内侧柱支撑和过早负重 [51-53]。

Seinshermer 报道采用不同方法和内固定治疗 56 例转子下骨折的治疗结果，8 例内固定失败，3 例骨折持续不愈合 [49]。作者认为内固定失败和不愈合与后内侧骨皮质过于粉碎有关。因此，外侧钢板受到内侧过度弯曲应力的影响，这在骨折长度＞ 8cm 时尤其明显。

Zickel 报道了由同一名手术医师采用头髓内钉装置治疗的 84 例转子下骨折临床结果。在这组病例中，只有 1 例出现不愈合 [54]。Wiss 等采用内锁髓内钉治疗 95 例转子下骨折患者，只有 1 例出现不愈合（1%）[50]。作者实施手术操作时并没有暴露骨折端，内侧软组织并未受到剥离。

Velasco 和 Comfort 治疗 50 例股骨转子下骨折患者，21% 的患者出现并发症，但只有 1 例（2%）出现骨折不愈合 [55]。

八、治疗方案

（一）股骨颈骨折不愈合

在多数病例，如果患者要重新获得下肢功能，股骨颈骨折不愈合需要手术治疗。然而，如果患者仅有轻微不适并以久坐为主，应采用非手术治疗，鼓励患者离床活动并在工具辅助下行走。手术方案因下列因素而不同：伤前功能状态、患者年龄、关节软骨状态和有无股骨头坏死。

（二）Pauwels 截骨术

　　股骨转子间截骨术治疗股骨颈骨折不愈合，其理念是将骨折端主要的剪切应力转化为压应力，而无须暴露不愈合的骨折部位。这一手术促进骨质愈合纯粹是改变股骨颈生物力学的结果。这项技术有赖于细致的术前计划和仔细的手术操作。术中需要高质量的双平面放射学影像支持。楔形截骨的角度有赖于骨折线与股骨干所成的夹角。操作界面在股骨转子间水平，从股骨外侧皮质切除 30°～60° 楔形，根据去除的楔形截骨大小采用 95°～120° 刃钢板固定截骨部位。刃应位于截骨近端，距离截骨部位 2cm，尖端位于股骨头下方象限[56]（图 10-3）。

患肢术后部分负重 6～12 周，直到骨折和截骨部位开始愈合。

　　Raaymaker 和 Marti 采用 Pauwels 外展截骨术治疗 66 例股骨颈不愈合[32]。58 例（88%）患者在股骨颈和截骨端均愈合，65 例（99%）患者截骨端愈合，总体优秀率为 62%。30 例患者需要进一步手术，21 例患者因骨坏死行全髋关节置换。13 例有股骨头坏死的患者达到骨性愈合，但不需要进一步治疗。截骨术后 8 例依旧持续存在不愈合的患者需要其他治疗，其中只有 1 例最终治疗失败。

　　Marti 等报道了采用 Pauwels 外展截骨术治疗 50 例股骨颈不愈合患者[28]。所有手术的患

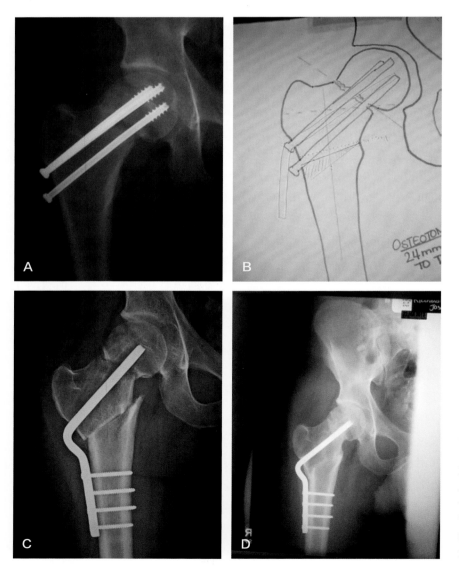

◀ 图 10-3　患者男性，21 岁，移位股骨颈骨折行切开复位内固定术后 6 个月，出现骨折不愈合
A. 前后位片；B. 术前计划；C. 截骨术后即刻拍片；D. 截骨术后 1 年，前后位片显示截骨端和股骨颈骨折部位骨性愈合，未出现股骨头坏死征象

者年龄都在 70 岁以下，无论是否有股骨头坏死，86% 的患者股骨颈骨折愈合，7 例患者后期行人工关节置换，但这其中只有 3 例患者是因持续不愈合而接受人工关节置换。

（三）切开复位内固定术

由于手术暴露和不愈合骨折的复位对血液供应的破坏，所以对股骨颈骨折不愈合采用开放 / 闭合复位治疗可能会造成股骨头坏死，这一直受到关注。这些文献报道较为少见，大部分是一些延误治疗的股骨颈骨折，这些病例往往已发展为不愈合，也有一些是内固定失败的病例。在西方社会，股骨颈骨折的延迟治疗较为罕见，但在医疗资源有限的国家还持续存在。这项技术采用髋关节前外侧入路（Watson-Jones 入路），去除不愈合部位的纤维组织，进行松质骨植骨，透视下螺钉固定。

Elgafy 等报道了采用切开复位内固定术治疗 17 例无菌性但有症状的股骨颈骨折不愈合病例 [57]。这些患者接受内固定翻修和非血管化腓骨移植。自体腓骨移植成功率为 69.2%，平均愈合时间为 4.8 月。接受同种异体腓骨移植的病例成功率为 33.3%，平均愈合时间为 13.3 个月。

Jain 等的 Meta 分析对包括 406 例患者的 7 项临床研究进行了系统综述，这些股骨颈骨折患者都因为治疗延误接受了内固定和非血管化腓骨移植治疗 [58]。平均愈合时间为 22.5 周（n=170）。374 例患者中，33 例出现持续性不愈合，11 例出现缺血性坏死，并发症发生率为 11.3%。

Nagi 等报道了 40 例治疗延误的股骨颈骨折通过切开复位内固定和游离腓骨移植（作为生物内植物）进行治疗 [59]。40 例患者中有 38 例愈合。8 例术前即有缺血性骨坏死证据的患者中有 7 例出现再血管化，没有塌陷。术后 7 例患者出现股骨头坏死的影像学改变，其中 4 例患者完全塌陷。

（四）血管化带蒂骨移植

血管化带蒂骨移植的理论基础是移植物能够为受区提供血液供应，促进骨质愈合。ShengMou 等将带有旋髂深动脉的髂骨旋转植入不愈合部位。术后观察 2 年，5 例患者股骨颈全部愈合，并未出现缺血性骨坏死。这种方法取得了良好的结果，但需要更好的手术技术。

Leung 等采用血管化带蒂骨移植治疗 15 例患者，平均年龄 38 岁，6 例为明确的股骨颈骨折不愈合，9 例为急性股骨颈骨折延迟治疗 [60]。术中将血管化的髂骨移植，并用螺钉固定到垂直于骨折部位的凹槽内。所有不愈合病例最终全部愈合。

另一种方法是采用大转子的一部分和股方肌作为带蒂移植物。手术采用髋关节后外侧入路，将股方肌从髋关节囊仔细分离，并将其连同骨性附着点自大转子上切下。切开髋关节囊，将移植物修整后放入股骨颈后侧的凹槽内，并施以固定。Meyer 等报道了对 32 例伤后 30～90 天延误治疗的股骨颈骨折和切开复位内固定失败的病例采用内固定和股方肌带蒂骨移植进行治疗 [61]。18 例患者还附加了股骨颈后侧自体松质骨植骨。72% 的病例达到愈合。当真正的滑液假关节存在时，这种技术可以获得良好的结果 [13]。Nair 等报道了相似的 17 例患者，取得与 Meyer 报道相似的结果 [62]。2 例患者出现持续性不愈合，未见骨坏死病例。这些系列研究结果证实股方肌带蒂移植作为一种辅助疗法功能效果良好，与其他方法相当。

Bhuyan 回顾性地报道了采用内固定和带阔筋膜张肌肌肉蒂的骨移植治疗 48 例延误治疗的股骨颈骨折 [63]。术后平均随访 4.4 年，41 例（85.4%）患者骨折愈合。3 例患者持续存在不愈合，2 例出现缺血性坏死。

（五）关节置换术

大多数作者认为，对年轻活动多的患者，应尽一切努力进行保髋治疗。对老年、更加虚弱的患者，关节置换术是可行性选择。进行半髋关节置换还是全髋关节置换取决于几个因素，包括之前是否存在髋臼关节病和患者的预期寿命（图 10-4）。

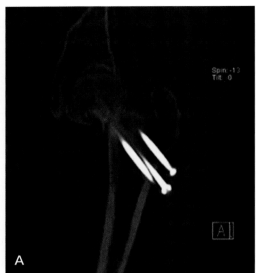
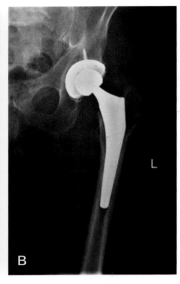

◀ 图 10-4　男性，68 岁，喜爱运动，股骨颈外展嵌插骨折采用原位空心钉固定术后 6 个月

A.CT 扫描显示不愈合；B. 非骨水泥全髋关节置换

一项研究采用全髋关节置换术治疗 84 例股骨颈骨折内固定手术失败病例，9 例出现早期失败。最近的一次随访中有 35 例获得随访。经年龄和性别因素调整后，对于全髋关节置换术并发症出现率，股骨颈骨折治疗失败病例高于骨性关节炎 2.5 倍[64]。Mabry 等报道了全髋关节置换术治疗股骨颈骨折不愈合的长期结果[65]。未进行翻修或假体取出的 10 年假体生存率为 93%。末次随访时，96 例患者无痛或仅有轻度疼痛。

采用关节置换术治疗内固定失败的病例，术前计划必须包括去除全部内固定。另外，股骨假体柄的长度要超过最远端螺钉孔至少 2 倍皮质直径。

（六）关节融合术

关节置换术历经 25 年，且不断进步，已使关节融合术几乎过时。这种术式仅存在有限的适应证，比如不适合采用关节置换术的失败的内固定翻修病例，如存在严重的感染。

九、股骨转子间骨折不愈合

股骨转子间骨折不愈合患者出现髋部症状的可能性比股骨颈骨折不愈合要大。因此，大多数股骨转子间骨折不愈合需要手术治疗。保护关节囊内血液供应不被破坏，就很少出现骨坏死，保护血供在股骨颈骨折不愈合中更为重要。

（一）再次切开复位内固定伴植骨

股骨转子间区域血供丰富、骨表面面积大，是该部位骨折不愈合发生率低的原因。用于治疗骨折不愈合的内固定选择包括滑动髋螺钉、髓内钉、可变角度螺钉和多轴向滑动钢板（图 10-5）。自体髂骨植骨仍然是金标准。异体松质骨条植骨时可结合一些新的生物材料，如脱钙骨基质（DBM）、磷酸钙和各种合成的骨形态发生蛋白（BMP）。

由于股骨颈干角内翻与骨折不愈合有密切的关系，因此治疗方法上应当尝试将颈干角调整到更加外展位的位置。一项研究总结了 20 年期间治疗的 20 例骨折不愈合病例，11 例采用再次切开复位内固定术，6 例接受植骨。11 例中 9 例（82%）平均术后 6 月愈合。术前平均颈干角为 120°，术后调整至 160°[46]。与其结果相似，Haidukewych 和 Berry 报道了 20 例接受切开复位内固定和植骨治疗的病例，19 例（95%）愈合[66]。1 例采用角度刃钢板和自体植骨治疗，未愈合，术后 12 个月行半髋关节置换术。在随访中，19 例骨折愈合的患者中有 16 例髋部疼痛消失。

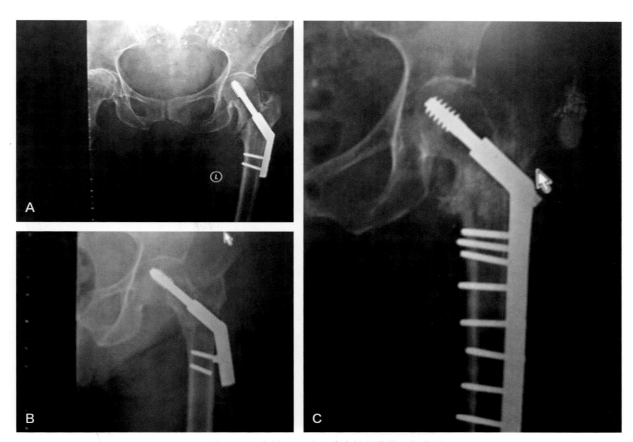

▲ 图 10-5　女性，73 岁，稳定性股骨转子间骨折

A. 术后即刻拍片；B. 术后 4 个月，骨折不愈合，内固定失败；C. 翻修切开复位内固定术，采用加长侧方钢板、自体骨植骨和电子骨刺激器植入，术后 3 个月骨折愈合

如果骨折不愈合部位仍有活动，获得更加外展位的颈干角可采用下列方法：将固定角度装置的近端（刃钢板或拉力螺钉）通过骨折近端植入点插入股骨颈下端，当侧方钢板与股骨干部相接触时，就可以加大颈干角的外翻。内固定物包括 95°～120° 刃钢板，95° 动力髁螺钉和滑动髁螺钉。

（二）截骨术

内移截骨术与 Demon 和 Hughson 所描述的治疗转子间骨折不愈合的方法相类似 [48]。这项技术的理念是通过将股骨干内移，使骨折近端处于外展位，以减少不愈合部位的剪切力。手术采用髋关节前外侧入路，直视下操作，从转子间区域切除的楔形骨块可作为良好的移植骨源。截骨术以 130° 刃钢板固定。骨折近端借助

钢缆与钢板、远端骨干复位固定。

Sarathy 等报道采用这种技术治疗 6 例股骨转子间骨折不愈合，所有病例均愈合 [48]。这项技术潜在的并发症包括股骨头缺血性坏死、膝关节外侧间室关节炎、后期全髋关节置换困难和转子骨折愈合失败。

（三）人工关节置换术

据报道，无论全髋还是半髋关节置换术，很少用于治疗股骨转子间骨折不愈合。对年轻患者，优先推荐保留股骨头的治疗方案，对骨质量差、骨丢失或关节软骨损伤的老年患者，考虑人工关节置换术。Haidukewych 和 Berry 报道了采用人工关节置换术治疗 60 例治疗失败的转子间骨折的病例 [67]。32 例患者接受全髋关节置换，28 例采用半髋关节置换。所有患者疼痛

缓解，功能改善，87.5% 的患者在 10 年随访期间未进行翻修。人工关节置换术具有较高手术技术要求，在老年患者相关内科并发症风险高，但可缓解疼痛，改善肢体功能。

患有系统性疾病的患者，如类风湿关节炎、帕金森疾病或股骨头坏死，需要进行全髋关节置换术[47,68]。老年、行走功能差但有良好关节软骨的患者可行人工股骨头假体置换。

假体的选择依赖于骨折近端切除后骨缺损的程度。严重的股骨近端骨丢失需要用股骨矩替代假体柄。新型假体柄设计和获得改进的合金冶炼工艺可以降低对股骨矩替代假体使用的依赖。

如果股骨大转子骨块存在分离移位，采用假体置换治疗这种骨折最大的陷阱是大转子骨块固定不牢固。如果人工关节置换术合并股骨转子不愈合，患者术后出现假体脱位的风险增高。

十、转子下骨折不愈合

股骨转子下骨折出现不愈合较股骨颈骨折和股骨转子间骨折更为常见。至今，尚无大型临床研究指导股骨转子下骨折不愈合的治疗。畸形、内固定造成的骨丢失和股骨转子下区域高应力是骨折愈合的挑战。与股骨转子间骨折不愈合相类似，骨坏死很少见。而且，近端股骨头颈骨块具有较大的骨量，利于重新内固定或假体置换。Haidukewych 和 Berry 报道了 21 例转子下骨折不愈合的治疗经验[51]。用于手术翻修的内固定物包括头髓内钉、标准顺行股骨髓内钉、角稳定刃钢板、滑动髋螺钉、滑动髁螺钉和双钢板。18 例患者行植骨术。20 例患者骨折愈合。总的来说，这项研究表明多种固定技术可以提高骨愈合率，改善肢体功能。

（一）髓内钉固定

转子下骨折不愈合的治疗部分程度上依赖于初始治疗如何开展。20 世纪 90 年代之前，治疗转子下骨折不愈合的内固定选择十分有限。在骨折端采用角稳定和侧方钢板固定的病例，选择扩髓锁定髓内钉治疗是一良好选择。

髓内钉治疗应首选头髓内钉。手术在可透视平床上进行，经原手术切口将原内固定完全取出。如果需要矫正骨折端对位不良，采用前外侧入路显露髋关节。经股骨大转子或梨状窝前缘开口，顺行植入髓内钉。如果不愈合部位未被波及，无须植入自体骨。

通常，髓内钉操作需要在牵引床下进行。通过持续纵向牵引，牵引床可获得骨折复位。会阴支柱提供支点对抗牵引。大多数牵引床在设计上允许在肢体的各个角度进行操作、手术显露和透视。植入髓内钉时可采用侧卧位或仰卧位。采用侧卧位的优势在于更好显露梨状窝，适用于肥胖患者或因同侧髋关节疾病致关节活动范围减少的患者。侧卧位的缺点包括肺损伤患者出现呼吸抑制、骨折端外翻成角、肢体旋转角度难以确定和远端锁钉植入困难。仰卧位有几个优点，包括定位容易、较少发生呼吸窘迫、获得更好骨折对线和远端锁钉植入容易。良好的进钉点对保证主钉位置正确和骨折复位至关重要。在股骨大转子近端一手之宽的距离，沿股骨干轴线做 2cm 的纵行切口，切开臀大肌筋膜，沿肌纤维钝性劈开肌肉至梨状窝。将止血钳置于梨状窝，通过透视确定其位置。将导针置于梨状窝，透视证实其位置，适当剥离后撤出钳子。随后，沿导针沿梨状窝插入导针，正侧位透视确认后，沿导针对近侧骨折端进行扩髓。进钉点不宜偏内，可能引起股骨颈骨折。但进钉点偏外也可导致近端骨折的碎裂和内翻成角。另一种方法是，将尖锥置于梨状窝，并用其在股骨近端开导向口。如果采用这种方法，则需要采用较大的皮肤切口。

转子下骨折不愈合采用髓内钉固定，需要扩髓和静力孔锁定，可以附带植骨术。如果髓内钉固定的转子下骨折出现不愈合，可以更换髓内钉或其他内固定。

（二）翻修切开复位内固定术

在这些病例中，骨折不愈合的治疗采用更为传统的直接显露骨折部位后采用翻修固定和自体松质骨植骨的方法。

手术可在牵引床或不在牵引床上操作。首先，所有内植物需经原切口取出。如果是肥大型骨折不愈合，采用角稳定固定装置固定即已足够。大多数不愈合为萎缩型改变，需要结合自体骨植骨。治疗近端股骨干骨折时，大多数学者认为不愈合部位的远端需采用螺钉 8 层皮质固定[63]（图 10-6）。

总结

对于大部分骨折不愈合病例，骨科医师治疗中需要逆转引起骨折不愈合的因素。因此，为防止骨折间隙过大，骨折端需要加压固定；为避免骨折端血供差，需要自体骨植骨；为防止骨折端过度移动，骨折端需要内固定稳定。除了这些因素，髋关节生物力学因素也应考虑其中。

骨折不愈合的治疗是有技术要求的。随着新内植物和合成植骨材料的发展，手术治疗的成功率在增加，手术并发症的发生率在降低。

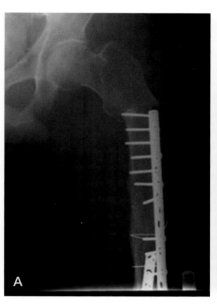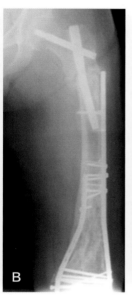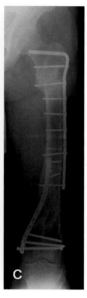

◀ 图 10-6　男性，52 岁，20 年前左股骨干骨折行钢板治疗
A. 初始平片显示原内固定上方转子下骨折；B. 髓内钉治疗后 4 个月，转子下骨折不愈合；C. 骨折不愈合采用钢板螺钉加压固定和自体骨植骨，术后 6 个月骨折愈合

参考文献

[1]　Leung PC, Shen WY. Fracture of the femoral neck in younger adults. Clin Orthop Relat Res. 1993;295:156–60.

[2]　Scheck M. The significance of posterior comminution in femoral neck fractures. Clin Orthop Relat Res. 1980;152: 138–42.

[3]　Pineda C, Espinosa R, Pena A. Radiographic imaging in osteomyelitis: the role of plain radiography, computed to-mography, ultrasonography, magnetic resonance imaging, and scintigraphy. Semin Plast Surg. 2009;23(2):80–9.

[4]　Hou MH, Hang YS, Liu TK. Ununited femoral neck fractures by open reduction and vascularized iliac bone graft. Clin Orthop Relat Res. 1993;294:176–80.

[5]　Nair N, Patro DK, et al. Role of muscle pedicle bone graft as an adjunct to open reduction and internal fixation in the management of neglected and ununited femoral neck frac-ture in young adults: a prospective study of 17 cases. Eur J Orthop Surg Traumatol. 2014;24(7):1185–91.

[6]　Waddel JP. Subtrochanteric fractures of the femur: a re-view of 130 patients. J Trauma. 1979;19:585–92.

[7]　Garden RS. Malreduction and avascular necrosis in sub-capital fractures of the femur. J Bone Joint Surg. 1971; 53B:183–97.

[8]　Harding AF, Cook SD, Thomas KA, Collins CL, Haddad RJ Jr, Milicic M. A clinical and metallurgical analysis

of retrieved Jewett and Richards hip plate devices. Clin Orthop Relat Res. 1985;195:261–9.

［9］ Ward FO. Human anatomy. London: Renshaw; 1838.

［10］ Hoaglund FT, Low WD. Anatomy of the femoral neck and head, with comparative data from Caucasians and Hong Kong Chinese. Clin Orthop. 1980;152:10–6.

［11］ Swiontkowski MF, Ganz R, Schlegel U, Perren SM. Laser Doppler flowmetry for clinical evaluation of femoral head osteonecrosis. Preliminary experience. Clin Orthop Relat Res. 1987;218:181–5.

［12］ Trueta J, Harrison MHM. The normal vascular anatomy of the femoral head in adult man. J Bone Joint Surg. 1953; 35B:442–61.

［13］ Cathcart RF. The shape of the femoral head and preliminary results of clinical use of a non-spherical hip prosthesis. J Bone Joint Surg. 1971;53A:397.

［14］ Mathews V, Cabanela ME. Femoral neck nonunion treatment. Clin Orthop Relat Res. 2004;419:57–64.

［15］ Raaymakers EL, Marti RK. Nonunion of the femoral neck: possibilities and limitations of the various treatment modalities. Ind J Orthop. 2008;42(1):13–21.

［16］ Dhammi I, Jain A, Singh A, Rehan-Ul-Haq, Mishra P, Jain S. Primary nonunion of intertrochanteric fractures of femur: an analysis of results of valgization and bone grafting. Ind J Orthop. 2011;45(6):514–9.

［17］ Elgafy H, Ebraheim F, Nabil A, Gregory H. Revision internal fixation and nonvascular fibular graft for femoral neck nonunion. J Trauma-Inj Infect Crit Care. 2011; 70(1):169–73.

［18］ Rosen H. Treatment of nonunions: general principles. In: Chapman MW, editor. Operative orthopaedics. 2nd ed. Philadelphia: Lippincott; 1993.

［19］ Srivastav S, Mittal V, Agarwal S. Total hip arthroplasty following failed fixation of proximal hip fractures. Ind J Orthop. 2008;42(3):279–86.

［20］ Skinner PW, Powles D. Compression screw fixation for displaced subcapital fracture of the femur: success or failure. J Bone Joint Surg. 1986;68B:78–82.

［21］ Svenningsen S, Benum P, Nesse O, Furset O. Internal fixation of femoral neck fractures: compression screw compared with nail-plate fixation. Acta Orthop Scand. 1984; 55:423–9.

［22］ Brinker MR, Hanus BD, Sen M, O'Connor DP. The devastating effects of tibial nonunion on health-related quality of life. J Bone Joint Surg Am. 2013;95(24):2170–6.

［23］ Harty M. The calcar femorale and the femoral neck. J Bone Joint Surg. 1957;39A:625–30.

［24］ Haidukewych GJ, Berry DJ. Salvage of failed internal fixation of intertrochanteric hip fractures. Clin Orthop Relat Res. 2003;412:184–8.

［25］ Franzen H, Nillsson LT, Stromqvist B, Johnsson R, Herrlin K. Secondary total hip replacement after fractures of the femoral neck. J Bone Joint Surg. 1990;72-B:784–7.

［26］ Pho RW, Vajara R, Satku K. Free vascularized transplants in problematic nonunions of fractures. J Trauma.

1983;23:341–9.

［27］ Yang J-J, Lin L-C, Chao K-H, Chuang S-Y, Chia-Chun W, Yeh T-T, Lian Y-T. Risk factors for nonunion in patients with intracapsular femoral neck fractures treated with three cannulated screws placed in either a triangle or an inverted triangle configuration. J Bone Joint Surg. 2013; 95(1): 61–9.

［28］ Mariani ME, Rand JA. Nonunion of intertrochanteric fractures of the femur following open reduction and internal fixation. Clin Orthop Relat Res. 1987;218:81–9.

［29］ Schatzker J, Ha'eri GB, Chapman M. Methyl methacrylate as an adjunct in the internal fixation of intertrochanteric fractures of the femur. J Trauma. 1978;18:732–5.

［30］ Meyer S, Weiland AJ, Willenegger H. The treatment of infected non-union of fractures of long bones. J Bone Joint Surg. 1975;57-A:836–42.

［31］ Charnley GJ, Ward AJ. Reconstruction femoral nailing for nonunion of subtrochanteric fracture. Int Orthop. 1996; 20:55–7.

［32］ Parker MJ, Khan RK, Crawford PGA. Hemiarthroplasty versus internal fixation for displaced intracapsular hip fractures in the elderly: a randomised trial of 455 patients. J Bone Joint Surg Br. 2002;84-B:1150–5.

［33］ Lifeso R, Young D. The neglected hip fracture. J Orthop Trauma. 1990;4:287–92.

［34］ Massie WK. Treatment of femoral neck fractures emphasizing long term follow-up observations on aseptic necrosis. Clin Orthop Relat Res. 1973;92:16–62.

［35］ Angelini M, McKee MD, Waddell JP, Haidukewych G, Schemitsch EH. Salvage of failed hip fracture fixation. J Orthop Trauma. 2009;23:471–8.

［36］ Banks HH. Nonunion in fractures of the femoral neck. Orthop Clin N Am. 1974;5:865–85.

［37］ Christy J, Howie C, Armoir P. Fixation of displaced femoral neck fractures: compression screw fixation vs. double divergent pins. J Bone Joint Surg. 1988;70B:199–201.

［38］ Frihagen F, Nordsletten L, Madsen JE. Hemiarthroplasty or internal fixation for intracapsular displaced femoral neck fractures: randomised controlled trial. BMJ. 2007; 335:1251.

［39］ Estrada LS, Volgas DA, Stannard JP, Alonso JE. Fixation failure in femoral neck fractures. Clin Orthop Relat Res. 2002;399:110–8.

［40］ Stromqvist B, Hansson L, Nilsson L, Thorngren K. Hook pin fixation in femoral neck fractures: 2 year follow up study on 300 cases. Clin Orthop. 1987;218:58–62.

［41］ Steinberg ME. Diagnostic imaging and the role of stage and lesion size in determining outcome in osteonecrosis of the femoral head. Tech Orthop. 2001;16:6–15.

［42］ Sims SH. Subtrochanteric femur fractures. Orthop Clin N Am. 2002;33(1):113–26. viii

［43］ Sarathy MP, Madhavan P, Ravichandran KM. Nonunion of intertrochanteric fractures of the femur. J Bone Joint Surg. 1994;77-B:90–2.

［44］ Karaeminogullari O. Avascular necrosis and nonunion

after osteosynthesis of femoral neck fractures: effect of fracture displacement and time to surgery. Adv Ther. 2004; 21(5):335–42.

[45] Bartoníček J, Skyla-Rosenbaum J, Dousa P. Valgus intertrochanteric osteotomy for malunion and nonunion of trochanteric fractures. J Orthop Trauma. 2003;17: 606–12.

[46] Mabry TM. Long-term results of total hip arthroplasty for femoral neck fracture nonunion. J Bone Joint Surg. 2004; 86(10):2263–7.

[47] Bogoch E, Ouellette G, Hastings D. Failure of internal fixation of displaced femoral neck fractures in rheumatoid patients. J Bone Joint Surg. 1991;73-B:7–10.

[48] Sadowski C, Lubbeke A, Saudan M, Riand N, Stern R, Hoffmeyer P. Treatment of reverse oblique and transverse intertrochanteric fractures with use of an intramedullary nail or a 95° screw-plate. J Bone Joint Surg. 2002; 84: 371–81.

[49] Schottel PC, O' Connor DP, Brinker MR. Time trade-off as a measure of health-related quality of life: long bone nonunions have a devastating impact. J Bone Joint Surg Am. 2015;97(17):1406–10.

[50] Williams PL, Warwick R, Dyson M, Bannister LH, editors. Gray' s anatomy, vol. 37. New York: Churchill Livingstone; 1989. p. 267–635.

[51] Haidukewych GJ. Hip arthroplasty for salvage of failed treatment of intertrochanteric hip fractures. J Bone Joint Surg. 2003;85-A(5):899–904.

[52] Seinsheimer F. Subtrochanteric fractures of the femur. J Bone Joint Surg. 1978;60-A:300–6.

[53] Velasco RU, Comfort TH. Analysis of treatment problems in subtrochanteric fractures of the femur. J Trauma. 1978; 18:513–23.

[54] Wu CC, Shih CH, Chen WJ, Tai CL. Treatment of femoral neck nonunions with a sliding compression screw: comparison with and without subtrochanteric valgus osteotomy. J Trauma. 1999;46:312–7.

[55] Trueta J. The normal vascular anatomy of the human femoral head during growth. J Bone Joint Surg. 1957;39B: 358–93.

[56] Anglen JO. Intertrochanteric osteotomy for failed internal fixation of femoral neck fracture. Clin Orthop Relat Res. 1997; 341:175–82.

[57] Dodenhoff RM, Dainton JN, Hutchins PM. Proximal thigh pain after femoral nailing. J Bone Joint Surg. 1997; 79-B:738–41.

[58] Howe WW, Lacey T, Schwartz RP. A study of the gross anatomy of the arteries supplying the proximal portion of the femur and acetabulum. J Bone Joint Surg. 1950;32A: 856–66.

[59] Parker MJ. Prediction of fracture union after internal fixation of intracapsular femoral neck fractures. Int J Care Inj. 1994;25:S-B3–6.

[60] Kyle RF, Gustilo RB, Premer RF. Analysis of six hundred and twenty-two intertrochanteric hip fractures. J Bone Joint Surg. 1979;61-A:216–21.

[61] Meyers MH. The role of posterior bone grafts (muscle pedicle) in femoral neck fracture. Clin Orthop. 1980;152: 143–14.

[62] Nagi ON, Dhillon MS, Goni VG. Open reduction, internal fixation and fibular autografting for neglected fracture of the femoral neck. J Bone Joint Surg. 1998;80-B:798–804.

[63] Bergman GD, Winquist RA, Mayo KA, Hansen ST Jr. Subtrochanteric fracture of the femur. J Bone Joint Surg. 1987; 69-A:1032–9.

[64] Frangakis EK. Intracapsular fractures of the neck of the femur: factors influencing non-union and ischemic necrosis. J Bone Joint Surg. 1966;48B:17–30.

[65] Lu-Yao GL, Keller RB, Littenberg B, Wennberg JE. Outcomes after displaced fractures of the femoral neck. J Bone Joint Surg. 1994;76-A:15–25.

[66] Haidukewych GJ, Berry DJ. Nonunion of fractures of the sub trochanteric region of the femur. Clin Orthop Relat Res. 2004;419:185–8.

[67] Griffin JB. The calcar femorale redefined. Clin Orthop. 1982;164:211–4.

[68] Bhuyan BK. Augmented osteosynthesis with tensor fascia latae muscle pedicle bone grafting in neglected femoral neck fracture. Ind J Orthop. 2012;46(4):439–46.

第 11 章
同侧股骨颈合并股骨干骨折
Ipsilateral Femoral Neck and Shaft Fractures

Julius A. Bishop　John Buza　Philipp Leucht　著
薛桂松　译

一、发生率

　　无论股骨颈骨折还是股骨干骨折都是比较常见的,但两者同时发生却是比较少见的。据报道,在股骨干骨折的情况下,股骨颈骨折的发生率为 1%～9%,迄今为止最大的回顾性研究报道的发生率为 3%[1-12]。这种损伤通常发生在年轻患者(平均年龄 34 岁)中[8, 13-18],是由于高能机制,如机动车事故或从高处跌落造成的[2, 3, 5, 6, 9, 11, 12, 19, 20]。由于高能机动车事故数量的增加,并且高能事故后患者存活率的提高以及对这种损伤类型的认知度的增强,同侧股骨颈和股骨干骨折的发生率逐渐增加[9, 12, 13, 21]。重要的是,据报道这些患者中有 73%～100% 的人有多系统的损伤[8, 9, 13-15, 22]。

　　同侧股骨颈和股骨干骨折经常表现出典型的骨折类型。与单纯的股骨干骨折相比,此类股骨干骨折更容易出现粉碎性骨折[5, 6, 8]。与单纯的股骨颈骨折相比,此类的股骨颈骨折发生移位的可能性更低[6, 9, 12]。对于这种损伤模式的一种解释是,在轴向负荷下,膝关节和股骨干吸收了大部分的冲击能量,从而减少了传递到股骨颈的能量[11, 13, 16]。该人群中同侧膝关节损伤的高发率也进一步证明了这一点,据报道,膝关节损伤的发生率为 14%～40%[8, 9, 13, 15-17]。年轻患者的股骨颈骨折,无论是孤立的还是伴有股骨干骨折,骨折都倾向于在关节囊内和垂直

方向[6, 9, 20, 23]。尽管已经描述了许多伴有股骨干骨折的股骨颈骨折类型,但常见的类型是骨折的下方出口点靠近股骨颈尾侧和股骨距交界处,而不是外翻类型中更靠近内侧的出口点[24]。

二、诊断

　　尽管股骨颈骨折的诊断很少有挑战性,但在同侧股骨干骨折的情况下却很容易将其遗漏。以往报道在同侧股骨干骨折的患者中,初期对于股骨颈骨折的漏诊多达 20%～50%[2, 3, 5, 7, 8, 25, 26]。通常这类骨折被遗漏的原因有很多。首先,如前所述,这种骨折通常没有移位,因此难以发现。另外,患者由于股骨干骨折而感到严重不适,所以往往一些质量低下的 X 线片会被接受。因为股骨颈是前倾的,所以必须使髋关节内旋,以使股骨颈的长轴与投照 X 线垂直,但在股骨干骨折的患者中,腿的内旋不能使骨折近端内旋,因此,股骨近端将在前后位影像上向外旋转,这可能会使股骨颈骨折难以识别。最后,患者全身多发伤很普遍,既可能掩盖患者的痛苦,也可能使医师的注意力集中在其他地方。

　　由于股骨干骨折患者漏诊股骨颈骨折的发生概率很高,因此建议采用全面的影像学检查方案。最初的影响学评估应包括专门的髋部 X 线片。如果怀疑髋臼骨折获得了骨盆斜位片,则可以使用它们来评估股骨颈。通常,因为闭

孔斜位像可以沿股骨颈的长轴看到股骨颈，所以很有意义。在高危患者（年轻人、高能量损伤）中，可以通过对股骨颈进行专用的 2mm 精细 CT 扫描。如果为了评估腹部或骨盆创伤而进行了 CT 检查，则应仔细检查轴向图像是否存在股骨颈骨折。当在股骨干骨折的情况下未发现股骨颈骨折时，在行顺行髓内钉固定之前应获得股骨颈部的透视图像。在完成顺行髓内钉固定后，可以再次将髋关节内旋 15° 透视。最后，在离开手术室之前还要行专门的髋部 X 线拍片，以确认股骨颈的完整性。通过使用专用的髋部内旋 X 线拍片、股骨颈的 2mm 精细 CT 扫描、手术之前的髋部侧位透视影像以及手术结束时在手术室中获得的正侧位髋部 X 线影像等方法，Tornetta 等发现与前一年相比，他们的股骨颈骨折漏诊率减少了 91%[10]。非常重要的是，要记住 CT 扫描仍可能漏掉股骨颈骨折。O'Toole 等研究发现，普通透视影像和 CT 漏诊股骨颈骨折的发生率相似且显著，敏感性范围为 56%～64%[27]。此外，骨折也可能在手术期间发生或移位，因此术前不存在骨折并不能排除在手术期间和之后出现股骨颈骨折的可能。尽管医师的认识得到了提高，但仍可能有多达 11% 的患者漏诊这些骨折[8, 14, 16, 18, 28, 29]。因此，应在所有后续随访中询问患者是否存在髋部疼痛，如果阳性，则应进行进一步评估。

在股骨干骨折中迅速发现股骨颈骨折的重要性不可低估。尽早发现有助于及时稳定，这可以减少骨不连和缺血坏死的风险。无法识别伴发的股骨颈骨折会导致手术时骨折移位，也限制了股骨颈骨折固定方法的选择[8, 26]。诊断的明显延迟会出现畸形愈合、骨不连或缺血性坏死等并发症，则可能需要进一步的重建手术。

三、早期处理

对重伤患者的初步评估应遵循高级创伤生命支持（ATLS）方案的指导原则。如果患者有意识，股骨干骨折通常是明显的，伴有局部疼痛、

瘀伤、肿胀、畸形或不稳定。这种损伤一般不会影响医师详细地问病史及体格检查。病史可以从患者、家属和急诊人员那里获得。病史记录应包括损伤机制、受伤到就诊的时间、事故地点及任何已知的相关损伤。在完成 ATLS 方案后，最初的体格检查应包括对所有肢体、骨盆和脊柱的视诊和触诊，是否有相关损伤。应彻底检查同侧髋关节和膝关节。很难检查患有同侧股骨干骨折的患者的髋部，因而强调股骨颈特异性影像学检查的重要性。股骨干骨折常伴有膝关节半月板和韧带的损伤，因此应检查膝关节是否松弛和不稳[30, 31]。尽管可以在急诊室尝试这种方法，但在对股骨干骨折进行手术固定后，在麻醉下检查通常能更加准确。总之，这些发现应予以记录并随访，但无须立即进行手术修复或重建。

最初评估时必须记录受伤肢体的血管和神经状况。存在严重出血或肢体远端缺血的血管损伤可能威胁患者或肢体的存活。应当对远端血管搏动进行触诊或多普勒超声检查，以确定受伤肢体的血管状态。如果与对侧肢体有差异，则需要进一步评估。正常血管搏动的存在并不能排除血管损伤的可能性，强调对这些患者要进行反复地评估[32]。

大腿的体格检查应详尽，要围绕肢体进行环形检查，以发现任何开放性伤口、脱套伤、瘀伤或擦伤。开放的伤口应轻轻冲洗，并清除任何异物或碎屑。如果可能，外露的骨折断端应当进行复位，以最大程度减少其下方皮肤和肌肉的受压坏死。应使用无菌敷料，并相应地使用抗生素。对于闭合性和开放性骨折，均应进行预防性抗凝治疗。最近的证据表明，足泵是预防深静脉血栓形成药物抗凝的重要辅助措施[33]。如果在股骨干骨折处发现明显缩短，可以在手术干预前应用骨牵引以使患者感到舒适。

四、治疗

对于同侧股骨颈和股骨干骨折的最佳治疗

方法仍存在争议。尽管可获得的证据水平一般较弱，但大多数当前的研究均支持使用空心螺钉或滑动髋螺钉装置对股骨颈骨折实施开放/闭合复位和固定，然后进行逆行扩髓的交锁髓内钉固定。其他较少使用的方法包括使用单一的内植物——重建钉同时固定两个骨折，还有股骨颈骨折单独用螺钉固定，采用顺行髓内钉或钢板固定股骨干骨折。以下将详细讨论每种技术的优点、缺点和手术情况。

（一）股骨颈骨折复位固定后逆行股骨髓内钉固定

1. 基本原理　首先用空心螺钉或滑动髋螺钉装置对股骨颈进行复位和固定，然后用逆行扩髓交锁髓内钉进行固定，是治疗股骨颈合并股骨干骨折最常用的技术 [8, 34, 35]（图 11-1）。该技术允许外科医师优先考虑股骨颈的解剖复位和固定。临床经验表明，就实现解剖复位和稳定固定而言，这种损伤的股骨颈骨折部分是治疗中更具挑战性的部分 [16, 19, 35]。另外，并发症通常由股骨颈骨折引起。目前报道股骨颈骨折的开放/闭合复位和滑动髋螺钉固定以及逆行髓内钉固定获得良好复位和平稳愈合的比例最高 [8, 34, 35]。该技术的主要缺点是需要使用逆行髓内钉，而一些外科医师更希望避免因医源性膝关节损伤和愈合率下降造成的过分担心 [25, 36, 37]。对于任何股骨干骨折，顺行钉与逆行钉的优缺点仍然存在争议 [34, 36]。

2. 外科技术　采用这种策略时，患者应仰卧在上方平整的可透 X 线的手术床上，并在同侧骶骨和躯干下方垫起。这样的位置可以无障碍地看到股骨颈的侧位像，这对于滑动髋螺钉的放置是必不可少的。与任何股骨干骨折一样，可以将对侧股骨进行放射线照相评估，以比较长度、对线和旋转。从髂嵴到脚趾准备并铺单覆盖整个肢体。或者也可以将对侧肢体准备于术野中以便术中进行临床比较。

首先尝试将股骨颈闭合复位是合理的。最好通过将 5mm Schanz 针插入股骨近端进行操

作来完成。在某些情况下，可以插入第 2 个斯氏针并将其与外支架的固定杆连接，以尝试加强对近端节段的控制。如果股骨颈骨折没有移位，或者可以通过闭合操作使骨折解剖复位，则可以根据骨折类型和外科医师的喜好使用经皮螺钉、滑动髋螺钉或两者的结合固定。适用于复位和固定单纯股骨颈骨折的所有治疗原则也适用于这种情况。如果无法实现解剖复位，则应根据外科医师的喜好通过 Smith-Peterson 或 Watson-Jones 手术入路进行切开复位。如果使用滑动髋螺钉装置，则钢板应与逆行钉的尖端相重叠。建议至少选择 1 个三孔钢板，以确保重叠，并在髓内钉的前部或后部能有至少 2 颗或 3 颗螺钉良好把持。最初，应将最远端的一个或多个螺钉作为单皮质螺钉插入，以免干扰股骨髓内钉。与空心螺钉结合逆行钉相比，滑动髋螺钉结合逆行钉在理论上具有保护整个股骨的优势，但是这两个植入物之间的假体周围骨折似乎并不是主要的临床问题 [8, 34]。

一旦达到股骨颈骨折的满意复位和固定，外科医师就可以继续进行股骨干逆行钉手术。除少数例外，手术技术与单独股骨干骨折的逆行钉相同。外科医师必须小心，不要强力地锤击逆行钉而损害股骨颈骨折的固定。为了使钉子插入尽可能柔和，可将髓腔过度扩大 2mm。还应仔细规划钉子的长度，使其与滑动髋螺钉的侧板重叠，并且不会在膝关节内突出。髓内钉插入并交锁后，股骨颈侧方钢板中所有单皮质螺钉都可以在钉子周围改为双皮质固定。

（二）重建钉固定股骨颈和股骨干骨折

1. 基本原理　同时修复两个骨折的重建钉因其美观和高效而引人注目（图 11-2）。从理论上讲，外科医师可以用一个装置同时固定两种损伤，并且可以避免膝关节损伤，一些作者已经报道了这种技术的良好效果 [6, 11, 38-40]。然而，其他报道说，与前述的两种植入物固定技术相比，股骨颈复位和愈合问题的发生率增加了 [14, 19, 28, 35, 41]。一些外科医师认为，顺行重建

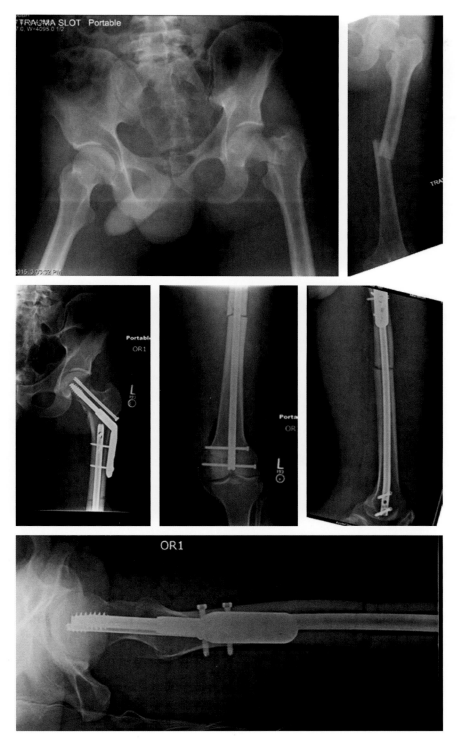

◀ 图 11-1　同侧股骨颈合并股骨干骨折使用滑动髋螺钉和抗旋螺钉固定，然后使用逆行髓内钉固定股骨干

钉最适合于股骨颈轻微或无移位的骨折，特别是在术中才发现的股骨颈骨折[35, 42]。

2. 外科技术　可以将患者放在可透视的手术台上或者骨折床上。如果选择了可透视的手术台，则在转子下方放一个小垫有利于手术。

用于对侧比较的准备和铺单技术与前述相同。

同样，可以首先进行闭合复位的尝试。这可以通过使用骨折床或通过使用带有或不带有外部固定杆的 Schanz 针来完成。如果无法通过闭合方式获得解剖复位，则采用开放方法进行

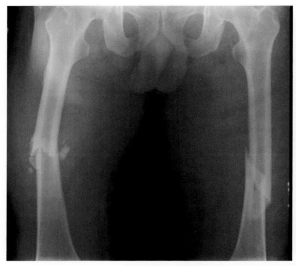
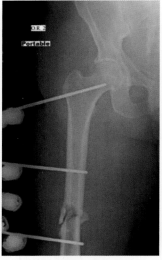
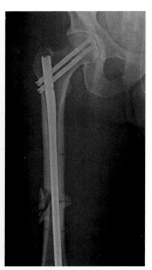
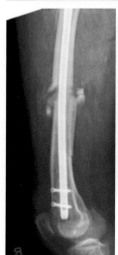
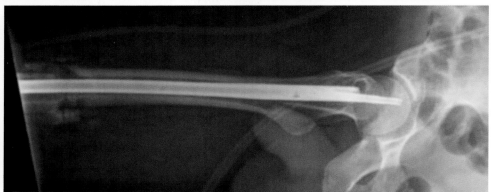

▲ 图 11-2　作为骨科损伤控制的一部分，同侧无移位股骨颈骨折合并股骨干骨折首先进行外固定支架治疗，之后应用股骨重建钉固定

直视下复位。一旦获得适当的复位，就可以在重建钉通道之外打入克氏针来使其稳定。这些克氏针甚至可以更换为空心螺钉以加强固定。

一旦股骨颈复位并临时固定，就可以将注意力转向股骨干。相对简单的股骨开放性骨折可以在清创时对骨干进行临时的单皮质锁定钢板固定。如果该部位已经暴露并已进行清创，则可以以最小的生物学成本极大地简化导针和髓内钉的通过。在闭合性骨折的情况下，可以采用常规的闭合或微创复位技术。

通常选择转子入点的重建钉，以优化进入头/颈部位的螺钉通道。使用常规技术确定入针点并打开髓腔。必须将导丝通过股骨干骨折部位放置，也不能影响颈部的临时固定。同样，

股骨髓腔应比髓内针再扩大 2mm，以便可以尽可能轻柔地插入髓内钉。与任何头髓类装置一样，髓内钉的设计必须与股骨颈的尺寸相匹配，以便可以将重建螺钉放置在股骨头的中央。应使用半螺纹螺钉使股骨颈持续加压[39, 40]。然后可以进行常规的远端交锁。

（三）替代技术

1. 基本原理　此外还有上述策略之外不太常用的替代方案。其中之一是在股骨干顺行股骨髓内钉固定后再单独使用螺钉固定股骨颈（图 11-3）。这种情况最常见于完成髓内钉治疗后又发现了股骨颈骨折。在这种情况下，如果骨折没有移位或可以良好复位，则可以在髓内

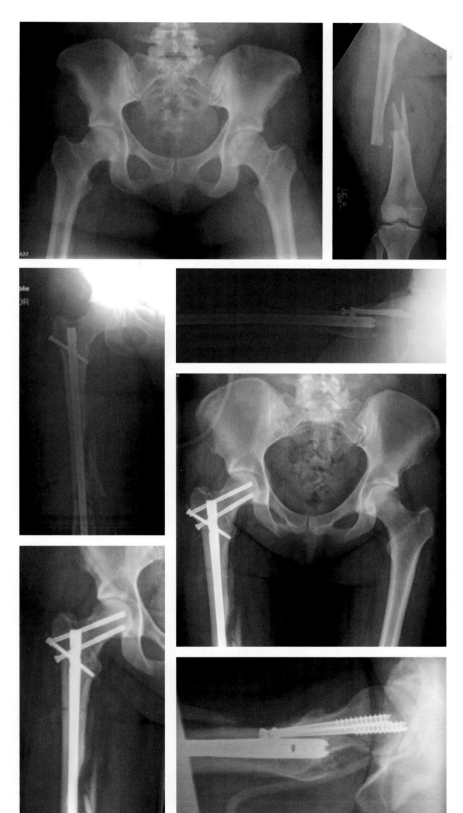

◀ 图 11-3　28 岁患者，股骨干粉碎性骨折，应用顺行股骨髓内钉固定，术后拍片发现股骨颈骨折伴移位，应用 2 颗空心螺钉固定，螺钉放置在髓内钉周围

钉周围打入空心螺钉来固定股骨颈。这可能具有挑战性，因为髓内钉会影响螺钉精确地放置，并且外科医师必须对股骨颈骨折固定术中螺钉位置的重要性保持敏感[41, 42]。如果在髓内钉存在情况下无法对股骨颈骨折进行良好复位和固定，则应将髓内钉移除并采用其他方法。最后，股骨干的钢板固定可在股骨颈的手术治疗之后进行。钢板固定避免了将髓内钉用力插入股骨颈骨折下方的股骨髓腔中，并且避免了扩髓的需要，扩髓是全身性炎症和潜在肺损伤的已知来源[43, 44]。钢板在肢体远端的骨折中也可能更具吸引力，在这些骨折中，髓内钉可能在技术上更困难或在生物力学上不具有优势。话虽如此，扩髓锁定髓内钉是绝大多数股骨干骨折的治疗选择，而鉴于钢板更具侵入性且生物力学性能较差，因此其作用有限。

2. 外科技术　分别采用独立螺钉固定股骨颈和顺行髓内钉固定最常见于已经采用了髓内针固定后又发现了股骨颈骨折的情况。在这种情况下，无论何种体位，用于股骨髓内钉固定的皮肤消毒和铺单，都可以用于股骨颈的固定。最重要的步骤仍然是使用常规闭合或切开复位来获得骨折的解剖复位。面临的挑战是，空心螺钉的放置应避免与髓内钉相冲突，并恰当地放置以固定股骨颈骨折。如果无法达到满意的复位，或者髓内钉妨碍了股骨颈骨折的良好固定，则应移除所有植入物，并采用其他的替代策略。

股骨颈固定后股骨干的钢板固定可在常规可透视的手术床上或骨折床上仰卧位进行。尽管许多外科医师在进行单独的股骨干骨折的钢板固定时更喜欢采取侧卧位，但该体位对于股骨颈骨折的复位和固定而言不是最佳的。根据临床情况和股骨干骨折的类型，可以采用桥接、中和或加压的模式使用钢板。尽管有报道在这种情况下可以使用单个固定装置，例如加压螺钉和1个长的侧方钢板，但我们认为最好还是采用独立的内植物用于股骨颈或股骨干骨折的固定。

五、并发症

同侧股骨颈干骨折后股骨颈骨折相关并发症的发生率低于单独的股骨颈骨折后观察到的并发症发生率。据报道，股骨颈干骨折后股骨颈不愈合的发生率在0%～6.7%，而畸形的发生率在3.7%～5%[2, 3, 6, 8, 25, 34, 38]。据报道，股骨头坏死的发生率为0%～22%，各项研究中的平均值约为5%[3, 6, 8, 25, 34, 38]。对于这种差异，有几种可能的解释。股骨干骨折其上方股骨颈骨折的自然史可能有所不同，因为股骨颈骨折本身的要素不同。损伤的大部分能量可能都会被股骨干吸收，从而导致股骨颈处是低能量和移位较小的骨折[11, 13, 16]。另外，骨折的位置似乎也有所不同，其中很多是囊外的。最后，治疗方法也可能有所不同。很可能绝大多数的骨折都是在专门的创伤中心由经过创伤骨科专科培训过的医师进行治疗，从而减少了并发症[45, 46]。或者，固定策略和术后康复也可能有所不同。

同侧股骨颈干骨折后股骨干骨折相关并发症的发生率高于单独的股骨干骨折后观察到的并发症发生率。据报道，股骨颈干骨折后股骨干骨不连的发生率在0%～23%，畸形愈合的发生率在3.7%～40%[2, 3, 6, 8, 11, 25, 34]。相反，采用现代技术，单独的股骨干骨折得以成功愈合的比例可以达到约98%[47, 48]。如前所述，这可能是由于几种原因。在相关的股骨颈干骨折中，股骨干骨折通常粉碎更加严重。如果伴有股骨颈骨折，外科医师可能被迫改变其最喜欢的植入选择。康复方案也可能改变，因为术后为了保护股骨颈骨折可能需要限制负重。

六、循证医学

这种损伤模式的罕见性使其难以研究，并且大多数研究都是回顾性的，样本量小且结果测量指标不一致。总体而言，当这些损伤被立即识别并适当治疗时，这些病例中有70%～94%的结果往往是良好的[5, 8, 11, 16, 34, 38]。但不幸的是，这些研究没有能力确定各种治疗策略之间的预后差异。对来自 65 个研究的 722 例病例进行的 Meta 分析发现，没有最优的植入物选择或治疗选择[2]。近来，Bhandari 对 1969—2002 年期间所有评估同侧股骨颈干骨折治疗效果的研究进行了 Meta 分析[49]。研究发现，与采取独立的内植物相比，支持采用单一内植物的证据微弱，作者报道，只有少量病例研究发现采用独立的植入物固定的再手术率较低。作者还报告了中等程度的证据支持使用顺行钉而不是逆行钉，因为采用顺行钉使骨折畸形愈合减少了

47%。但是，考虑到纳入研究的置信区间很宽，需要进一步的研究来支持这一观点[49]。

尽管使用头髓内钉可降低植入物的成本，但当颈部移位时，股骨颈畸形愈合或不愈合的风险可能会增加[35, 39]。从理论上讲，这可能会导致更高的再手术率，并将抵消在初始过程中使用单个植入物可能节省的任何成本。尚无将单个植入物与植入物组合治疗同侧股骨颈干骨折的成本 - 效益分析。仅只有当外科医师确信可以获得股骨颈骨折的解剖复位时，才能够采用单个植入物结构（如重建钉）。

参考文献

［1］ Cannada LK, Viehe T, Cates CA, et al. A retrospective review of high-energy femoral neck-shaft fractures. J Orthop Trauma. 2009;23(4):254–60.

［2］ Alho A. Concurrent ipsilateral fractures of the hip and femoral shaft: a meta-analysis of 659 cases. Acta Orthop Scand. 1996;67(1):19–28.

［3］ Alho A. Concurrent ipsilateral fractures of the hip and shaft of the femur. A systematic review of 722 cases. Ann Chir Gynaecol. 1997;86(4):326–36.

［4］ Abalo A, Dossim A, Ouro Bangna AF, Tomta K, Assiobo A, Walla A. Dynamic hip screw and compression plate fixation of ipsilateral femoral neck and shaft fractures. J Orthop Surg. 2008;16(1):35–8.

［5］ Parfenchuck TA, Carter LW, Young TR. Ipsilateral fractures of the femoral neck and shaft. Orthop Rev. 1993; 22(3):356–63.

［6］ Randelli P, Landi S, Fanton F, Hoover GK, Morandi M. Treatment of ipsilateral femoral neck and shaft fractures with the Russell-Taylor reconstructive nail. Orthopedics. 1999; 22 (7):673–6.

［7］ Riemer BL, Butterfield SL, Ray RL, Daffner RH. Clandestine femoral neck fractures with ipsilateral diaphyseal fractures. J Orthop Trauma. 1993;7(5):443–9.

［8］ Swiontkowski MF, Hansen ST Jr, Kellam J. Ipsilateral fractures of the femoral neck and shaft. A treatment protocol. J Bone Joint Surg. 1984;66(2):260–8.

［9］ Swiontkowski MF. Ipsilateral femoral shaft and hip fractures. Orthop Clin N Am. 1987;18(1):73–84.

［10］ Tornetta P III, Kain MS, Creevy WR. Diagnosis of femoral neck fractures in patients with a femoral shaft fracture. Improvement with a standard protocol. J Bone Joint Surg. 2007; 89(1):39–43.

［11］ Vidyadhara S, Rao SK. Cephalomedullary nails in the management of ipsilateral neck and shaft fractures of the femur–one or two femoral neck screws? Injury. 2009; 40(3):296–303.

［12］ Wolinsky PR, Johnson KD. Ipsilateral femoral neck and shaft fractures. Clin Orthop Relat Res. 1995;318:81–90.

［13］ Zettas JP, Zettas P. Ipsilateral fractures of the femoral neck and shaft. Clin Orthop Relat Res. 1981;(160):63–73.

［14］ Wiss DA, Sima W, Brien WW. Ipsilateral fractures of the femoral neck and shaft. J Orthop Trauma. 1992;6(2): 159–66.

［15］ Bernstein SM. Fractures of the femoral shaft and associated ipsilateral fractures of the hip. Orthop Clin N Am. 1974; 5(4):799–818.

［16］ Casey MJ, Chapman MW. Ipsilateral concomitant fractures of the hip and femoral shaft. J Bone Joint Surg Am. 1979;61(4):503–9.

［17］ Friedman RJ, Wyman Jr. Ipsilateral hip and femoral shaft fractures. Clin Orthop Relat Res. 1986;208:188–94.

［18］ Gill SS, Nagi ON, Dhillon MS. Ipsilateral fractures of femoral neck and shaft. J Orthop Trauma. 1990;4(3):293–8.

［19］ Watson JT, Moed BR. Ipsilateral femoral neck and shaft fractures: complications and their treatment. Clin Orthop Relat Res. 2002;399:78–86.

［20］ Robinson CM, Court-Brown CM, McQueen MM, Christie J. Hip fractures in adults younger than 50 years of age. Epidemiology and results. Clin Orthop Relat Res. 1995; 312:238–46.

［21］ Winquist RA. Locked femoral nailing. J Am Acad Orthop Surg. 1993;1(2):95–105.

［22］ Ritchey SJ, Schonholtz GJ, Thompson MS. The dashboard femoral fracture; pathomechanics, treatment, and prevention. J Bone Joint Surg. 1958;40-A(6):1347–58.

［23］ Koldenhoven GA, Burke JS, Pierron R. Ipsilateral femoral neck and shaft fractures. South Med J. 1997; 90(3): 288–93.

[24] Shuler TE, Gruen GS, DiTano O, Riemer BL. Ipsilateral proximal and shaft femoral fractures: spectrum of injury involving the femoral neck. Injury. 1997;28(4):293–7.

[25] Okcu G, Aktuglu K. Antegrade nailing of femoral shaft fractures combined with neck or distal femur fractures. A retrospective review of 25 cases, with a follow-up of 36-150 months. Arch Orthop Trauma Surg. 2003;123(10): 544–50.

[26] Chaturvedi S, Sahu SC. Ipsilateral concomitant fractures of the femoral neck and shaft. Injury. 1993;24(4):243–6.

[27] O'Toole RV, Dancy L, Dietz AR, et al. Diagnosis of femoral neck fracture associated with femoral shaft fracture: blinded comparison of computed tomography and plain radiography. J Orthop Trauma. 2013;27(6):325–30.

[28] Lee EH, Chen F, Chan J, Bose K. Treatment of growth arrest by transfer of cultured chondrocytes into physeal defects. J Pediatr Orthop. 1998;18(2):155–60.

[29] Peljovich AE, Patterson BM. Ipsilateral femoral neck and shaft fractures. J Am Acad Orthop Surg. 1998;6(2):106–13.

[30] De Campos J, Vangsness CT Jr, Merritt PO, Sher J. Ipsilateral knee injury with femoral fracture. Examination under anesthesia and arthroscopic evaluation. Clin Orthop Relat Res. 1994;(300):178–82.

[31] Vangsness CT Jr, DeCampos J, Merritt PO, Wiss DA. Meniscal injury associated with femoral shaft fractures. An arthroscopic evaluation of incidence. J Bone Joint Surg. 1993;75(2):207–9.

[32] Johansen K, Lynch K, Paun M, Copass M. Noninvasive vascular tests reliably exclude occult arterial trauma in injured extremities. J Trauma. 1991;31(4):515–9. discussion 519-522.

[33] Stannard JP, Lopez-Ben RR, Volgas DA, et al. Prophylaxis against deep-vein thrombosis following trauma: a prospective, randomized comparison of mechanical and pharmacologic prophylaxis. J Bone Joint Surg. 2006; 88(2):261–6.

[34] Ostrum RF, Verghese GB, Santner TJ. The lack of association between femoral shaft fractures and hypotensive shock. J Orthop Trauma. 1993;7(4):338–42.

[35] Bedi A, Karunakar MA, Caron T, Sanders RW, Haidukewych GJ. Accuracy of reduction of ipsilateral femoral neck and shaft fractures–an analysis of various internal fixation strategies. J Orthop Trauma. 2009; 23(4):249–53.

[36] Ricci WM, Bellabarba C, Evanoff B, Herscovici D, DiPasquale T, Sanders R. Retrograde versus antegrade nailing of femoral shaft fractures. J Orthop Trauma. 2001; 15(3): 161–9.

[37] Tornetta P III, Tiburzi D. Antegrade or retrograde reamed femoral nailing. A prospective, randomised trial. J Bone Joint Surg. 2000;82(5):652–4.

[38] Singh R, Rohilla R, Magu NK, Siwach R, Kadian V, Sangwan SS. Ipsilateral femoral neck and shaft fractures: a retrospective analysis of two treatment methods. J Orthop Traumatol. 2008;9(3):141–7.

[39] Jain P, Maini L, Mishra P, Upadhyay A, Agarwal A. Cephalomedullary interlocked nail for ipsilateral hip and femoral shaft fractures. Injury. 2004;35(10):1031–8.

[40] Gary JL, Taksali S, Reinert CM, Starr AJ. Ipsilateral femoral shaft and neck fractures: are cephalomedullary nails appropriate? J Surg Orthop Adv. 2011;20(2):122–5.

[41] Kang S, McAndrew MP, Johnson KD. The reconstruction locked nail for complex fractures of the proximal femur. J Orthop Trauma. 1995;9(6):453–63.

[42] Hak DJ, Mauffrey C, Hake M, Hammerberg EM, Stahel PF. Ipsilateral femoral neck and shaft fractures: current diagnostic and treatment strategies. Orthopedics. 2015;38 (4):247–51.

[43] Morley JR, Smith RM, Pape HC, MacDonald DA, Trejdosiewitz LK, Giannoudis PV. Stimulation of the local femoral inflammatory response to fracture and intramedullary reaming: a preliminary study of the source of the second hit phenomenon. J Bone Joint Surg. 2008;90(3): 393–9.

[44] Christie J, Robinson CM, Pell AC, McBirnie J, Burnett R. Transcardiac echocardiography during invasive intramedullary procedures. J Bone Joint Surg. 1995;77(3):450–5.

[45] Vallier HA, Parker NA, Beddow ME. Reasons for transfer to a level 1 trauma center and barriers to timely definitive fracture fixation. J Orthop Trauma. 2014;28(12):e284–9.

[46] Harvin JA, Harvin WH, Camp E, et al. Early femur fracture fixation is associated with a reduction in pulmonary complications and hospital charges: a decade of experience with 1,376 diaphyseal femur fractures. J Trauma Acute Care Surg. 2012;73(6):1442–8. discussion 1448-1449.

[47] Wolinsky PR, McCarty E, Shyr Y, Johnson K. Reamed intramedullary nailing of the femur: 551 cases. J Trauma. 1999;46(3):392–9.

[48] Winquist RA, Hansen ST Jr, Clawson DK. Closed intramedullary nailing of femoral fractures. A report of five hundred and twenty cases. 1984. J Bone Joint Surg. 2001;83-A(12):1912.

[49] Bhandari M. Ipsilateral femoral neck and shaft fractures. J Orthop Trauma. 2003;17(2):138–40.

Vikramjit Mukherjee　Ezra Dweck　著

贾浩波　译

概述

在美国，股骨近端骨折及其相关发病率和死亡率引起了公众的极大关注。这种骨折的年发生率在男性约 400/100 000，而在女性约 1000/100 000[1]。在过去 10 年中，随着双膦酸盐使用量的增加，髋部骨折的发病率稳步下降，但该病的 1 年死亡率并未降低，仍保持在 30% 左右[2]。此外，由于失去自理能力、经济负担和相关的发病率，患者的生活质量也大大降低。髋部骨折的医疗管理工作包括术前优化患者，关注术后即刻发生的并发症以及协调长期随访以评估和治疗相关并发症。

髋部骨折的医疗管理涉及以下方面。

- 疼痛控制。
- 在手术前改善内科合并症。
- 术后并发症：感染、静脉血栓栓塞、谵妄、压疮、贫血。
- 早期活动、康复和预防跌倒。
- 营养支持。
- 骨质疏松症治疗的二级预防。
- 长期认知结果。

一、疼痛控制

虽然让患者感觉舒适是医疗保健提供者的基本义务，但最近的数据表明，围术期疼痛治疗并不充分[3]。原因包括认知障碍导致无法可靠地报道疼痛，对原始疼痛评分工具的依赖以及缺乏基于循证的建议。疼痛控制不足不仅会导致痛苦，还会导致谵妄和不太理想的康复，这可能导致康复速度减慢、压疮和更长的住院时间[4]。

对于老年患者，尤其是患有认知功能障碍的患者（髋部骨折极为普遍的人群），应仔细评估诸如心神不定、焦虑不安和面部表情等非言语线索，以及诸如心动过速、呼吸急促或高血压等生理征象。

阿片类药物和区域神经阻滞都是控制髋部骨折患者疼痛的治疗选择。股骨近端和部分关节囊内股骨颈的感觉神经支配来自股神经。因此，股神经阻滞（femoral nerve block，FNB）是这类患者的一种治疗选择。此外，患有多种合并症的老年患者可能无法耐受全身性阿片类药物的心肺不良反应，FNB 可以发挥独特的作用，减少全身镇痛药物的用量[5]。超声引导的FNB 已被证明优于传统的神经刺激引导方法，并且在麻醉剂使用量更少的情况下可提供更快、更长的镇痛效果[6]。

全身性阿片类药物对 FNB 起到补充作用，但在对心肺功能和代谢参数进行评估之前应谨慎使用。早期骨折固定可提供最有效的疼痛控制[7]。最重要的是，应采用标准的疼痛控制方案。启用疼痛控制方案，包括术前 FNB，采用营养、液体和氧气治疗的系统方法，避免尿潴留等，可以减少术后并发症（包括谵妄、意识错乱和尿路感染），也可以降低某些患者的死亡率[8]。

二、手术前改善内科合并症

研究表明，在住院 24～48h 内早期进行手术可降低谵妄、致命性肺栓塞和压疮的发生率，并可以降低 1 年死亡率[9]。但是，在某些情况下，因优化内科合并症而延迟手术所引起的风险会抵消早期手术的好处。

高龄并不是术后并发症的独立危险因素，但老年人群容易伴有内科疾病。患有活动性高危心脏病的患者，如急性冠脉综合征、严重的瓣膜病或失代偿性心力衰竭，应在术前进行优化，调整身体情况[10]。应仔细评估患者的心肺状态和代谢参数。严重的低血压、活动性感染、失代偿性心力衰竭、急性冠脉综合征、凝血功能障碍、严重的呼吸衰竭及代谢异常等主要异常均已被证明是术后并发症发生的独立危险因素[11]，因此，这些危险因素应在术前解决。

ASA 分级也可用于对接受手术的患者进行风险分层。ASA Ⅲ级和 ASA Ⅳ级（分别为影响患者功能的中度至重度系统性疾病和严重威胁患者生命的系统性疾病）患者的 1 年死亡率比 ASA Ⅰ级和 ASA Ⅱ级（分别为正常的健康患者和无功能限制的轻度系统性疾病患者）患者高 9 倍[12]。

老年人经常服用多种药物，这增加了药物不良反应的可能性。围术期应格外注意患者的用药清单，以尽量减少药代动力学和药效学的相互作用。

术前检查应常规包括全血细胞计数、基本生化检查和心电图。根据患者的潜在并发症进行其他检查。应预判到手术失血，因此，如果血红蛋白＜ 9～10g/dl 则应考虑术前输血。电解质紊乱易导致心律失常，应在术前予以纠正。应特别注意患者的基础心律，因为老年人房颤的发生率非常高。对于入院前进行长期抗凝治疗的患者，最近的一项研究表明，接受华法林治疗的房颤患者，放弃桥接抗凝治疗并不逊于围术期低分子肝素桥接治疗，大出血风险更低[13]。装有心脏支架、植入式心脏除颤器和起搏器的患者应考虑进行术前心脏会诊。

三、处理术后并发症

术后并发症很常见，它们增加了髋部骨折手术的发病率和死亡率，并且需要对老年患者高度警惕才能发现。表 12-1 列出了常见的术后并发症。研究表明，大多数常见的术后并发症与 30 天和 1 年死亡率的增加独立相关[14]。

髋部术后有 14%～20% 的患者会发生术后并发症[14]，最常见的是呼吸道感染（9%）、心力衰竭（5%）和泌尿系感染（4%）。可以预见，术前患有内科合并症的患者在术后更有可能出现并发症，在术后需要更密切的关注。

（一）感染

手术部位感染（surgical site infections，SSI）、胸部感染和尿路感染占感染并发症的大部分。典型的 SSI 发生在术后第 3～8 天，并可以通过主动监测、手卫生、注意营养状况、血糖控制和围术期抗生素预防来减少其发生[15]。

胸部感染很常见，与住院时间延长、病情恶化和死亡率增加有关。年龄相关的免疫衰老、年龄相关肺上皮细胞改变、口咽分泌物的隐匿吸入、警觉性和呕吐反射降低及制动等均导致术后老年患者易发生胸部感染[16]。保持警惕是关键，因为老年患者通常不会出现典型的感染症状，如发热或白细胞增多。

胸部感染有时被归为广义的术后肺部并发症（postoperative pulmonary complications，PPCs）的类别下，它包括肺不张、肺炎、呼吸衰竭和静脉血栓栓塞（venous thromboembolism，VTE）。VTE 将单独详细讨论，然而，肺不张和呼吸衰竭在这里值得特别提及。

肺不张常见，骨科术后患者容易因制动、疼痛控制不当、身体习惯和预先存在心肺疾病

表 12-1 术后常见并发症

并发症	发生率（%）	预防措施
手术部位感染	1.6～22.7	• 术前医疗优化 • 预防性抗生素 • 术中无菌操作 • 血糖控制
胸部感染	未知	• 洗手 • 早期拔管和活动 • 避免使用质子泵抑制药 • 避免镇静
尿路感染	38	• 早期拔除尿管 • 无论是否有症状，尿细菌培养阳性患者给予抗生素
谵妄	10～65	• 每日筛查亢进型和抑郁型谵妄 • 疼痛控制 • 避免多药合用
静脉血栓栓塞	1.0～4.3	• 抗凝治疗 • 早期活动
便秘		
压疮	10～40	• 泡沫床垫 • 翻身活动 • 营养支持
贫血	80	• 避免不必要的失血 • 输血至 Hb > 8g/dl
继发性骨折	未知	• 预防跌倒 • 维生素 D 补充

等原因发生这种情况。术后必须注意定期清除呼吸道黏液和分泌物、刺激性肺活量测定、早期拔管和下床活动。高碳酸血症性呼吸衰竭也很常见，最常见的原因是过度给予中枢性药物、排出减少、未确诊的睡眠呼吸暂停。低氧性呼吸衰竭通常是多因素的，可因体液超负荷、误吸、肺不张、静脉血栓栓塞和肺炎而发生。

（二）静脉血栓栓塞症

静脉血栓栓塞症（venous thromboembolism，VTE）是髋部骨折术后的一种严重且常见的并发症[11]，就发病率和死亡率而言，VTE 极大地加剧了预后不良。不采取预防措施的话，VTE

的发生率高达 46%～75%[17]，伴有致命性肺栓塞（pulmonary embolism，PE）的发生率为 4%[18]。延迟就诊或手术时间延迟会使患 VTE 的风险增加近 10 倍。患者发生 VTE 的风险始于受伤后而非始于手术治疗后，因此受伤后应立即开始预防性抗凝治疗。

通过使用适当和及时的 VTE 预防措施，可以显著降低 VTE 的发生率。机械性 VTE 预防，如间歇性气动加压装置（intermittent pneumatic compression devices，IPCD），已显示可降低深静脉血栓形成率[19]。美国胸科医师学会在其 2012 年指南建议仅使用能够记录和报告佩戴时间的便携式电池供电的设备，此外，它建议每天至少使用 18 小时[20]。

化学预防是预防髋部骨折患者 VTE 的关键。选择包括肝素类似物 [普通肝素、低分子肝素（low-molecular-weight heparin，LMWH）]、磺达肝素、直接口服抗凝药（阿哌沙班、利伐沙班、达比加群）、维生素 K 拮抗药（华法林）和阿司匹林。在术后的前 5 周，使用低分子肝素之类的药物可使症状性 VTE 率降低至＜ 2%。无论是否使用 IPCD，均应优先使用低分子肝素，而不要使用其他药物，除非有禁忌证。血栓预防应延长至术后 35 天，因为在前 5 周内发生 VTE 的风险最高。对于无症状患者，常规预防性下腔静脉滤器植入术或 DVT 的多普勒超声筛查尚无确定的作用[20]。

由于 VTE 的发生率很高，围术期必须保持对 PE 的高度怀疑。用于诊断 PE 的传统 Wells 评分标准在该人群中表现不佳[21]，合并的肺部疾病（如肺不张、误吸和阿片类药物引起的高碳酸血症）使缺氧成为极为非特异性的表现（床旁超声检查和呼气末 CO_2 监测是很好的工具，可用于区分这种情况下的心肺衰竭的病因。下肢多普勒超声检查、肌钙蛋白和 β 钠尿肽等右心室应变的生物标志物、超声心动图和 CT 血管造影或通气 / 灌注扫描等影像学检查是可能的 PE 检查方式）。

治疗很大程度上取决于 PE 的心肺影响。非大面积 PE 和低危次大面积 PE 通常仅接受抗凝治疗（类肝素、维生素 K 拮抗药、直接口服抗凝药），而患有高危次大面积 PE 的患者则可能适合进行血栓切除术或导管定向溶栓治疗。下腔静脉滤器专为禁止抗凝治疗或治疗失败的患者使用，而全身溶栓通常是大面积 PE 的救治措施。

（三）谵妄

谵妄在老年患者中很常见，在住院患者中其发生率显著增加。谵妄患者和髋部骨折患者之间存在很大的重叠。常见的危险因素包括年龄、服用多种药物、步态不稳且合并痴呆症及

其他医学并发症。髋部骨折后围术期谵妄的发生率高达 60%[22]。在 6 个月时，谵妄患者的住院时间增加，术后并发症增加，如尿失禁、压疮、死亡或被安置在疗养院的机会增加。

诱发患者谵妄的因素包括使用作用于中枢的药物，特别是苯二氮䓬和阿片类药物，营养状况不良，缺氧，败血症和已有的痴呆[23]。

围术期应高度关注谵妄的可能。活动减退性谵妄可能与多动性谵妄一样常见，但更难诊断。应降低发生谵妄的危险因素。1/3 的高危患者可以预防谵妄，而在其他患者中被减至最低。如果无法纠正谵妄的根本原因，并且不能以其他方式安全地控制患者的行为症状，则可以考虑使用抗精神病药物。但是，应仔细监测其毒性，尤其是心律不齐和锥体外系不良反应。应该努力建立一种多学科的阶梯式的方法来评估和治疗可能发生谵妄的高风险患者。

（四）压疮

髋部骨折后压疮很常见，据报道其发生率为 10%～40%[24]，并且对诸如疼痛评分增加、住院时间长短、护理费用、医疗并发症和死亡率具有显著影响[25]。值得注意的是，医院获得性压疮被认为是"不应发生事件"，而且医疗保险和医疗补助服务中心不向医院支付其治疗费用。

老年髋部骨折患者发生压疮的风险很高。诱发因素包括制动、营养状况差、失禁、合并存在的疾病，如糖尿病和贫血[24, 25]。压疮的预防至关重要，包括减少手术的延误、缓解压力的床垫、良好的皮肤护理、康复和定期评估患者的营养状况[26]。

压疮尤其难以治愈。治疗原则包括认真评估严重程度，减少压力和摩擦，湿性伤口愈合，清除碎屑以及控制细菌污染[26]。压疮的严重并发症可包括骨髓炎和菌血症。

压疮的存在本身是预后标志。出院时，只有约 10% 的压疮得以治愈，而在急性住院期间，多达 2/3 的压疮患者死亡。压疮治愈的

患者的预后表现明显好于持续存在压疮的患者。尽管压疮本身与不良结局并没有因果关系，但其存在标志着患者可能具有发生围术期并发症的重大危险因素，从而导致死亡率和发病率增加[27]。

（五）贫血

髋部骨折术后的贫血发生率很高，并且与住院时间的增加以及 6 个月和 12 个月死亡率的增加有关[28]。虽然只有约 40% 的患者在入院时贫血，但术中失血会导致几乎所有髋部骨折患者发生术后贫血[29]。

一项大型、设计良好的随机对照试验已帮助确定髋部手术患者的最佳输血阈值[30]。在该试验中，将 2000 多例高危患者（由心血管疾病的病史或危险因素定义）随机分配为自由输注策略（血红蛋白阈值为 10g/dl）或限制性输注策略（有症状的贫血或血红蛋白阈值 8g/dl）。两组在 60 天时的死亡率或功能能力方面无差异，住院期间心肌梗死或不稳定性心绞痛发生率均无差异。

四、早期活动和康复

尽管对近期髋部骨折的老年患者进行早期活动可能具有挑战性，但有强有力的证据支持髋部骨折术后积极进行早期活动。制动的延长导致发病率和死亡率的增加[31]，并容易引起术后并发症，如压疮、尿潴留、肠梗阻和 VTE。研究表明，与延迟下床相比，早期下床（术后 1 天或 2 天首次行走）可加快功能恢复，并减少对高级护理的需求[32]。应制订流程以促进早期活动，这些措施包括及时积极地控制疼痛，拆除留置导管，尽量减少镇静药物的使用以及康复小组的早期评估。

五、营养支持

1/2 以上的髋部骨折患者伴有营养不良[33]。

营养不良与髋部骨折的发病机制密切相关[34]，因为它们会加速骨质流失，容易导致步态不稳，并伴有更高的并发症指数[35]。因此，必须密切注意老年患者的营养状况，①预防髋部骨折；②促进康复；③预防复发。

老年患者补充钙和维生素 D 可增加骨密度并减少髋部骨折的发生率，是治疗高危患者的一种经济有效的方法[36]。在发生髋部骨折的患者中，必须补充常量营养元素和微量元素。常量营养元素缺乏症（如蛋白质摄入量低）在恢复中有不利作用，而替代治疗有助于减少并发症发生率和住院时间。在老年髋部骨折患者的住院治疗中，通常建议使用蛋白质营养补充剂。在疾病过程中起致病作用的微量营养素包括维生素 D、维生素 K 和钙，应努力补充其不足。

六、骨质疏松症的二级预防和管理

髋部二次骨折的发生率约为 10%，应注意避免再次发生。危险因素包括年龄、女性、肥胖症、糖尿病、高血压等合并的疾病，以及长时间使用镇痛药和抗炎药[37]。指南明确指出骨质疏松治疗对于预防髋部骨折的复发是必要的[38]。补充维生素 D 可抑制甲状旁腺激素并增加骨矿物质密度，它还有助于防止髋部骨折后跌倒[39]。双膦酸盐是防止骨量流失并帮助减少椎体和非椎体骨折的关键[40]。在所有可用的双膦酸盐中，应特别注意唑来膦酸。一项大型的随机对照试验表明，在低能量损伤髋部骨折修复后的 90 天内，每年输注唑来膦酸可降低临床骨折的发生率并提高生存率[41]。髋关节保护器可降低髋部骨折的风险，尽管因不适感和实用性导致其依从性较低[42]。

七、谵妄的预防和治疗

认知障碍在所有老年住院患者中都很常见，并在髋部骨折患者中成倍增加，发病率接近

60%[43]。患有认知问题的髋部骨折患者住院时间增加，死亡风险更高，功能恢复也较差。此类认知障碍的风险因素包括先前存在的痴呆症、并发症、疼痛控制不当、麻醉效果以及医院的睡眠和感觉剥夺。在没有进行术前认知障碍诊断的老年髋关节手术患者中，发生谵妄的患者与未发生谵妄的高危患者相比，被随后诊断为痴呆的风险几乎是后者的 2 倍。

应努力预防和治疗谵妄，尤其是由于发生谵妄的患者患痴呆症的风险极高[44]。筛查潜在的谵妄和认知障碍至关重要，应常规使用经过验证的工具，如 CAM-ICU 评分表。

总结

髋部骨折在老年人中很常见，并且极大地增加了该人群的死亡率和发病率。基于循证的医学治疗可以改善临床结局，应建立适当的系统来应对常见的围术期并发症，并促进这些患者的早期康复和营养支持。髋部骨折的长期后果包括认知障碍、骨折复发和功能障碍。研究表明，由骨科医师、内科医师、老年病学家、护士、物理和职业治疗师、营养学家、营养师和社会工作者组成的多学科协作小组可以减少这一人群的并发症并改善其结局[45]。

参考文献

[1] Brauer CA, Coca-Perraillon M, Cutler DM, Rosen AB. Incidence and mortality of hip fractures in the United States. JAMA. 2009;302(14):1573–9. https:// doi.org/10.1001/jama.2009.1462.

[2] Roberts SE, Goldacre MJ. Time trends and demography of mortality after fractured neck of femur in an English population, 1968–98: database study. BMJ. 2003;327(7418):771–5.

[3] Feldt KS, Ryden MB, Miles S. Treatment of pain in cognitively impaired compared with cognitively intact older patients with hip-fracture. J Am Geriatr Soc. 1998;46:1079–85. https://doi.org/10.1111/j.1532-5415.1998.tb06644.x.

[4] Colón-Emeric CS. Postoperative management of hip fractures: interventions associated with improved outcomes. Bonekey Rep. 2012;1:241. https://doi.org/10.1038/bonekey.2012.241.

[5] Parker MJ, Griffiths R, Appadu BN. Nerve blocks (subcostal, lateral cutaneous,femoral, triple, psoas) for hip fractures. Cochrane Database Syst Rev 2002;1:CD001159.

[6] Christos SC, Chiampas G, Offman R, Rifenburg R. Ultrasound-guided three-in-one nerve block for femur fractures. West J Emerg Med. 2010;11(4):310–3.

[7] Association of Anaesthetists of Great Britain and Ireland, Griffiths R, Alper J, Beckingsale A, Goldhill D, Heyburn G, Holloway J, Leaper E, Parker M, Ridgway S, White S, Wiese M, Wilson I. Management of proximal femoral fractures 2011: Association of Anaesthetists of Great Britain and Ireland. Anaesthesia. 2012;67(1):85–98. https://doi.org/10.1111/j.1365-2044.2011.06957.x.

[8] Pedersen SJ, Borgbjerg FM, Schousboe B, Pedersen BD, Jørgensen HL, Duus BR, Lauritzen JB, Hip Fracture Group of Bispebjerg Hospital. A comprehensive hip fracture program reduces complication rates and mortality. J Am Geriatr Soc. 2008;56(10):1831–8. https://doi.org/10.1111/j.1532-5415.2008.01945.x.

[9] Rao SS, Cherukuri M. Management of hip fracture: the family physician's role. Am Fam Physician. 2006;73(12):2195–200.

[10] Bateman L, Vuppala S, Porada P, et al. Medical management in the acute hip fracture patient: a comprehensive review for the internist. Ochsner J. 2012;12(2):101–10.

[11] McLaughlin MA, Orosz GM, Magaziner J, et al. Preoperative status and risk of complications in patients with hip fracture. J Gen Intern Med. 2006;21(3):219–25. https://doi.org/10.1111/j.1525-1497.2006.00318.x.

[12] Michel JP, Klopfenstein C, Hoffmeyer P, et al. Hip fracture surgery: is the pre-operative American Society of Anesthesiologists (ASA) score a predictor of functional outcome? Aging Clin Exp Res. 2002;14:389–94.

[13] Douketis JD, Spyropoulos AC, Kaatz S, Becker RC, Caprini JA, Dunn AS, Garcia DA, Jacobson A, Jaffer AK, Kong DF, Schulman S, Turpie AG, Hasselblad V, Ortel TL, Investigators BRIDGE. Perioperative bridging anticoagulation in patients with atrial fibrillation. N Engl J Med. 2015;373(9):823–33. https:// doi.org/10.1056/NEJMoa1501035.

[14] Roche JJ, Wenn RT, Sahota O, Moran CG. Effect of comorbidities and postoperative complications on mortality after hip fracture in elderly people: prospective observational cohort study. BMJ. 2005;331(7529):1374. https://doi.org/10.1136/bmj.38643.663843.55.

[15] Dovjak P, Iglseder B, Mikosch P, Gosch M, Müller

E, Pinter G, Pils K, Gerstofer I, Thaler H, Zmaritz M, Weissenberger-Leduc M, Müller W. Treatment and prevention of postoperative complications in hip fracture patients: infections and delirium. Wien Med Wochenschr. 2013;163(19-20):448–54. https://doi. org/10.1007/s10354-013-0228-y.

[16] Busse PJ, Mathur SK. Age-related changes in immune function: effect on airway inflammation. J Allergy Clin Immunol. 2010;126(4):690–699.; quiz 700-1. https://doi. org/10.1016/j.jaci.2010.08.011.

[17] Grant PJ, Jaffer AK. When should prophylactic anticoagulation begin after a hip fracture? Cleve Clin J Med. 2006;73(9):785–6. 788, 790 Review.

[18] Todd CJ, Freeman CJ, Camilleri-Ferrante C, et al. Differences in mortality after fracture of hip: the east Anglian audit. BMJ. 1995;310:904–8.

[19] Fisher CG, Blachut PA, Salvian AJ, Meek RN, O'Brien PJ. Effectiveness of pneumatic leg compression devices for the prevention of thromboembolic disease in orthopaedic trauma patients: a prospective, randomized study of compression alone versus no prophylaxis. J Orthop Trauma. 1995;9:1–7.

[20] Guyatt GH, Akl EA, Crowther M, Gutterman DD, Schüünemann HJ, American College of Chest Physicians Antithrombotic Therapy and Prevention of Thrombosis Panel. Executive summary: antithrombotic therapy and prevention of thrombosis, 9th ed: American College of Chest Physicians evidence-based clinical practice guidelines. Chest. 2012;141(2 Suppl):7S–47S. https://doi. org/10.1378/ chest.1412S3.

[21] Young MD, Daniels AH, Evangelista PT, Reinert SE, Ritterman S, Christino MA, Thakur NA, Born CT. Predicting pulmonary embolus in orthopedic trauma patients using the Wells score. Orthopedics. 2013;36(5):e642–7. https://doi.org/10.3928/01477447-20130426-29.

[22] Gustafson Y, Berggren D, Brannstrom B, Bucht G, Norberg A, Hansson LI, Win-blad B. Acute confusional states in elderly patients treated for femoral neck fracture. J Am Geriatr Soc. 1988;36:525–30.

[23] Robertson BD, Robertson TJ. Postoperative delirium after hip fracture. J Bone Joint Surg Am. 2006;88(9):2060–8. Review.

[24] Haleem S, Heinert G, Parker MJ. Pressure sores and hip fractures. Injury. 2008;39(2):219–23. https://doi. org/10.1016/j.injury.2007.08.030.

[25] Baumgarten M, Rich SE, Shardell MD, Hawkes WG, Margolis DJ, Langenberg P, Orwig DL, Palmer MH, Jones PS, Sterling R, Kinosian BP, Magaziner J. Care-related risk factors for hospital-acquired pressure ulcers in elderly adults with hip fracture. J Am Geriatr Soc. 2012;60(2):277–83. https://doi.org/10.1111/j.1532-5415. 2011.03849.x.

[26] Thomas DR. Prevention and treatment of pressure ulcers. J Am Med Dir Assoc. 2006;7(1):46–59. Review.

[27] Berlowitz DR, Wilking SV. The short-term outcome of pressure sores. J Am Geriatr Soc. 1990;38(7): 748–52.

[28] Gruson KI, Aharonoff GB, Egol KA, Zuckerman JD, Koval KJ. The relationship between admission hemoglobin level and outcome after hip fracture. J Orthop Trauma. 2002;16(1):39–44.

[29] Halm EA, Wang JJ, Boockvar K, et al. The effect of perioperative anemia on clinical and functional outcomes in patients with hip fracture. J Orthop Trauma. 2004; 18(6):369–74.

[30] Carson JL, Terrin ML, Noveck H, et al. Liberal or restrictive transfusion in high-risk patients after hip surgery. N Engl J Med. 2011;365(26):2453–62. https://doi. org/10.1056/NEJMoa1012452.

[31] Siu AL, Penrod JD, Boockvar KS, Koval K, Strauss E, Morrison RS. Early ambulation after hip fracture: effects on function and mortality. Arch Intern Med. 2006; 166(7):766–71.

[32] Oldmeadow LB, Edwards ER, Kimmel LA, Kipen E, Robertson VJ, Bailey MJ. No rest for the wounded: early ambulation after hip surgery accelerates recovery. ANZ J Surg. 2006;76:607–11. https://doi. org/10.1111/j.1445-2197. 2006.03786.x.

[33] Bell J, Bauer J, Capra S, Pulle CR. Barriers to nutritional intake in patients with acute hip fracture: time to treat malnutrition as a disease and food as a medicine? Can J Physiol Pharmacol. 2013 Jun;91(6):489– 95. https://doi. org/10.1139/cjpp-2012-0301.

[34] Bonjour JP, Schurch MA, Rizzoli R. Nutritional aspects of hip fractures. Bone. 1996;18(3 Suppl):139S–44S. Review.

[35] Koren-Hakim T, Weiss A, Hershkovitz A, Otzrateni I, Grosman B, Frishman S, Salai M, Beloosesky Y. The relationship between nutritional status of hip fracture operated elderly patients and their functioning, comorbidity and outcome. Clin Nutr. 2012;31(6):917–21.

[36] Meunier P. Prevention of hip fractures by correcting calcium and vitamin D insufficiencies in elderly people. Scand J Rheumatol. 1996;103:75–8. discussion 79-80.

[37] Shen SH, Huang KC, Tsai YH, Yang TY, Lee MS, Ueng SW, Hsu RW. Risk analysis for second hip fracture in patients after hip fracture surgery: a nationwide population-based study. J Am Med Dir Assoc. 2014;15(10):725–31. https://doi.org/10.1016/j. jamda.2014.05.010.

[38] Mak JC, Cameron ID, March LM, National Health and Medical Research Council. Evidence-based guidelines for the management of hip fractures in older persons:an update. Med J Aust. 2010;192(1):37–41. Review.

[39] Harwood RH, Sahota O, Gaynor K, et al. A randomised, controlled comparison of different calcium and vitamin D supplementation regimens in elderly women after hip fracture: the Nottingham Neck of Femur (NONOF) study. Age Ageing. 2004;33:45–51.

[40] Wells GA, Cranney A, Peterson J, et al. Alendronate for the primary and secondary prevention of osteoporotic fractures in postmenopausal women. Cochrane Database

Syst Rev. 2008;1:CD001155.

[41] Lyles KW, Colon-Emeric CS, Magaziner JS, et al. HORIZON recurrent fracture trial. Zoledronic acid and clinical fractures and mortality after hip fracture. N Engl J Med. 2007; 357:1799–809.

[42] Birks YF, Hildreth R, Campbell P, et al. Randomised controlled trial of hip protectors for the prevention of second hip fractures. Age Ageing. 2003;32:442–24.

[43] Magaziner J, Simonsick EM, Kashner TM, et al. Predictors of functional recovery one year following hospital discharge for hip fracture: a prospective study. J Gerontol. 1990; 45: 101–M107.

[44] Gruber-Baldini AL, Zimmerman S, Morrison RS, Grattan LM, Hebel JR, Dolan MM, Hawkes W, Magaziner J. Cognitive impairment in hip fracture patients: timing of detection and longitudinal followup. J Am Geriatr Soc. 2003; 51 (9):1227–36.

[45] Dy CJ, Dossous P-M, Ton QV, Hollenberg JP, Lorich DG, Lane JM. Does a multidisciplinary team decrease complications in male patients with hip fractures? Clin Orthop Relat Res. 2011;469(7):1919–24. https:// doi.org/10.1007/s11999-011-1825-y.

Nathan Kaplan　Stephen L. Kates　著

李　辰　译

概述

老年患者股骨近端骨折因各种原因带给社会巨大的负担。全球人口老龄化的速度在加快，随着年龄的增长，包括髋部骨折在内的脆性骨折发生率也在增加。与髋部骨折相关的发病率和死亡率来自于许多不同的因素，这些因素影响着髋部骨折患者的诊断、治疗和整体医疗服务。为了优化患者的治疗结果，将医疗成本降到最低，并减少与这些损伤相关的疾病负担，了解在形成自然演变过程、病理生理学和治疗策略中起作用的所有各种因素是很重要的。本章将总结与髋部骨折或有髋部骨折风险的住院患者的整体医疗服务相关的最新文献和循证建议，从而协助参与管理这些患者的所有卫生保健人员提供尽可能好的医疗服务。

（一）提高质量和安全的必要性：评估疾病负担

在老龄化人口中，髋部骨折是一个日益普遍的问题。这些损伤具有显著的高发病率、高死亡率和相关治疗费用高的特点 [1, 2]。随着人们寿命的增长，以及为了人们在以后几十年里过上更健康的生活，对疾病的功能预期将持续提高。

过去 20 年的全国住院患者样本比较报告得出了一致的预测，表明全世界范围髋部骨折的患病率（以及髋部骨折的治疗）预计在未来几年将继续增加 [3]。一些预测模型显示，骨质疏松相关的骨折（包括髋部骨折）正在增加，预计将持续增加，甚至在一些年龄组几乎翻倍 [4]。据估计，到 2040 年，美国每年髋部骨折的数量可能超过 50 万 [5]。虽然根据全球住院患者的区域抽样数据，髋部骨折发生率有很大的差异，而且美国的髋部骨折发病率似乎在下降，但某些人群仍然处于危险之中 [6]。这些高危人群最多见的年龄是 60 岁及以上，骨折发生率呈指数增长 [6]。随着年龄的增长，骨质疏松症、继发于相关并发症的频繁跌倒、功能性失代偿和多种药物使用等危险因素增加。随着人口进入 60 岁和 70 岁的比例越来越高，我们必须认识到，越来越多的骨折发生，除非能将危险因素降到最低，否则骨科治疗的需求将会很高。

这些损伤具有很高的发病率和死亡率。通过对 NSQIP 数据库的分析表明，对髋部骨折进行手术干预有很高的不良事件风险，而且所进行的手术类型会影响这些患者易发生的并发症 [7]。许多患者在髋部骨折后失去了功能独立性。高达 50% 的髋部骨折患者有行走障碍，而患者在日常移动和梳洗方面有更多的障碍 [8]。这可能导致对专业且昂贵的长期医疗服务需求的增加。由于长骨骨折和其后长时间卧床而引起的生理变化，包括慢性心脏和肺部疾病在内的医学并发症可能会急剧恶化。一年死亡率为 22%～29%。尽管自 20 世纪 80 年代后期以来住院患者的死亡率一直在下降，但年龄的增长和存在多种并发症都与较高的死亡率相关[9]。骨折后的 5 年死亡率仍高于基线水平[10]。

住院时间的延长以及医疗和功能需求的增加必然导致医疗体系和社会的高额费用。髋关节骨折的终生归因成本估计为 81 300 美元。从 2003—2010 年，以初次髋关节置换术作为髋部骨折治疗方式的出院平均住院费用稳步增长，预计将继续以与医疗成本和利用项目（healthcare cost and utilization project，HCUP）类似的方式增长。幸运的是，随着全国范围内更好的认知和医疗服务模式的实施，髋部骨折初次髋关节置换术后出院的平均住院时间稳定在 6.6 天左右，预计将继续减少[3]。有证据表明，通过在大型中心使用有效的医疗服务模式这种改变我们评估和治疗髋部骨折患者的方式，将这些成本降到最低[11]。

（二）医疗服务质量：回顾髋部骨折患者的治疗史

为了将现有医院系统和模式中对髋部骨折患者有效医疗服务的障碍最小化，我们必须首先评估过去和现在的医疗服务质量和标准。鉴于疾病负担日益加重，越来越多的数据和循证文献回顾了这些患者的治疗史，以及对更新、更全面和更精简的医疗服务模式的需要。在讨论医疗服务模式的未来之前，重要的是了解当前系统中需要改进的方面。髋部骨折患者的传统病史包括以下简单概述。

- 患者跌倒或有急性创伤，导致疼痛和无法行走。
- 患者在急诊被诊断为髋部骨折。
- 收入内科或骨科，对患者进行优化并实施手术。
- 骨折采取手术治疗。
- 患者经过治疗优化后出院。
- 出院被安排在家中或亚急性康复中心，这取决于治疗方法、损伤本身或限制患者自理能力的医学并发症所造成的功能限制。

这种传统医疗服务模式的每一步都有其自身的局限性和不足之处，可能和患者整体的患病率有关。

1. 急诊评估　通常情况下，受伤和急诊之间会有一段时间的延迟。一个独居的患者可能会在家摔倒，可能几小时到几天才被发现，这导致慢性疾病的恶化和新的并发症的出现，可能会造成进一步伤害，患者到达医院后也可能会延误治疗，从而影响治疗效果。这可能会使横纹肌溶解症发展继而造成肾脏损伤，长时间躺在同一位置会导致压疮性溃疡、脱水、禁食[2]。并发症可因出血、脱水和不服用紧急药物而急剧恶化。精神状态改变可能会进一步限制对必要医疗服务的依从性。

一旦患者获得紧急医疗救护，他们通常会主诉腹股沟或大腿疼痛，并且由于受伤的创伤性质，他们需要在救护车中使用背板或担架将其运送到急诊室。到达急诊科后，患者就进入了分诊过程，根据医学上的并发症或伴随的损伤，患者通常会在急诊科停留很长一段时间，那里的管理可能不够充分，从而进一步延误最终的确定性治疗。

在这个医疗保健系统中，急诊部人满为患已成为全国性的问题。在繁忙的医院环境中，髋部骨折患者在急诊室花费的时间可能在 4.5 小时或更长，平均起来比其他通过急诊住院的患者要长[12]。通常，忙碌的环境会导致医疗和外科治疗的进一步混乱和延误，因为这些患者在没有其他伤害的情况下通常会被划分到较低的医疗服务级别，在人手不足的紧急情况下可能会被忽略。此外，一旦确诊髋部骨折，潜在的住院服务之间的冲突可能会进一步延迟适当的治疗。

为了纠正这种情况，必须由医师进行髋部骨折患者的检查和评估，医师可以通过以问题为中心的病史和体格检查进行适当的诊断。通过患者的医疗记录了解其完整的内科和外科病史、来自其家庭的信息和患者自己的回忆，都必须进行了解，以优化和改善任何并发症。如果不延迟手术治疗的话，有一些证据可以支持老年人的综合评估[13]。任何可能导致伤害或因伤害而发展的急性疾病必须得到适当诊断并制订相应的治疗计划。社会史有助于明确手术干预的益处、术后功能期望和制订最终的出院计划。在此医疗服务过程的早期，必须明确并确立医疗服务的预先指导和目标。同样，在美国大多数主要医疗中心繁忙的急诊室环境中，急诊医师通常不处理这些步骤，并且已经开发出新的医疗服务模式来帮助促进和改善这一过程。

2. 入院与术前评估 一旦患者被诊断为骨折，就必须确定入院的类型。通常情况下，这是一个发生冲突的时刻，收入内科还是骨科。已经建立的医疗服务模式有着严格的入院标准，有助于在患者的医疗服务中促进这一步骤，并有助于减少患者在拥挤的急诊室花费的时间。

不管入院情况如何，都要为手术做准备。一般来说，这是指术前评估，以改善任何不稳定的医学并发症，以尽量减少术中和术后并发症的风险。这里的挑战就是及时完成这项任务。再次提出，在这个阶段，预先建立的医疗服务模式可能有益于协调必要的团队之间的医疗服务，以安全地为患者准备手术。已证明跨学科医疗服务模式能达到最佳效果[14]，这些医疗服务团队通常由骨科医师、初级医疗服务医师、老年或内科医师及麻醉师组成[14]，这种方法不仅可以减少术前的延迟，而且可以减少术前不必要的检查（弗里德曼质量管理和程序驱动的医疗服务）[11, 15, 16]。

术前必须解决的医学问题包括精神状态、标准实验室检查和任何异常情况（包括贫血、任何凝血障碍）、术前心脏评估、肺评估以及围术期必须服用的任何慢性药物。这些问题将在本章稍后详细讨论。患者家属、监护人或其他医疗决策者以及社会工作团队的早期参与不仅有助于协调手术计划，而且有助于为预期的术后疗程做好有效准备。

一旦在术前患者已经状态最佳，并且麻醉团队对进行手术表示满意，则手术团队必须准备好进行手术。这是另一个可能出现延误的阶段，特别是在手术室，其他紧急病例可能优先于这些患者，他们通常被归类为不太紧急的病例。目前的文献表明，短期、中期和长期的结果与骨折修复的时机有关[17]。已经表明，尽管对死亡率的长期影响尚不清楚，并且报告相互矛盾，在 24 小时内进行手术会影响术后疼痛评分、住院时间、活动能力和住院死亡率[5, 18-22]。应尽快进行手术，并应选择最佳的固定方式，使患者术后能够负重。一旦手术完成，患者就应该转入病房。

3. 术后医疗服务 手术后，医疗服务的重点从时机转为预防。术后阶段的目标是防止并发症和任何因损伤和手术干预而引起的长期残疾。要解决的主要问题是术后疼痛控制、感染预防、伤口医疗服务、血栓预防、营养、康复和稳定控制任何急性医学问题以及维持慢性医学并发症。

患者通常会继续住院几天，以确定镇痛方案，使得患者最大限度地提高活动能力和参与康复的能力。在此期间，由多学科医疗服务团队确定安全处置计划，一旦患者在医疗上安全，就将其送往适合患者医疗服务水平的机构。物理治疗师和社会工作团队合作确定这种医疗服务水平，急性后医疗服务的选择通常包括出院（单独或与家人或监护人一起）、急性康复或熟练的亚急性康复医疗服务设施。正是在这一时期，有了有效的医疗服务模式和多学科团队，患者才能获得最佳的治疗效果。

（三）传统模式的替代方案：其他医疗服务模式

传统的模式是，一种服务作为主导服务，另一种提供会诊，只有当上述所有流程一起工作时才是有效的方案。如果大型医疗中心没有适当的规划，这可能难以协调。通过将参与老年骨折住院和治疗的多个医疗服务团队聚集在一起，并规划如何最有效地利用资源和人力来简化这些损伤患者的诊断、入院和治疗过程，开发了新的医疗服务模式[23]。

1. 封闭式医保模式（Closed Panel HMO）这种医疗服务模式创建于 20 世纪 70 年代初，是通过与同意以成本效益更高和标准化的形式提供医疗服务的各种保健提供者和组织签订合同，降低提供福利的成本和提高医疗服务质量的一种技术。医疗服务通常由患者的初级医疗服务提供者（primary care provider, PCP）或初级医疗服务团队协调，应专家的要求或在初级医疗服务团队的咨询下进行。

在这个模式中，髋部骨折的患者在患者健康管理组织批准的指定机构接受住院治疗。在被诊断出骨折后，住院医师将请骨科医师会诊，然后在进行手术之前专注于优化内科情况。患者将接受手术，术后医疗服务将主要由住院医师指导。典型的出院计划是在安全的医疗后转到卫生保健部门批准的康复机构。随后的医疗服务由卫生保健部门指定。

很少有研究特别针对老年骨折医疗服务评估该模式。一项小型研究报告将医保患者和有偿服务髋部骨折患者的 1 年后功能恢复和行走改善情况进行了对比[24]。此医疗服务模式是系统的一个示例，该系统已被开发用于标准化医疗服务，不仅对老年骨折患者，而且对组织内的住院患者进行标准化医疗服务，以尽量减少不良事件，降低成本，并使结果最大化。

2. 综合医疗服务　这种医疗服务模式也采用了多学科方法，通过标准化来加快医疗服务速度。它的重点是通过急诊科快速入院，为了手术快速且安全地优化患者。

患者在急诊室进入"快速通道"来评估医疗稳定性。在老年科医师、内科医师或住院医师的会诊下，患者在骨科就诊和入院，以便进行内科优化。其目的是获得一个完整的术前评估，并稳定患者的活动性内科问题，同时为早期手术做准备（24 小时内）。这样可以进行有效的医学风险分层，以协助麻醉师提供安全的麻醉，同时最大限度地减少不必要的和耗时的术前评估。术后，患者的医疗服务由内科和外科团队负责。这样可以有效地监测和管理病房内可能出现的任何术后并发症。在没有并发症的情况下，社工和物理治疗团队的早期出院计划可以缩短术后住院时间，并提前转移到适当的机构，为患者开始提供所需水平的康复医疗服务。

总的来说，已经证明骨科－老年科共管模式可以明显改善死亡率[25]。更多最近的证据表明，共管模式在改善某些结局指标方面是有效的，包括在住院时间、30 天再入院、再手术和医疗服务费用方面都有所改善[16, 26, 27]。其他研究表明，这种模式可以减少手术时间和住院死亡率[15]。已证明对内科并发症的治疗也得到了改善，降低了心脏并发症、血栓栓塞、谵妄和感染的发生率[11]。尽管目前的证据表明共管模式可以有效提高老年髋部骨折患者的医疗服务质量，但仍需要进行更多的高质量的研究将该模式与其他传统模式进行比较。

尽管有证据支持使用跨学科、共同管理的医疗服务模式，但在实施方面仍存在阻力[28]。它需要参与医疗服务的各个部门之间的合作，参与治疗的医师之间的合作，以及管理人员的努力，以重组住院部，改变报销模式，并与医师协调，以进一步应对变化，改善对患者的医疗服务[28]。

（四）实施改革：涉及的角色和合作需求

在实施新的医疗服务模式时，需要几个角色，影响者和提供者共同努力以改变传统模式。每个参与患者医疗服务的人，从指挥者到实施者，都必须在各自的岗位上团结一致地工作，以改进医疗服务工作。执行的一些障碍包括缺乏领导、与执行相关的成本和相互竞争的利益[28]。了解参与者和他们扮演的角色可以帮助促进团队实施方法，并有望克服其中的一些障碍。

1. 管理者的角色　在实施变革时，最重要的角色之一就是医院管理[2]。这一角色是平衡医疗保健的医疗成本和质量这两种驱动力（通常是对立的）的关键。这不仅需要了解确定医疗费用所涉及的经济因素，而且管理者必须了解医疗质量的基本知识，包括如何以全面的方式向越来越多有更复杂医疗需求的患者提供医疗服务[2]。

从经济角度来看，美国的影响力正在发生变化。《平价医疗法案》给医院施加了更大的压力，要求它们降低成本。负责报销的支付者也在努力削减成本，同时也为高质量医疗服务的医院和提供者采购。管理者必须努力确定影响这一价值体系的因素，并推动质量改进措施，以帮助降低成本，同时将对患者医疗服务的影响降至最低。

管理员在与为患者提供医疗服务的医师合作中发挥重要作用。通过提供医疗服务并不断观察和协调医疗服务团队其他成员（医疗服务人员、治疗师等）的医师，管理人员可以与之共同创造并实现愿景或蓝图。医师制订愿景，管理员协助开发业务模型，该业务模型可以以最经济高效的方式实施和维持任何改变[2]。

精益原则，最初源于丰田生产系统，最近被用于改善医疗保健，并被证明在关节置换和髋部骨折服务的发展中都是有效的[16, 29]。主管部门可以利用这些原则与医师合作，制订一个计划，可以提交给医院董事会和更多的高级管理人员，以提供一个连贯而全面的计划，以每个人都能理解的方式最大化对所有相关方的重要的价值。

2. 医师的角色　医师为患者提供医疗服务，同时尽量减少不良事件，提高患者满意度。医师与护士、治疗师、社会工作者、营养学家和技术人员互动，提供高质量的医疗服务。医师了解病情，可以为患者提供适当而完整的医疗必需服务。最重要的是，通过每天提供医疗服务，医师敏锐地意识到了效率低下的问题，可以通过最经济有效的方式来提升这种全面医疗服务的效率。精益原则有助于找出医疗错误、出院延误、门诊等待时间、手术室浪费及其他导致患者伤害的医疗缺陷的原因。

一旦发现浪费的问题，医疗团队就必须解决当前问题，并创建一个理想的方案，将浪费降到最低[29]。然后，医师将方案提交给主管部门，后者必须与医师合作将计划提交给医院董事会，以便获得实施计划所需的资源。根据所处理的实践范围，这通常需要向多个级别的管理层进行演示以获得批准。同样，医师和管理者之间的协作是必要的，因为这些演示必须以管理者能够理解和同意的方式进行。这涉及使用一个简单的商业计划书，尽量减少医学语言，并聚焦于拟议重组的问题解决的本质[2]。

使用本章后面讨论的循证实践原则，医师能够为患者提供最好的医疗服务，不仅使患者满意度最大，而且使患者的临床结果最大化。在老年骨折的情况下，医师必须协调治疗方案，以确保功能恢复，同时避免在这种高危人群中发生不良事件。

3. 护士的角色　护士为患者提供大量的护理，并充当患者和医师之间的直接沟通渠道。他们直接为患者提供护理、执行医嘱、满足患者的需求，并通过与医师的沟通促进这些需求的获得。旧的通信方法，如寻呼机，通过使用电子病历得到了增强。护士协调跨学科的查房，包括物理治疗师、社会工作者、中级执业医师、不定期会诊的医师，以确定患者的需要，并确保他们得到适当的解决。如果没有，他们就负责向中级提供者或医师传达这些需求。通常，护士是参与老年患者护理的主要沟通点，如家庭、监护人、朋友、卫生保健代理人和其他医疗决策者。

护士必须能够识别骨科老年患者的医疗、社会和心理需求。通常，为这些老年患者提供全面的护理是困难的。因此，有人建议安排专门的护理岗位，对护士进行专门的培训，使其能与这些患者一起工作。除标准护理外，他们还应接受特殊能力的培训，如防坠落、术后负重、搬运、床上活动、特殊设备、营养、肠道、膀胱、疼痛管理、皮肤护理和精神状态变化监测。

美国护士协会在美国国家护理质量指标数据库（NDNQI）中创建了一个在线资源，它通过将特定医院的质量数据与国家、地区和州的质量数据进行比较，作为服务质量的在线测量[30]。NDNQI 是规范和优化护理质量的一种手段。在线还有一些护理教育资源，包括由纽约大学护理学院所创立的为了提高对于老年患者的护理技能的在线学习渠道——针对健康系统老人的护士护理能力提高项目（NICHE）。在建立和重塑老年骨折护理的医院护理模型和系统时，将这些在线资源视为护理人员改进护理的工具是很重要的。

4. 治疗师的角色　物理和职业治疗师是团队中必不可少的成员，他们与患者一起工作，以确保从术后即刻到康复过程完成期间的功能独立性。治疗师和医师之间通过使用电子记录、跨学科团队和直接互动进行的交流是至关重要的。为了制订出院计划、门诊康复及对未来康复和独立性的期望，必须制订特殊的说明，如负重状态、活动时间及所有的预防措施。

治疗必须因人而异，老年患者也不例外。根据医学并发症、精神状态和认知、整体身体健康和能力，每个老年患者对各种提示和对提示的反应可能不同。因此，专注于照顾这些患者的治疗团队可能要更好地理解每个患者的独特需求和克服康复障碍的最佳方法。治疗师应该让家庭成员接受培训和教育，因为照护人员在老年骨折患者出院后的护理中是不可或缺的。将治疗计划安排在患者的照护人员可以有时间参加的一天中是有帮助的。

正如外科医师选择正确的手术为早期活动提供稳定性一样，治疗团队必须专注于术后立即让患者离床。物理和职业治疗师应尽早在术后第 1 天对患者进行评估。在没有治疗师的情况下，护士和护理技术人员可以让患者及早和频繁地移动和活动。

一旦确定了每个患者的功能需求，治疗师就将在制订出院计划方面发挥关键作用。患者作为门诊患者可能需要的任何特殊设备，如辅助移动设备、升降机、床、便桶或入口坡道，应告知护理人员和社会工作者，以便作出适当

安排，在患者出院后立即将这些物品提供给患者。如果治疗师认为患者的独立程度不足以安全地出院，则必须在住院期间及早通知社会工作团队以寻求替代的出院计划。

5. 中层医疗服务人员的角色　中层医疗服务人员包括医师助理和专业护理人员，他们直接与医师共同提供服务，或在医师的监督下提供服务 (取决于提供服务的州所制定的规则)。他们通过分担临床工作来帮助医师，包括日常查房、医疗评估、护理协调、出院计划、检查随访和患者入院时的初步评估。

在老年骨折护理中，中层医疗服务人员需要完成一些耗时的工作，如病史、体格检查、入院单录入、医疗调解、与家属和照护人员沟通等，这对老年骨折患者的治疗至关重要，因为这些患者经常进入具有复杂医疗背景的骨科手术团队。在许多中心，中层医疗服务人员负责监督患者的日常护理，并在整个住院期间协调各种服务。通过在老年骨折护理方面的专门培训，中层医疗服务人员关注这些患者的特殊需要。

（五）治疗因素：在医学上优化患者以获得最佳的手术结果

对髋部骨折患者的全面护理的基础是对医学并发症、危险因素、药物治疗和不良事件预防的管理。有大量文献可以帮助内外科医师优化老年人以获得最佳效果。

一、术前注意事项

抗凝和凝血的管理

术前用药调整和综合评估必须包括对使用抗凝药物的患者的评估，因为这些抗凝药物必须在围术期得到适当地管理，以减少骨折本身或手术造成的失血，同时也要防止并发症的恶化。这些患者有许多与年龄和患病率高度相关的疾病。医学诊断包括房颤、脑血管事件、需要介入治疗的冠状动脉疾病，以及其他慢性疾

病，通常需要使用许多新老治疗药物中的一种来处理。一般来说，大多数外科医师和老年病医师认为出血和贫血的风险大于继续使用这些药物作为医疗预防的风险。因此，任何参与治疗的内科医师都必须了解常用药物的拮抗特性和治疗方案。

长期使用华法林治疗的患者治疗尚不清楚。华法林是一种维生素 K 拮抗药，可干扰负责凝血级联反应的蛋白质因子的合成，合成的维生素 K 化合物或通过提供新鲜冰冻血浆来代替凝血因子本身可以逆转这种相互作用。凝血酶原时间 /INR 水平应作为髋部骨折患者标准入院实验室检查的一部分，大多数外科医师同意将 INR 为 1.5 作为手术进行的阈值。用维生素 K 和新鲜冰冻血浆逆转华法林已被证明既安全又有效，与等待观察相比，缩短了术前干预的时间 [31-33]。因此，大多数医师同意，对于 INR 升高的患者，华法林应该逆转，以尽量缩短术前准备时间 [34]。

PROSPECT 研究是一项评估围术期使用依诺肝素代替口服抗凝药的前瞻性队列研究，表明在小手术和大手术中均具有较低的出血风险和较高的安全性 [35]。任何围术期血栓事件的高危患者，如机械心脏瓣膜患者、CHADS2 评分升高的房颤患者、近期发生血栓栓塞事件的患者、术前正在进行慢性抗凝治疗的患者，围术期应每日使用依诺肝素桥接治疗 [36]。

在髋部骨折患者的特定情况下，尚未对包括因子Ⅹa 抑制药和直接凝血酶抑制药在内的新型药物进行很好的研究。然而，共识似乎支持在包括髋部骨折手术在内的大手术之前停止任何抗凝治疗。在使用这些药物治疗患者时，需要考虑一些普遍原则，他们的半衰期比华法林短，并且起效时间在 2 小时内。目前，对于阿加托班和达比加群等直接凝血酶抑制药，在肾功能正常的患者中，根据 14～17 小时的半衰期估计，术前停药 48 小时应该足够充分。对于Ⅹa 因子抑制药，利伐沙班和阿哌沙班，推荐使用相同的方法 [37]。对于肾功能受损的患者，等待期可能需要延长。这些药物目前没有已知的逆转疗法。

二、心肺功能评估

患者在进行骨科手术时，有发生心肺事件的风险。术前心脏评估对于任何可预防或可改变的危险因素的评估是至关重要的，这些危险因素在术前可以通过医疗干预加以控制。然而，评估必须在术前医学检查最小化的前提下进行，以避免不必要的延误。美国心脏病学院（ACC）和美国心脏协会（AHA）已经成立了一个工作组来制订评估和治疗围术期心脏事件风险患者的实践指南 [38]。

评估应从全面的病史和体格检查开始。应了解和评估心脏疾病史，包括任何慢性病或最近的检查。不稳定性冠心病、失代偿性心力衰竭或严重心律失常 / 瓣膜病通常需要在麻醉或任何术前进行进一步评估和治疗。无须近期的门诊心脏评估，就可以评估功能状态（基于代谢当量或 METs）（ACC/AHA 指南）[38]。功能差或有症状的患者应接受更详细地评估。一般来说，骨科手术通常被认为是中度到高风险的手术 [38]。

所有老年骨折患者都应进行心电图检查。对于不稳定性心脏病的任何相关特征，应通过心脏科会诊和相关检查（如超声心动图、负荷试验）进一步评估。这些检查不应常规进行，因为它们可能导致不需要进一步评估的患者延迟手术治疗 [38]。

术前肺部评估包括胸部 X 线检查，以评估可能导致并发症的急性心肺进程。然而，术前对肺部疾病的干预可能是有限的，但任何有关感染的问题都应采用适当的抗生素治疗。支气管扩张药或类固醇可用于反应性气道，但由于肾上腺素对心脏功能有影响，应谨慎使用。

内科和老年病专家的早期参与将有助于加快评估和治疗，以及任何可能需要的进一步评估。

三、贫血和输血

入院时进行的术前化验还应包括血红蛋白和红细胞压积水平，因为低于 12 的血红蛋白水平已被证明是围术期心脏事件的危险因素。在接受髋部骨折修复手术的心血管患者中，输注触发试验评估了有心血管疾病或危险因素的髋部骨折患者围术期最佳输注阈值[39]。通过比较自由阈值和限制阈值，本研究显示了相似的住院冠状动脉综合征和死亡率，以及贫血症状的综合终点。该研究的限制性阈值是血红蛋白水平低于 8g/dl 或出现胸痛、直立性低血压、无反应性心动过速、充血性心力衰竭等症状[39]。最近对类似研究的一篇 Cochrane 综述证明了这些结果的一致性[40]。

临床医师必须记住，血红蛋白水平在术前根据患者的水合状态而变化。大多数髋部骨折患者在急诊时处于脱水状态，由于脱水导致血红蛋白水平在血液浓缩状态下被认为升高。Kumar 等建议对入院时血红蛋白低于 12.0g/dl 的患者，在术前立即复查血红蛋白水平，以评估液体复苏对血红蛋白水平的影响，并将发生心脏事件的风险降到最低[41]。

然后应密切监测血红蛋白水平及贫血的临床指标，如体格检查和生命体征，以最大限度地降低发病率。以上建议适用于术后贫血的治疗。

四、β 受体阻滞药

术前使用 β 受体阻滞药一直是一个有争议的话题，文献报道的结果各不相同。在最近的 ACC/AHA 指南更新中，对围术期 β 受体阻滞药的作用进行了系统地评估[38]。综述的结论表明，β 受体阻滞药在非心脏手术的 1 天或更短时间内开始有助于预防非致命性心肌梗死，但会增加脑血管事件、低血压和心动过缓的风险[42]。指南建议长期服用 β 受体阻滞药的患者应继续服用 β 受体阻滞药，并建议无论何时开始服用 β 受体阻滞药，均应根据临床情况指导长期使用 β 受体阻滞药。建议患有中度或高风险心肌缺血，或具有 3 个或更多 RCRI 危险因素的患者在术前开始使用 β 受体阻滞药可能是合理的。指南建议不要在手术当天开始使用 β 受体阻滞药（ACC/AHA 指南）[38]。概要指出，系统回顾发现证据存在很大冲突，因此需要更好的研究以提供更加可信的建议。

五、围术期补液

大多数髋部骨折的患者在急诊时处于脱水状态。脱水可能是跌倒的潜在医学原因，也可能是跌倒事件的继发性医疗并发症，这是由于患者在家属或急救人员发现之前长时间躺在地上而造成。液体复苏应在就诊时立即开始，基础代谢化学指标可评估血清电解质浓度、血清肌酐和血尿素氮水平，以量化水合状态。必须根据临床判断来输注液体，因为复苏不足和过度会导致器官功能障碍。目前的文献综述表明胶体相比晶体输注并无益处[43]。任何液体平衡的异常都必须在术前评估和适当的复苏措施中进行诊断，以尽量减少术后并发症的发生。

六、手术注意事项

麻醉

髋部骨折手术麻醉有多种选择。局部麻醉、脊髓麻醉、硬膜外麻醉和全身麻醉都是可能的麻醉方案。总的来说，目前的文献支持在髋部骨折患者中局部麻醉优于全身麻醉[22]。研究表明，脊髓、硬膜外和局部镇痛可减少肺部并发症，降低深静脉血栓形成的发生率，减少术中出血量、术后谵妄、骨科手术的整体住院和早期死亡率[44-46]。除了减少老年髋部骨折手术中的这些并发症外，一篇综述还报道了减少心肌梗死的趋势[47]。

尽管预后提示脊髓神经轴索麻醉是安全的，至少就短期预后而言，这并非没有风险。尤其值得关注的是在进行脊髓或硬膜外麻醉时出血和血肿形成的风险。老年患者通常因各种医学并发症而接受长期抗凝治疗，使他们面临这种并发症的风险。血肿是一种严重的并发症，通常需要紧急的手术减压。很少有文献报道心脏骤停和其他神经系统并发症，包括马尾综合征、周围神经病变。低血压、心动过缓和包括脑卒中在内的中枢神经系统事件与脊髓麻醉有关[48, 49]。

周围神经阻滞区域麻醉可作为术前和术后疼痛处理的有效方法。无论选择何种手术麻醉，单次注射、持续外周神经阻滞或间隔阻滞均有助于减少阿片类药物的使用，从而减少围术期阿片类药物相关的不良反应[46, 50]。评价外周阻滞最佳方式的研究通常质量较差，但文献回顾表明，闭孔神经和股外侧皮神经阻滞联合应用似乎是改善急性术后疼痛的最有效方法，髂筋膜阻滞与术后谵妄的关系最小[51]。局部麻醉有助于最大限度地减少髋关节骨折患者围术期并发症的发生，因此应当推荐在髋部骨折的患者中使用。

如果某一种麻醉方式缺乏明确的益处，每个病例都必须单独处理，麻醉小组必须根据患者情况和并发症决定最合适的方法[52, 53]。

七、血液和液体管理

正如术前液体状态应在术前得到优化一样，术后必须即刻平衡适当的摄入和排出。老年科医师、会诊医师可以帮助维持围术期足够的水合作用，但是对于医疗团队的所有成员来说，重要的是要能够解读可以表明水合作用过度或不足的一般参数。除了日常的实验室检查和化学分析外，还应监控摄入 / 排出。在没有利尿药使用的情况下，患者在外科病房恢复和康复时，以 30～35ml/h 或 8 小时内 250ml 为最低目标[2]。液体的维持和平衡对于最大限度的恢复功能至关重要。

术前和术后血红蛋白水平与较短的住院时间、较低的死亡率和较低的再入院率相关[41, 54]。正如本章前面所讨论的，更多的限制性和保守

性输血指征在文献中更受青睐[39, 40]。维持围术期血红蛋白水平在 8g/dl 以上是目前推荐的输血临界值。使用这一阈值可以将输血和过度利用日益稀缺的血液制品资源的风险降到最低。

八、术后注意事项

疼痛管理

在这一人群中，疼痛管理是非常具有挑战性的，但同时，充分管理老年人的不适是至关重要的，因为术后疼痛管理不当与预后之间有着明确的联系。较长的住院时间、活动性降低和术后物理治疗的依从性差可导致功能恢复困难和并发症增加[55]。此外，在潜在的痴呆背景下，由于认知障碍，这类人群的疼痛管理可能是困难的。老年人可能无法有效地表达他们正在经受的疼痛程度，并且医护人员通常对使用麻醉药品和其他镇静药物持谨慎态度，因为担心先前存在的认知缺陷会急剧恶化。由于这些原因，必须特别考虑老年髋部骨折患者的疼痛管理。

从入院到出院，有几种治疗疼痛的方法可供患者选择。通过口服或肠外途径给予阿片类镇痛药物是有效的。在老年人中使用阿片类药物时，应特别注意尽量减少术后谵妄的发生。在一些研究中，静脉注射阿片类镇痛药与发生谵妄的风险增加有关[56]。其他研究表明，除了哌替啶外，不同阿片类药物配方的认知结果没有差异，而哌替啶与认知结果有明显的相关性[13, 57]。事实表明，使用患者控制的镇痛系统（patient-controlled analgesia, PCA）可以抵消这种风险的增加，该系统允许患者特定地静脉内和硬膜外给予阿片类药物[58, 59]。不幸的是，认知储备和痴呆会限制患者处理静脉 PCA 的能力。此外，由于潜在的并发症，以这种方式使用阿片类药物需要缓慢滴定，因为患者易发生呼吸抑制。疼痛必须得到充分的控制，研究表明，明智而审慎地使用阿片类药物和对疼痛的治疗不足 / 过度可能导致谵妄增加[60]。因此，阿片类药物的使用需要密切监测滴定到有效的镇痛

水平，同时能允许患者持续参与康复计划。

此外，术前或术中开始的区域性周围神经阻滞和局部间隔阻滞有助于尽量减少阿片类药物的需求及其不良反应。外周阻滞已被证明是治疗髋部骨折的有效方法，可以采取一次性注射，也可以采用能在病房继续使用的导管[61, 62]。如本章前面所述，局部神经阻滞和间隔阻滞最有效的使用之一就是在急诊入院时提供骨折的初始疼痛管理[62]。

随着镇痛需求在整个康复过程中的减少，静脉和局部镇痛的过渡是必要的，应采用多种口服镇痛方法来控制疼痛[22]。再次，为了尽量减少阿片类药物的使用，应考虑使用非阿片类的镇痛药以减少需求，同时优化疼痛控制。非甾体类抗炎药和对乙酰氨基酚的使用可增强阿片类药物的作用[63]。这些药物本身具有不良反应，考虑到老年人群中的多种药物的风险，需要密切监测。AGS Beers 标准是一个有用的工具，用于识别潜在的危险药物和相互作用，以减少术后使用多模式镇痛方法时的不良药物相关事件[64]。

一般而言，髋部骨折的老年患者的镇痛应以多种方式进行，每个患者应根据其疼痛阈值和生理状况进行个体化处理。在急诊科应立即开始对骨折和手术疼痛进行适当的治疗，并应制订一份术后镇痛计划，在患者恢复期间进行调整。

九、压疮的预防

对于髋部骨折的老年患者来说，压疮会对其功能恢复造成严重的影响。从疼痛加重到感染，压疮和皮肤破裂的发展使患者不得不延长住院时间，接受进一步手术，并可能增加死亡风险。入院时进行从头到脚的皮肤检查，记录任何危险区域，应作为入院体检的一部分。预测工具可以帮助识别这些区域，并根据感觉、活动、营养水平、水分、流动性和其他力量评估风险。Norton 量表和 Braden 量表是两种可以

评估风险的工具[2]。当患者卧床休息时，频繁的翻身和变换体位可以减轻这些部位压力。应避免如长筒袜、背带、紧身的衣服、长袍及湿布等产生压力的来源。一旦骨折接受手术治疗，应大力鼓励活动和走动。当风险很高时，预防压疮的形成是最重要的，因为一旦压疮发展，治疗是困难的。

压疮一旦形成，其治疗策略将是多种多样且有争议的。首先要做的是压疮的分期。基于溃疡厚度和深度的 Braden 量表用于此目的。一旦确定了溃疡的厚度和分期，就可以开始治疗，通常是多模式治疗。过去，经常使用各种不同的溶液、乳霜、乳液、软膏和各种成分的伤口护理来帮助伤口愈合。文献中关于手术治疗压疮的观点是有争议的[65]，低压接触面和床垫的益处并不确定。营养状况在伤口愈合中起着重要作用，因此应进行优化以使压疮愈合[66]。在许多医院中，由护士或骨科团队成员组成的伤口护理团队或服务机构可以协助压疮的日常管理。预防是对这种由于活动减少造成的并发症的最重要的干预，对高度怀疑有压疮发生的患者，仔细地监测这种危险的并发症有助于预防更坏的结果。

十、血栓的预防

血栓栓塞事件是老年髋部骨折患者发病和死亡的重要原因，因为长骨骨折患者活动能力受损，根据 Virchow 三角的原理，为血栓形成创造了一个生理环境。最近的评估表明，在髋关节手术后的第 7～14 天，有症状的 DVT 发生率为 1.8%，PE 为 1.0%[67]。指南和建议已经回顾了大量关于血栓预防的文献，但在最佳药物和方法上存在分歧。

物理预防手段已证明在预防 DVT 方面取得了成功，但存在风险。序贯压缩装置降低了 DVT 和 PE 的发生率，但也可能导致皮肤损坏和顺应性问题[68]。如果活动是康复治疗的一个重要组成部分时，把患者拴在床上 SCD 管道可

能加重谵妄的症状。如果术后可以采取其他抗凝措施，目前不建议常规使用弹力袜。没有证据支持使用弹力袜[69]。除其他术后并发症外，早期手术和下地活动已证明在减少血栓形成方面是有效的[70]。虽然这些研究在证明机械预防的益处方面显示了不一致的结果和有缺陷的方法，但有足够的证据表明，序贯压缩装置和早期活动可作为药理学预防的重要辅助手段。

美国胸科医师学会（American College of Chest Physicians）2012 年发布的预防髋部骨折患者静脉血栓栓塞的指南目前推荐使用以下药物之一来预防 DVT：低分子量肝素、磺达肝癸钠、低剂量普通肝素、维生素 K 拮抗药、阿司匹林、间歇性气动腿部压缩[67]。它们目前支持低分子量肝素作为药物预防的首选药物。AAOS 的髋部骨折临床实践指南支持这些建议，并对髋部骨折患者使用 VTE 预防提出了温和的建议[22]。

肝素作为一种有效的预防手段已使用多年。许多研究已经重现了高质量的结果，证实了血栓事件发生率减少[68, 70, 71]。医护人员在使用这些药物时应监测出血事件和血肿风险的增加。低分子量肝素可以每天 1 次皮下注射，目前比许多可用的替代品价格更高。普通肝素可以每天 3 次皮下注射，价格便宜，并且在发生出血事件时可以通过药理学迅速逆转。肝素还具有肝素诱发的血小板减少症的风险，因此，在进行预防时应动态监测患者血小板计数。这些药物在预防血栓形成方面的成功证明了它们不仅在骨科手术中被广泛使用，而且在其他高凝状态下也被广泛用于预防血栓形成。

维生素 K 拮抗药华法林是 DVT 预防的廉价选择，然而，它在该人群中的使用有几个值得关注的问题。首先，起效慢，半衰期长，尽管这使它易于服用，但其依赖患者的新陈代谢，需要经常进行监测，并需要昂贵且不便的实验室检查（凝血酶原时间和 INR）以及剂量变化。对于有血栓栓塞事件高风险的患者，可能需要进行桥接预防而将华法林剂量滴定至治疗性

INR 水平。超治疗水平可使易发生跌倒和受伤的患者发生出血事件的风险增加。华法林的好处是在出血或需要进一步手术的情况下，口服或静脉注射维生素 K 很容易逆转。

较新的药物，Xa 因子抑制药和直接凝血酶抑制药，在骨科手术中已显示出预防血栓形成的前景，但不一定在髋部骨折的特定环境下。然而，皮下注射的磺达肝癸钠在髋部骨折手术后显示了有效性[72, 73]。与低分子量肝素一样，这些药物对老年患者来说操作起来很麻烦，而且比其他可用的药物贵。最近开发的口服药物，如利伐沙班和阿哌沙班，已经证明了安全性和有效性，但目前在美国还没有被批准用于下肢骨折后的预防[74]。不幸的是，许多这类药物都是在关节置换术的背景下研究的，需要进一步研究它们在下肢骨折中的应用。在这些患者中，口服途径是首选的，而且这些药物不需要像其他口服制剂华法林一样频繁的实验室检查和监测。不幸的是，目前还没有这些药物的逆转剂。

阿司匹林在预防髋部骨折方面效果较差。与安慰剂和上述药物相比，血栓形成的发生率相似或更高，但没有证据表明出血并发症的减少[75-77]。目前不建议将其作为预防 DVT 的唯一药物，但可以与其他方法联合使用。

通常，除非存在严重禁忌，否则任何下肢骨折患者均应使用 DVT 预防措施。应使用机械和（或）药理学方法，尽量减少血栓形成或随后栓塞的严重并发症。

十一、营养

充足的营养是髋部骨折愈合和康复的重要组成部分，也是老年患者总体健康和福祉的重要组成部分。营养不良的患者髋部骨折后的结果随着术后补充营养物质而改善。一般来说，营养不良并承受此类损伤的患者情况较差。营养不良已被证明是髋部骨折的一个危险因素，因此，许多患者到院时即处于营养不良状态[78, 79]。Cochrane 文献回顾虽没有足够的证据表明对髋

部骨折患者需要补充营养，但对蛋白质和能量补充有一定的支持[80]。

用于初步检查营养不良的一部分筛查不能像全面的营养评估那样可靠地确定高危患者[81]。血清电解质和白蛋白水平可能提示潜在的营养不良，应作为对老年患者初步实验室评估的一部分。通过早期综合营养评估和咨询营养学家（作为多学科诊疗团队的一部分）来优化营养可以改善结果。

十二、康复与负重

老年髋部骨折的治疗重点应放在功能恢复上。为了尽量减少这些损伤的不良后果，应重视早期手术和入院后的活动性，因为这些患者中有50%不会恢复到伤前的活动状态[82]。手术治疗应使患者在手术后立即负重，并允许走动。由于固定失败和骨不连比例低且翻修率低，股骨转子间和股骨颈骨折固定后即刻负重已被证明是安全的[83]。早期负重不仅可以降低手术并发症的发生率，而且可以改善长期的功能表现，提高生存率[20, 84, 85]。术后第1天应由病房的住院理疗团队对患者进行检查，以开始康复并预计出院需求。

康复过程中主要限制患者的因素是认知功能，治疗应根据患者的认知状况针对性地进行[86-88]。有助于髋部骨折康复的其他因素包括年龄、医学并发症、髋部疼痛、不良的自我健康状况评定，以及曾从事有声望的工作[86]。通常，患者由于害怕摔倒而限制自己，这会导致其在全面康复过程中收益减少[89]。在规划每个患者的康复疗程时，必须考虑这些因素。

经过长期的、延长的物理治疗计划，受伤后的残疾和身体机能的下降是最低的[90]。虽然许多年老体弱的髋部骨折患者在出院时需要更熟练的治疗和护理，但出院回家的患者在独立性、日常生活活动能力，甚至死亡率方面都有改善[91]。不幸的是，这些患者在家里也需要更多的辅助和帮助，这会增加亲戚、朋友和（或）邻居的负担。能够回家的患者仍应参加全面康复计划。即使是轻度或中度痴呆患者出院回家后，只要继续进行全面康复和家庭物理治疗，他们的功能恢复也会得到改善[92]。有趣的是，与通常的家庭物理治疗方案相比，多种构成的康复方案并没有改善治疗效果[93]。住院患者多学科诊疗团队可以通过允许物理治疗师、职业治疗师、社会工作者和医师确定最安全和最有效的长期康复计划，并在协调患者康复的同时，有效实施早期的活动和强化训练，从而加快功能康复的进程，制订出最合适的出院计划。

十三、谵妄

谵妄是老年人手术常见的并发症。有许多因素导致谵妄的发展，包括术前和术后。此外，谵妄的发展不仅会导致手术结果恶化，而且可能提示潜在的医学问题，如电解质异常、疾病或药物的不良反应。谵妄会延长住院时间并导致费用增加。医护人员必须了解谵妄的原因，并能在谵妄发展时识别它，并适当地管理它。

术后谵妄被认为是一种认知状态的急性改变，其特征是术后30天内出现意识波动和注意力不集中[94]。与谵妄发展相关的术前因素包括高龄（＞70岁）、预先存在的认知障碍、术前功能受限、既往谵妄病史、术前使用酒精和（或）麻醉性镇痛药[95, 96]。术中出血量增加、术后输血增多、术后红细胞压积降低等因素均与谵妄风险增加有关。麻醉方式和术中血流动力学并发症与谵妄无关[13, 97, 98]。导致髋关节手术后认知功能改变的术后因素包括疼痛管理、抗胆碱能药物的使用、血液和体液异常、隐匿性感染或其他潜在的医学合并症和并发症[2]。Bitsch等关于髋部骨术后谵妄的文献综述中未发现谵妄发生的强危险因素，然而，一些证据确实表明术后谵妄与一些术前条件和围术期因素有关（表13-1）[97]。美国国家卫生与医疗保健研究院（NICE）已发布风险分层模型，该模型可用于识别患者围术期发生谵妄的风险[99]。

表 13-1　术后谵妄的危险因素

危险因素	预防措施
年龄＞ 65 岁	
术前认知障碍	MMSE 筛查（有助于评估风险）
严重疾病或并发症	老年医学管理 / 会诊，术前老年医学评估，对潜在合并症的适当管理
听觉或视觉受损	改善辅助设备的使用，优化环境
髋部骨折	
存在感染	术前实验室检查、尿路感染筛查、术前胸部 X 线检查；相应治疗
疼痛控制不足	疼痛量表，频繁监测和评估；多模式麻醉方案
抑郁	
饮酒史	完整术前病史（个人史），如有风险，临床戒断反应评估量表（CIWA）
睡眠不足或睡眠障碍	减少夜间干扰（夜间实验室检查）、优化环境、褪黑激素
肾功能不全	术前老年医学评估，充分的液体复苏，避免肾毒性药物
贫血	术前实验室检查，严格遵守输血要求
缺氧或高碳酸血症	
营养不良	全面营养评估，补充营养
脱水	入院时的意识，液体复苏
电解质紊乱	术前实验室检查，老年医学管理
功能状况不佳	早期活动，采用物理和职业治疗的跨学科护理
固定或行动不便	早期活动，采用物理和职业治疗的跨学科护理
精神药物和多种药物使用	完整的用药调整，危险药物的识别（Beers 标准），综合医学评估
尿潴留或便秘的风险	预防性肠道方案、早期活动、排尿试验和尿潴留的处理方法
留置导尿管	导尿管早期停用、排尿试验和治疗方案
主动脉手术	

　　预防谵妄应该是护理的一个目标，首先要从急诊科开始报告。谵妄不仅与较差的功能恢复和预后有关，而且与住院时间和诊疗费用的显著增加有关[100]。在一项研究中报道，成本增加高达 8000 美元[101]。早期老年病会诊是降低谵妄发生率的一种干预方法。这与老年管理模式的有效性一致，并已被证明能减少 1/3 以上的谵妄发生率[13]。非药物干预，如多学科干预、音乐治疗、强光治疗和教育干预，已经证明可以预防谵妄，但一旦发展成谵妄就无法治疗[102]。药物和医嘱监测有助于识别任何可能导致认知改变的精神药物。Beers 标准是识别潜在不合适药物的有用工具。应经常观察和评估被认为有风险的患者，从护理到医疗的整个多学科医护团队应高度警惕这些特别易感患者的此种情况。

　　治疗谵妄时，应寻找并相应处理引起谵妄的潜在原因。美国老年医学会发表了一份关于老年人术后谵妄处理的临床实践指南[103]。这些建议侧重于一级预防，但也讨论了潜在的药物干预[103]。对于严重精神错乱或激动的患者，抗精神病药物可在尽可能低的有效剂量和尽可能短的时间内使用。苯二氮䓬类药物不得用于治疗急性戒酒状态，除非有特别说明。药物干预应仅限于急性发作和短暂的持续时间，治疗的重点是识别和治疗导致认知改变的潜在原因[103]。

十四、标准化治疗和护理方案

老年骨折中心护理模式的成功证明了老年骨折患者护理的某些方面实施标准化的重要性。在这个模型中，作为五项护理原则之一，标准化要素通过避免药物引起精神状态的改变，提供标准化的疼痛方案，减少术后谵妄的发生率，通过对有可能患谵妄的老年患者进行专门的护理培训[15]。此外，通过减少对导尿管使用的依赖，并在入院时进行尿常规检查，可降低围术期感染的风险[11, 104]。在该模型中使用的标准化诊疗方案涉及 DVT 预防、疼痛控制和评估、β 受体阻滞药的使用、负重状态、围术期抗生素和导管的使用、治疗和康复（表 13-2）[15]。正如本章前面所讨论的，在护理老年患者和标准化围术期评估方案方面的特殊培训和支持是可用的，并且可以通过尽量减少谵妄的发展来改善结果。

十五、出院与随访

在老年骨折中心模型中，另一个显示成功的焦点原则是从急性住院治疗阶段到早期出院。住院时间越短，预后越好[21, 105, 106]。因此，在髋部骨折入院后，应立即制订出院计划。在整个术后住院期间，社工、出院协调员和物理治疗师根据术后的恢复情况和力量确定最佳出院计划。

多学科诊疗小组必须预见到保险提供者在出院计划方面的限制与阻碍。目前在美国，急性期后康复护理的质量取决于患者的功能和诊断水平。对于要转移到成熟护理机构的患者，必须在医疗机构至少停留 3 天，包括在医院的

3 个夜晚。所提供的医疗服务必须适合患者的诊断，患者必须能够参与每天 1~3 小时的治疗。急性康复机构虽然要求患者不需要住院 3 天，但只允许对部分诊断进行承保[107]。其他私人保险公司可能有自己严格的要求。

患者出院后，必须与外科医师和患者的初级保健提供者安排适当的随访。如果慢性病患者病情恶化或骨折愈合康复过程出现任何障碍或延迟，可能需要更频繁的随访。在整个治疗和康复阶段，患者都应该得到随访，直到达到最大限度的恢复。

十六、骨质疏松

作为脆性骨折的潜在危险因素，必须特别强调骨质疏松症的诊断和治疗。虽然在髋部骨折患者的急性住院诊疗中不太重要，但一旦患者发生脆性骨折，术后即刻和远期发生脆性骨折的风险都会增加。任何非髋部的骨折都预示着随后的髋部骨折[108]。尽管有这些数据，脆性骨折后的骨质疏松症的诊断和治疗仍然很低，只有一小部分患者接受了适当的骨质疏松症评估[109]。

如果还没有接受治疗，所有脆性骨折的患者都应该接受骨质疏松症的评估。评估继发原因的实验室检查可以在住院期间完成，包括血清钙、GFR、25- 羟基维生素 D、PTH、TSH 和男性睾酮水平。已知肾脏疾病的患者，应补充 1,25- 二羟维生素 D 水平。骨转换的标志物，如骨特异性碱性磷酸酶、尿 N- 端肽和血清 C- 端肽，在考虑治疗方案时可能有用，然而，这些标志物在骨折愈合的急性期可以升高[2]。

在没有骨折的患者中，当骨折的风险值得关注时，美国国家骨质疏松基金会建议 65 岁及以上的女性和 70 岁及以上的男性或 50 岁及以上有骨质疏松危险因素的女性和男性应进行骨密度测试（DEXA），并由受过骨质疏松和脆性骨折治疗培训的提供者对骨折风险进行评估[110]。

预防和治疗骨质疏松症包括补充维生素 D 和钙。对于骨质疏松症患者或有严重危险因素

表 13-2　标准化方案

方　案	使用理由	对患者益处
负重	通知多学科团队该患者的预期负重状态以进行康复。一旦可以，要尽可能加强负重	减少围术期并发症
体位——每 2 小时翻身一次	预防压疮	
饮食——老年人，术前禁食（除外必要药物）	重要的是要明确，即使在禁食期间，患者也应该接受重要的药物治疗，包括 β 受体阻滞药和其他心脏活性药物	预防慢性疾病的恶化
导尿管——术后第 1 天拔出	术后尽快停止导尿管的使用，以降低导尿管相关尿路感染的风险	降低导尿管相关性尿路感染的风险
获取先前的医疗记录	许多患者来自养老院或外部机构，获得以前记录的复印件有助于识别过去的病史、医疗决策和药物清单	综合医疗评估和药物调整
避免使用催眠药和抗组胺药	尽量减少发生谵妄的危险因素	降低谵妄的风险
气道保护，抬高床头	减少误吸的危险因素，这是认知改变患者的一个关注点	
会诊——老年医师、社工	确保老年医学团队的早期参与，社工早期参与，促进出院计划的施行	
尿常规检查	有争议，但我们机构会定期进行尿路感染筛查	
实验室检查——全血细胞计数、生化、凝血酶原时间、凝血标准化比值、维生素 D_2、维生素 D_3、甲状旁腺素、促甲状腺素、白蛋白	术前标准实验室检查，另外还需要进行实验室检查以量化 / 鉴定任何程度的潜在代谢性骨病	
影像——胸部 X 线片、心电图	急性心肺不稳定的评估	
镇痛——泰诺、羟考酮、吗啡	有效镇痛，同时尽量减少与谵妄相关的药物使用	
必要时使用抗精神病药（氟哌啶醇、非典型药）	用于治疗急性精神错乱的患者	
DVT 预防——依诺肝素	适用于所有患长骨、下肢骨折的患者；如果在计划术前超过 12 小时，可给予治疗	
胰岛素调节量表	糖尿病的围术期处理。严格控制可将伤口并发症的风险降至最低	

的患者，目前的建议有很大差异。更保守的建议是，除了饮食摄入外，还应补充 800～1200U 的维生素 D[110]。更积极的建议是每天补充 2000U 以上 [111]。补充水平应根据饮食摄入和阳光照射而有所不同，并应注意日光和季节的

区域差异。骨折后患者的推荐出院方案是每日 2000U 维生素 D_3 和每周 50 000U 维生素 D_2，剂量根据患者血清维生素 D 水平而定 [2]。每日补充 500mg 钙剂，如果饮食摄入差或吸收不良问题并存，每日补充 1200mg，所有来源的摄入

量不应超过 1500mg/d。治疗骨质疏松症的药物是为了维持骨量和限制骨质流失。双膦酸盐（阿仑膦酸盐、利塞膦酸盐、唑来膦酸盐）、雌激素替代疗法和选择性雌激素受体调节剂（雷洛昔芬）及 RANK 配体抑制药（地舒单抗）都显示出能够减少有骨折风险的骨质疏松患者骨丢失方面的疗效。特立帕肽是一种合成形式的甲状旁腺激素，是目前唯一可用的合成代谢剂[2]。一旦被诊断为骨质疏松症，所有患者都应开始进行药物治疗。

美国各地的骨质疏松预防项目已在提高对骨质疏松症和脆性骨折的认识和教育方面显示出有效性[2]。这些项目协调了患者、骨科医师和其他护理人员以及参与社区骨质疏松症管理人员对该疾病的诊断、治疗和教育。美国当前的模型是 Kaiser Permanente 的健康骨骼（Healthy Bones）计划和 AOA 的 "Own the Bone" 在线[2, 112, 113]。从管理的角度来看，这些计划可能难以实施，但其益处已经得到了证明，所有参与的提供者都应努力与医院管理部门合作，为骨质疏松症患者开发一种综合护理模式。

十七、跌倒的预防

跌倒是脆性骨折的主要原因之一，跌倒预防策略是脆性骨折预防护理的一个重要方面，应在骨折风险患者的综合管理中加以考虑。老年人群尤其危险，因为已知跌倒的发生率随年龄增加[114]。超过 90% 的髋部骨折是由跌倒引起的[115]。因此，预防跌倒教育在这一人群中的重要性显而易见。

预防始于风险评估。文献回顾表明老年患者跌倒的危险因素有可变的和不可变的（表 13-3）[116-118]。重点应放在可改变的危险因素上，如视力障碍、步态障碍、抑郁、直立性低血压、疼痛和泌尿系统疾病，以消除患者的这些危险因素。详细询问病史和体格检查可以引出这些危险因素以及其他易感因素，如慢性疾病和过多用药。诊断性实验室检查和其他特殊检查，包括心电图，甚至头部 CT 或 MRI，都可以帮助评估检查中发现的导致步态和平衡问题的任何医学状况和神经系统异常，特别是在意识丧失的情况下[2]。干预措施包括物理疗法，以改善力量和平衡以及危险因素修正。作为参考，AGS、BGS 和 AAOS 组成了一个小组，

表 13-3　跌倒危险因素

社会经济危险因素

- 高龄
- 女性
- 独居
- 既往跌倒病史
- 活动受限
- 活动障碍
- 残疾
- 低 BMI
- 受教育程度低
- 使用助行器

医疗心理危险因素

- 认知损害
- 抑郁
- 脑血管意外病史
- 尿失禁
- 风湿病
- 头晕目眩病史
- 低血压
- 糖尿病
- 并发症
- 自我感觉健康状况不佳
- 疼痛
- 害怕跌倒
- 帕金森病

药物治疗危险因素

- 用药量增加
- 使用镇静药
- 使用降压药
- 使用抗癫痫药

活动和感知危险因素

- 步态问题
- 视觉障碍
- 听力障碍

以形成一个预防老年人跌倒的指南，可用于制订新的方案[119]。鉴于有广泛的证据支持跌倒预防策略，对于每位髋部骨折患者，评估和教育应作为治疗策略的一部分[120, 121]。

（一）感染预防（术前、术中因素）

感染可能是髋部骨折手术的严重并发症。围术期感染范围从导尿相关的尿路感染到关节假体的感染。因此，在治疗过程的每个阶段，预防感染都应是一个优先事项。在诊疗老年骨折患者时，团队的每个成员都必须考虑感染预防策略。

围术期感染的某些危险因素认为是能够改变的，然而，医疗提供者必须能够识别那些基于医学并发症或先前存在感染过程的易患者。术前，必须评估患者现有的感染部位，如潜在的尿路感染、肺炎、胃肠道感染或牙科感染，这些感染都可以通过血行途径进行播种植入。同样，作为完整病史的一部分，应该列出一份药物清单和完整的社会史。

在大多数情况下，慢性疾病被认为是可调整的危险因素，因为通常可以采取干预措施来优化手术室的患者。高血糖是手术部位感染的危险因素。初次检查时如果发现糖尿病史，围术期严格控制血糖有助于预防感染的发展。如本章前面所述，应在入院时评估营养状况，并测定血清白蛋白水平，并与患者和护理人员就家庭营养进行讨论[122, 123]。优化营养可以提高伤口愈合率，并有助于减少伤口裂开，因为严重的蛋白质－热量营养不良与感染有关[124, 126]。病态肥胖已被确定为独立的危险因素。耐甲氧西林金黄色葡萄球菌（MRSA）的接触和定植可增加患者对潜在更严重感染的易感性[125]。MRSA 感染导致住院时间延长（费用增加）和死亡率升高[127]。MRSA 定植是手术部位感染的一个危险因素，如果确定是携带者，可以使用莫匹罗星鼻软膏进行治疗，有效降低感染率[128-133]。应鼓励所有患者戒烟，因为有明显证据表明吸烟会导致伤口和（或）骨骼延迟愈合或不完全愈合[124, 125]。任何先前存在的皮肤状况，包括皮肤破裂、外伤、皮疹或损伤，都可能是软组织接种的潜在来源[124, 125]。

某些药物会使患者易受感染。有关类固醇和其他免疫抑制药使用的证据显示，与术区感染风险有一定关联，但研究结果不一致[125, 126, 130]。治疗类风湿关节炎和其他自身免疫性疾病的抗风湿药物（DMARDs），由于它们的成功，现在经常用于治疗类风湿关节炎和其他自身免疫性疾病，但它们也与伤口愈合延迟和术区感染有关[125]。如果可以耐受，大多数外科医师会在任何大手术之前停用这些药物，特别是在使用骨科植入物时[125, 134]。在骨科骨折术前，应考虑并与患者讨论使用这些药物的风险和益处。

考虑到对手术结果的潜在影响，应在彻底的入院病史和体格检查中发现手术部位感染的可调整危险因素。应以有效的方式尽量减少危险因素，但前提是这不会导致不必要的外科干预延误。

1. 术中因素　手术室准备和患者护理中的几个变量在术区感染发病机制中的作用已经被评估。一旦计划了手术干预，就必须采取基于循证的适当措施，将感染的风险降到最低。

在把患者带到手术室之前，必须选择适当的抗生素并给予治疗。如果患者对青霉素过敏或对青霉素和（或）磺胺类药物有其他不良反应，大多数接受骨科手术的患者将接受第一代头孢菌素（头孢唑啉）或万古霉素的充分预防（Classen, Pavel Prokuski, Hill, Burnett）[135-138]。术后 24 小时内应继续使用抗生素，但较长时间使用无明显效果[139]。如果手术持续时间超过 3～4 小时，应在术中追加使用抗生素[2]。脱毛对预防感染没有好处，且可供回顾的研究质量均较差[140]。

有时很难控制那些被认为是导致手术室感染的因素，而研究这些因素往往是违背伦理的。手术室感染的预防从患者被送回手术室的那一刻开始，采取标准的预防措施，包括患者之间的洗手和戴手套。感染病菌的一个常见来源是患者自己的皮肤菌群。采取充分的皮肤准备的预防已经被研究。术前的手臂刷洗有助于机械地去除皮肤上的细菌，以及清除掉任何脱落的皮肤或碎片。关于正式的皮肤准备，与聚维酮碘或酒精相比，一些研究支持使用 2% 的葡萄糖酸氯己定和酒精溶液，而其他研究则表明感染率没有差异 [124, 141-143]。一项 Meta 分析显示使用洗必泰可以显著减少术区感染，且皮肤培养阳性结果更少，而改用氯己定甚至可以每年节省约 40 万美元的成本 [144]。另一项研究显示 ChloraPrep（洗必泰和酒精）在足踝术前杀灭细菌最有效 [145]。用于外科手术团队擦洗的手用抗菌剂包括含有或不含添加剂的酒精擦剂、葡萄糖酸氯己定、碘 / 碘伏和酚类化合物。在之前研究的基础上，比较各种制剂的研究结果是多变的，但最近的 Cochrane 综述显示，在感染率方面并没有差异，但确实显示氯己定可降低手上的细菌负荷 [146]。其他做法，例如用抗生素或其他添加剂冲洗、高压系统冲洗、使用特殊的浸有碘的巾单覆盖等可能会也可能不会减轻细菌负担并降低感染率 [2]。

应该强调精细的手术技术，这明确显示具有减少手术伤口细菌负荷的益处。持续止血、防止体温过低、柔和处理组织、去除失活组织、适当使用引流管及其他物品都是应该采取的技术。考虑到手术时间与手术部位感染形成的关系，手术技巧和经验在减少手术时间中起一定作用 [147]。虽然万古霉素粉剂在脊柱外科文献中已显示出一定的疗效，但在创伤骨科手术中没有明确的益处 [148]。手术结束时，在去除无菌单之前，必须在切口处使用无菌敷料。

环境和设备因素也会影响感染率。在所有的病例，对手术室表面进行适当的清洁、穿戴无菌用品和仔细的无菌铺单技术都应当成为常规 [140]。手术室流量是在文献中报道的明显与感染率上升相关的一个因素，因此应保持在最低水平 [140, 149-151]。在骨科手术中，建议使用双手套。手术小组的所有成员都应了解适当的消毒技术，并应注意手术室内的活动，以尽量减少遗漏的污染事件。所有设备均应在无菌处理室进行全

循环灭菌，应当避免快速灭菌 [124, 152]。

2. 术后因素　如前所述，围术期 24 小时之内使用预防性抗生素被认为是大多数骨科主要手术的标准程序，基于现有的文献显示，这明显有利于减少术后手术部位感染。应鼓励在随访时仔细处理伤口，以监测任何感染或问题的早期迹象。应监测软组织血肿的发展，特别是那些因任何原因正在抗凝的患者。术后应将无菌敷料放置几天，使得组织可以形成桥接而成为感染的屏障，任何伤口检查或换药前应洗手和使用手套。术后几周内应避免长时间浸泡在水中。缝合线和缝合钉应在切口完全愈合后才取出，以防止开裂。

一些研究发现术后输血与术区感染发生率增加有关 [153, 154]。术后应加强血糖控制，密切监测手指末梢血糖水平并给予适当治疗。应及早开始物理治疗和平衡训练，以减少跌倒的风险 [2]。

除手术部位感染外，应尽量避免老年患者术后易发生的其他感染过程。由于长期卧床和继发于手术和骨折的疼痛对于呼吸的影响，患者易患肺炎。术后出现非典型发热并伴有咳嗽、呼吸困难等呼吸系统症状时，应按指示进行胸部 X 线片和培养。应鼓励进行肺活量测定，以尽量减少肺不张的发展。在需要使用抗生素超过 24 小时的患者中，抗生素相关的结肠炎和梭状芽胞杆菌的不同感染尤其值得关注。术后任何类型感染的发展都可能是一种毁灭性的并发症，严重影响手术干预的结果和患者的康复。

（二）衡量结果：如何定义和量化改进

1. 如何评估老年骨折手术患者的预后　在不断增长的老年人口中，为了改善功能结果和降低与髋部骨折相关的成本，医师和研究人员需要对现有的证据和质量改进的研究进行批判性评估。文献需要评估可准确反映患者真实效果的结果指标，以便数据可用于制订改善策略。当临床医师专注于改善患者预后时，医院管理人员则使用患者预后数据来筛选效率低下的问题，可以通过调整流程来改善这种情况。这反

过来又通过价值分析来节省成本。在这方面，临床医师倾向于根据功能、残疾和健康以及与健康相关的生活质量定义的国际分型来定义健康措施。从商业角度来看，由于人口老龄化带来的健康经济压力，管理人员更关注与医疗保健和患者预后相关的成本效益分析。因此，改善我们在收集老年髋部骨折相关数据时测量的结果，可以提高研究质量和诊疗质量。

目前大多数可用于回顾的研究都是通过两种方法来评估患者的预后：基于表现的测量和主观的患者自我报告的测量。有效结果测量的特征是信度、效度、变化敏感性和反应性[155]。Latham 等已经证明，当功能改进是主要终点时，这两种类型都表现出有效性和敏感性[156]。因此，除了并发症发生率和死亡率外，上述措施在分析患者数据时也很有用，主观的患者结果也可用于结果分析。

在评估质量改进干预措施（如建立老年骨折中心护理模式）的有用性时，必须使用适当的结果来确定此类方案的优缺点。最近的一篇文献综述报告了在评估这些护理模型时最常用的临床结果，如住院死亡率、住院时间、手术时间、居住地和并发症发生率[157]。最常见的患者报告结果是日常生活和活动能力评分。这项研究的作者报告了他们认为最有用的结果参数和最适合评估每个参数的评估工具[157]。不管研究人员认为什么是最好的测量方法，都必须就

应该分析哪些参数达成一致，以便在许多不同地域和国际上的许多不同中心得出结论[158]。为了支持改变老年骨折治疗的既定模式，必须有具体的证据来支持新的、更有效的护理模式。

2. 项目认证　联合委员会已经制定了一个疾病特异性的诊疗认证，以评估为特殊医疗问题患者提供诊疗的医疗机构。在骨科诊疗方面，他们提供的认证代表了从下腰痛到脆性骨折、髋部骨折和骨质疏松症等问题的诊疗质量认可水平[159]。委员会建议，认证不仅可以使诊疗标准化，而且还可以对特定疾病过程的临床诊疗进行客观评估。认证是通过实地考察和项目评审获得的，目的是确定对当前项目结构的修订，并确保遵循临床实践指南，最大限度地突出绩效评估。认证通过促进市场营销和提高社区对医院诊疗的信心使医院受益。

国际老年骨折协会是提供老年骨折诊疗项目认证的另一个实体。协会制订了 CORE 认证计划，该计划还从骨折诊疗计划中收集数据，用于设定结果改善的基准，并评估已发表文献中建立的老年骨折诊疗概念[160]。CORE 计划是评估骨折中心的一种更集中的特别方法。通过收集这些患者提供的跨学科诊疗数据，认证计划旨在将已发表的证据转化为实际的用于患者的诊疗来改善结果。获得认证的医院将致力于实施《老年骨折诊疗管理蓝皮书》中概述的变更，以改善对这些患者的诊疗（表 13-4）[2]。

表 13-4　质量安全改进措施汇总

分　类	干　预
诊疗模式	结合老年医学和骨科管理的多学科诊疗模式对改善预后是有效的
抗凝与凝血障碍	老年人群中长期服用抗凝血药物的患者比例很高。这些药物应该在术前准备好，如果从医学角度看是安全的，应该使用逆转剂来逆转抗凝
术前心肺评估	确保患者在老年评估、围术期 β 受体阻滞药的正确使用以及任何严重不稳定的心肺问题的处理等方面进行了医学优化
贫血和输血	最近的证据表明，患者可能耐受较高的输血阈值（8g/dl，或急性失血性贫血症状），应尽量减少输血

（续　表）

分　类	干　预
水合作用	大多数患者在就诊时处于脱水状态，在就诊时确保适当的液体复苏，并通过实验室检测和摄入/输出记录进行监测
麻醉	应努力协调替代麻醉方案，尽量减少全麻的使用。脊神经、区域神经和周围神经阻滞都是有效的，但是对每个患者的麻醉方法应该是个体化的，并与麻醉团队协调
疼痛管理	疼痛控制对预防术后谵妄至关重要。阿片类镇痛是安全的，除了少数几种选择的配方。疼痛常常得不到充分的治疗，这会导致不良的结果
压疮的预防	外科病房应加强频繁的皮肤检查、筛查、风险评估和压疮预防技术
血栓的预防	所有无药物禁忌的患者应给予适当的 DVT 药理学预防，并应加强早期活动。没有规定选择用药，ACCP 推荐依诺肝素
营养状态	早期营养状况评估和营养师会诊可以帮助最大限度地提高愈合潜力和改善结果
康复及负重	术后应严格强调早期下床及完全负重。这有助于促进康复，尽量减少疾病的发展或恶化。多学科诊疗团队可以帮助处置和早期活动
谵妄	尽量减少谵妄相关药物的使用，充分治疗术后疼痛，并采取一切措施预防谵妄。如果出现这种情况，抗精神病药物可以用于治疗，但除非有特别的指征，否则应避免使用苯二氮䓬类药物
标准化诊疗方案	一般来说，标准化的诊疗使提供者能够治疗和预防与髋部骨折相关的常见并发症。应为老年骨折护理人员建立标准化的医疗和护理培训方案，以方便对这些患者的诊疗
出院及随访	使用多学科诊疗团队可以促进出院计划并缩短住院时间。患者在接受骨折治疗后应与外科医师和初级保健提供者进行随访
骨质疏松	所有的老年骨折患者都应该通过实验室检测或适当的筛选试验来评估骨质疏松症。任何有这方面缺陷的患者都应该开始补充维生素 D 和钙，如果诊断出骨质疏松症就应该立即开始治疗
跌倒的认知	应加强跌倒预防，并采取措施尽量减少老年患者的危险因素
预防感染	应尽量减少术前、围术期和术后感染的危险因素。预防感染的适当干预措施包括耐甲氧西林金黄色葡萄球菌的筛检、营养评估、完整的病史和调解、术前抗菌、皮肤准备、细致的手术技术和尽量减少输血

参考文献

［1］ Cutler D, Wikler E, Basch P. Reducing administrative costs and improving the health care system. N Engl J Med. 2012; 367:1875–8.

［2］ Mears SC, Kates SL. A guide to improving the care of patients with fragility fractures. Geriatr Orthop Surg Rehabil. 2015; 6:58–120.

［3］ AHRQ. 2012 HCUP nationwide inpatient sample (NIS) report. Rockville: Agency for Healthcare Research and Quality. p. 2012.

［4］ Burge R, Dawson-Hughes B, Solomon DH, Wong JB, King A, Tosteson A. Incidence and economic burden of osteoporosis-related fractures in the United States, 2005–2025. J Bone Miner Res. 2007;22:465–75.

［5］ Zuckerman JD, Skovron ML, Koval KJ, Aharonoff G, Frankel VH. Postoperative complications and mortality associated with operative delay in older patients who have a fracture of the hip. J Bone Joint Surg Am. 1995;77:1551–6.

［6］ Ettinger B, Black DM, Dawson-Hughes B, Pressman AR, Melton LJ. Updated fracture incidence rates for the US version of FRAX. Osteoporos Int. 2010;21:25–33.

［7］ Sathiyakumar V, Avilucea FR, Whiting PS, Jahangir AA, Mir HR, Obremskey WT, et al. Risk factors for adverse cardiac events in hip fracture patients: an analysis of NSQIP data. Int Orthop. 2015;40:439–45.

［8］ Magaziner J, Fredman L, Hawkes W, Hebel JR, Zimmerman S, Orwig DL, et al. Changes in functional status attributable to hip fracture: a comparison of hip fracture patients to community-dwelling aged. Am J Epidemiol. 2003;157:1023–31.

［9］ Haleem S, Lutchman L, Mayahi R, Grice JE, Parker MJ. Mortality following hip fracture: trends and geographical variations over the last 40 years. Injury. 2008;39:1157–63.

［10］ Diamantopoulos AP, Hoff M, Skoie IM, Hochberg M, Haugeberg G. Short- and long-term mortality in males and females with fragility hip fracture in Norway. A population-based study. Clin Interv Aging. 2013;8:817–23.

［11］ Friedman SM, Mendelson DA, Bingham KW, Kates SL. Impact of a comanaged geriatric fracture center on short-term hip fracture outcomes. Arch Intern Med. 2009;169:1712–7.

［12］ Mears SC, Pantle HA, Bessman ES, Lifchez SD. Effect of an emergency department-based electronic system for musculoskeletal consultation on facilitating care for common injuries. Orthopaedics. 2015;38:e407–10.

［13］ Marcantonio ER, Flacker JM, Wright RJ, Resnick NM. Reducing delirium after hip fracture: a randomized trial. J Am Geriatr Soc. 2001;49:516–22.

［14］ Miura LN, DiPiero AR, Homer LD. Effects of a geriatrician-led hip fracture program: improvements in clinical and economic outcomes. J Am Geriatr Soc. 2009;57:159–67.

［15］ Friedman SM, Mendelson DA, Kates SL, McCann RM. Geriatric co-management of proximal femur fractures: total quality management and protocol- driven care result in better outcomes for a frail patient population. J Am Geriatr Soc. 2008; 56: 1349–56.

［16］ Kates SL, Mendelson DA, Friedman SM. Co-managed care for fragility hip fractures (Rochester model). Osteoporos Int. 2010; 21:S621–5.

［17］ Khan SK, Kalra S, Khanna A, Thiruvengada MM, Parker MJ. Timing of surgery for hip fractures: a systematic review of 52 published studies involving 291,413 patients. Injury. 2009; 40(7):692.

［18］ Simunovic N, Devereaux PJ, Sprague S, Guyatt GH, Schemitsch E, Debeer J, et al. Effect of early surgery after hip fracture on mortality and complications: systematic review and meta-analysis. CMAJ. 2010;182:1609–16.

［19］ Orosz GM, Magaziner J, Hannan EL, Morrison RS, Koval K, Gilbert M, et al. Association of timing of surgery for hip fracture and patient outcomes. JAMA. 2004;291:1738–43.

［20］ Kamel HK, Iqbal MA, Mogallapu R, Maas D, Hoffmann RG. Time to ambulation after hip fracture surgery: relation to hospitalization outcomes. J Gerontol A Biol Sci Med Sci. 2003; 58:1042–5.

［21］ Clague JE, Craddock E, Andrew G, Horan MA, Pendleton N. Predictors of outcome following hip fracture. Admission time predicts length of stay and in-hospital mortality. Injury. 2002; 33:1–6.

［22］ AAOS. Management of hip fractures in the elderly. 2014 ed. AAOS, Rosemont; 2014. p. 17.

［23］ Giusti A, Barone A, Razzano M, Pizzonia M, Pioli G. Optimal setting and care organization in the management of older adults with hip fracture. Eur J Phys Rehabil Med. 2011; 47:281–96.

［24］ Coleman EA, Kramer AM, Kowalsky JC, Eckhoff D, Lin M, Hester EJ, et al. A comparison of functional outcomes after hip fracture in group/staff HMOs and fee-for-service systems. Eff Clin Pract. 2000;3:229–39.

［25］ Grigoryan KV, Javedan H, Rudolph JL. Orthogeriatric care models and outcomes in hip fracture patients: a systematic review and meta-analysis. J Orthop Trauma. 2014;28:e49–55.

［26］ Kates SL, Behrend C, Mendelson DA, Cram P, Friedman SM. Hospital readmission after hip fracture. Arch Orthop Trauma Surg. 2015;135:329–37.

［27］ Kates SL, Mendelson DA, Friedman SM. The value of an organized fracture program for the elderly: early results. J Orthop Trauma. 2011;25:233–7.

［28］ Kates SL, O' Malley N, Friedman SM, Mendelson DA. Barriers to implementation of an organized geriatric fracture program. Geriatr Orthop Surg Rehabil. 2012;3:8–16.

［29］ Kates SL. Lean business model and implementation of a geriatric fracture center. Clin Geriatr Med. 2014;30(2): 191–205.

［30］ Montalvo I. The national database of nursing quality indicators; 2007.

［31］ Gleason LJ, Mendelson DA, Kates SL, Friedman SM. Anticoagulation management in individuals with hip fracture. J Am Geriatr Soc. 2014;62(1):159–64.

［32］ Vitale MA, Vanbeek C, Spivack JH, Cheng B, Geller JA. Pharmacologic reversal of warfarinassociated coagulopathy in geriatric patients with hip fractures: a retrospective study of thromboembolic events, postoperative complications, and time to surgery. Geriatr Orthop Surg Rehabil. 2011;2: 128–34.

［33］ Tharmarajah P, Pusey J, Keeling D, Willett K. Efficacy of warfarin reversal in orthopaedic trauma surgery patients. J Orthop Trauma. 2007;21:26–30.

［34］ Al-Rashid M, Parker MJ. Anticoagulation management in hip fracture patients on warfarin. Injury. 2005;36:1311–5.

［35］ Dunn AS, Spyropoulos AC, Turpie AG. Bridging therapy in patients on long-term oral anticoagulants who require surgery: the prospective peri-operative enoxaparin cohort trial (PROSPECT). J Thromb Haemost. 2007;5:2211–8.

［36］ Douketis JD. Anticoagulation therapy: perioperative anticoagulation-are we at 'a bridge too far' ? Nat Rev Cardiol. 2015;12:133–4.

［37］ Schulman S. Why is factor Xa not a better target than factor IIa for therapeutic inhibition of coagulation? Semin Thromb Hemost. 2003;29(Suppl 1):33–6.

［38］ Fleisher LA, Fleischmann KE, Auerbach AD, Barnason

SA, Beckman JA, Bozkurt B, et al. 2014 ACC/AHA guideline on perioperative cardiovascular evaluation and management of patients undergoing noncardiac surgery: executive summary: a report of the American College of Cardiology/ American Heart Association Task Force on practice guidelines. Circulation. 2014;130:2215–45.

[39] Carson JL, Terrin ML, Noveck H, Sanders DW, Chaitman BR, Rhoads GG, et al. Liberal or restrictive transfusion in high-risk patients after hip surgery. N Engl J Med. 2011; 365:2453–62.

[40] Brunskill SJ, Millette SL, Shokoohi A, Pulford EC, Doree C, Murphy MF, et al. Red blood cell transfusion for people undergoing hip fracture surgery. Cochrane Database Syst Rev. 2015;4:CD009699.

[41] Kumar D, Mbako AN, Riddick A, Patil S, Williams P. On admission haemoglobin in patients with hip fracture. Injury. 2011;42:167–70.

[42] Wijeysundera DN, Duncan D, Nkonde-Price C, Virani SS, Washam JB, Fleischmann KE, et al. Perioperative beta blockade in noncardiac surgery: a systematic review for the 2014 ACC/AHA guideline on perioperative cardiovascular evaluation and management of patients undergoing noncardiac surgery: a report of the American College of Cardiology/ American Heart Association Task Force on practice guidelines. J Am Coll Cardiol. 2014;64: 2406–25.

[43] Perel P, Roberts I, Ker K. Colloids versus crystalloids for fluid resuscitation in critically ill patients. Cochrane Database Syst Rev. 2013;2:CD000567.

[44] Neuman MD, Rosenbaum PR, Ludwig JM, Zubizarreta JR, Silber JH. Anesthesia technique, mortality, and length of stay after hip fracture surgery. JAMA. 2014;311:2508–17.

[45] Urwin SC, Parker MJ, Griffiths R. General versus regional anaesthesia for hip fracture surgery: a meta-analysis of randomized trials. Br J Anaesth. 2000;84:450–5.

[46] Enneking FK, Chan V, Greger J, Hadzic A, Lang SA, Horlocker TT. Lower-extremity peripheral nerve blockade: essentials of our current understanding. Reg Anesth Pain Med. 2005;30:4–35.

[47] Luger TJ, Kammerlander C, Gosch M, Luger MF, Kammerlander-Knauer U, Roth T, et al. Neuroaxial versus general anaesthesia in geriatric patients for hip fracture surgery: does it matter? Osteoporos Int. 2010;21:S555–72.

[48] Tarkkila PJ, Kaukinen S. Complications during spinal anesthesia: a prospective study. Reg Anesth. 1991;16:101–6.

[49] Hyderally H. Complications of spinal anesthesia. Mt Sinai J Med. 2002;69:55–6.

[50] Richman JM, Liu SS, Courpas G, Wong R, Rowlingson AJ, McGready J, et al. Does continuous peripheral nerve block provide superior pain control to opioids? A meta-analysis. Anesth Analg. 2006;102:248–57.

[51] Rashiq S, Vandermeer B, Abou-Setta AM, Beaupre LA, Jones CA, Dryden DM. Efficacy of supplemental peripheral nerve blockade for hip fracture surgery: multiple

treatment comparison. Can J Anaesth. 2013;60:230–43.

[52] Parker MJ, Handoll HH, Griffiths R. Anaesthesia for hip fracture surgery in adults. Cochrane Database Syst Rev. 2004;4:CD000521.

[53] Parker MJ, Unwin SC, Handoll HH, Griffiths R. General versus spinal/epidural anaesthesia for surgery for hip fractures in adults. Cochrane Database Syst Rev. 2000; 4:CD000521.

[54] Halm EA, Wang JJ, Boockvar K, Penrod J, Silberzweig SB, Magaziner J, et al. The effect of perioperative anemia on clinical and functional outcomes in patients with hip fracture. J Orthop Trauma. 2004;18:369–74.

[55] Morrison RS, Magaziner J, McLaughlin MA, Orosz G, Silberzweig SB, Koval KJ, et al. The impact of post-operative pain on outcomes following hip fracture. Pain. 2003; 103:303–11.

[56] Vaurio LE, Sands LP, Wang Y, Mullen EA, Leung JM. Postoperative delirium: the importance of pain and pain management. Anesth Analg. 2006;102:1267–73.

[57] Fong HK, Sands LP, Leung JM. The role of postoperative analgesia in delirium and cognitive decline in elderly patients: a systematic review. Anesth Analg. 2006;102: 1255–66.

[58] Grass JA. Patient-controlled analgesia. Anesth Analg. 2005; 101:S44–61.

[59] Stein C. The control of pain in peripheral tissue by opioids. N Engl J Med. 1995;332:1685–90.

[60] Morrison RS, Magaziner J, Gilbert M, Koval KJ, McLaughlin MA, Orosz G, et al. Relationship between pain and opioid analgesics on the development of delirium following hip fracture. J Gerontol A Biol Sci Med Sci. 2003; 58:76–81.

[61] Abou-Setta AM, Beaupre LA, Rashiq S, Dryden DM, Hamm MP, Sadowski CA, et al. Comparative effectiveness of pain management interventions for hip fracture: a systematic review. Ann Intern Med. 2011;155:234–45.

[62] Newman B, McCarthy L, Thomas PW, May P, Layzell M, Horn K. A comparison of pre-operative nerve stimulator-guided femoral nerve block and fascia iliaca compartment block in patients with a femoral neck fracture. Anaesthesia. 2013;68:899–903.

[63] Elvir-Lazo OL, White PF. The role of multimodal analgesia in pain management after ambulatory surgery. Curr Opin Anaesthesiol. 2010;23:697–703.

[64] American Geriatrics Society 2012 Beers Criteria Update Expert Panel. American Geriatrics Society updated Beers criteria for potentially inappropriate medication use in older adults. J Am Geriatr Soc. 2012;60:616–31.

[65] Shea JD. Pressure sores: classification and management. Clin Orthop Relat Res. 1975;112:89–100.

[66] Ek AC, Unosson M, Larsson J, Von Schenck H, Bjurulf P. The development and healing of pressure sores related to the nutritional state. Clin Nutr. 1991;10:245–50.

[67] Falck-Ytter Y, Francis CW, Johanson NA, Curley C, Dahl OE, Schulman S, et al. Prevention of VTE in or-

thopaedic surgery patients: antithrombotic therapy and prevention of thrombosis, 9th ed: American College of Chest Physicians Evidence-Based Clinical Practice Guidelines. Chest. 2012;141:e278S–325S.

[68] Handoll HH, Farrar MJ, McBirnie J, Tytherleigh-Strong G, Milne AA, Gillespie WJ. Heparin, low molecular weight heparin and physical methods for preventing deep vein thrombosis and pulmonary embolism following surgery for hip fractures. Cochrane Database Syst Rev. 2002;2:CD000305.

[69] Cohen AT, Skinner JA, Warwick D, Brenkel I. The use of graduated compression stockings in association with fondaparinux in surgery of the hip. A multicentre, multinational, randomised, open-label, parallel-group comparative study. J Bone Joint Surg Br. 2007;89:887–92.

[70] Marsland D, Mears SM, Kates SL. Venous thromboembolic prophylaxis for hip fractures. Osteoporos Int. 2010;21(Suppl 4):S593–604.

[71] Thaler HW, Roller RE, Greiner N, Sim E, Korninger C. Thromboprophylaxis with 60 mg enoxaparin is safe in hip trauma surgery. J Trauma. 2001;51:518–21.

[72] Eriksson BI, Bauer KA, Lassen MR, Turpie AG. Fondaparinux compared with enoxaparin for the prevention of venous thromboembolism after hip-fracture surgery. N Engl J Med. 2001;345:1298–304.

[73] Eriksson BI, Lassen MR, Colwell CW Jr. Efficacy of fondaparinux for thromboprophylaxis in hip fracture patients. J Arthroplast. 2004;19:78–81.

[74] Long A, Zhang L, Zhang Y, Jiang B, Mao Z, Li H, et al. Efficacy and safety of rivaroxaban versus low-molecular-weight heparin therapy in patients with lower limb fractures. J Thromb Thrombolysis. 2014;38:299–305.

[75] Powers PJ, Gent M, Jay RM, Julian DH, Turpie AG, Levine M, et al. A randomized trial of less intense postoperative warfarin or aspirin therapy in the prevention of venous thromboembolism after surgery for fractured hip. Arch Intern Med. 1989;149(4):771.

[76] Ji HM, Lee YK, Ha YC, Kim KC, Koo KH. Little impact of antiplatelet agents on venous thromboembolism after hip fracture surgery. J Korean Med Sci. 2011;26:1625–9.

[77] Stewart DW, Freshour JE. Aspirin for the prophylaxis of venous thromboembolic events in orthopaedic surgery patients: a comparison of the AAOS and ACCP guidelines with review of the evidence. Ann Pharmacother. 2013; 47:63–74.

[78] Huang Z, Himes JH, McGovern PG. Nutrition and subsequent hip fracture risk among a national cohort of white women. Am J Epidemiol. 1996;144: 124–34.

[79] Munger RG, Cerhan JR, Chiu BC. Prospective study of dietary protein intake and risk of hip fracture in postmenopausal women. Am J Clin Nutr. 1999;69:147–52.

[80] Avenell A, Handoll HH. Nutritional supplementation for hip fracture aftercare in older people. Cochrane Database Syst Rev. 2010;11:CD001880.

[81] Bell JJ, Bauer JD, Capra S, Pulle RC. Quick and easy is not without cost: implications of poorly performing nutrition screening tools in hip fracture. J Am Geriatr Soc. 2014; 62:237–43.

[82] Miller RR, Ballew SH, Shardell MD, Hicks GE, Hawkes WG, Resnick B, et al. Repeat falls and the recovery of social participation in the year post-hip fracture. Age Ageing. 2009;38(5):570.

[83] Koval KJ, Skovron ML, Aharonoff GB, Meadows SE, Zuckerman JD. Ambulatory ability after hip fracture. A prospective study in geriatric patients. Clin Orthop Relat Res. 1995;310:150–9.

[84] Sherrington C, Tiedemann A, Cameron I. Physical exercise after hip fracture: an evidence overview. Eur J Phys Rehabil Med. 2011;47:297–307.

[85] Siu AL, Penrod JD, Boockvar KS, Koval K, Strauss E, Morrison RS. Early ambulation after hip fracture: effects on function and mortality. Arch Intern Med. 2006; 166:766–71.

[86] Cree M, Hayduk L, Soskolne CL, Suarez-Almazor M. Modeling changes in health perception following hip fracture. Qual Life Res. 2001;10:651–9.

[87] Heruti RJ, Lusky A, Barell V, Ohry A, Adunsky A. Cognitive status at admission: does it affect the rehabilitation outcome of elderly patients with hip fracture? Arch Phys Med Rehabil. 1999;80:432–6.

[88] Lenze EJ, Skidmore ER, Dew MA, Butters MA, Rogers JC, Begley A, et al. Does depression, apathy or cognitive impairment reduce the benefit of inpatient rehabilitation facilities for elderly hip fracture patients? Gen Hosp Psychiatry. 2007;29:141–6.

[89] Petrella RJ, Payne M, Myers A, Overend T, Chesworth B. Physical function and fear of falling after hip fracture rehabilitation in the elderly. Am J Phys Med Rehabil. 2000; 79:154–60.

[90] Binder EF, Brown M, Sinacore DR, Steger-May K, Yarasheski KE, Schechtman KB. Effects of extended outpatient rehabilitation after hip fracture: a randomized controlled trial. JAMA. 2004;292: 837–46.

[91] Ceder L, Ekelund L, Inerot S, Lindberg L, Odberg E, Sjolin C. Rehabilitation after hip fracture in the elderly. Acta Orthop Scand. 1979;50:681–8.

[92] Huusko TM, Karppi P, Avikainen V, Kautiainen H, Sulkava R. Intensive geriatric rehabilitation of hip fracture patients: a randomized, controlled trial. Acta Orthop Scand. 2002; 73:425–31.

[93] Tinetti ME, Baker DI, Gottschalk M, Williams CS, Pollack D, Garrett P, et al. Home-based multicomponent rehabilitation program for older persons after hip fracture: a randomized trial. Arch Phys Med Rehabil. 1999;80:916–22.

[94] Dyer CB, Ashton CM, Teasdale TA. Postoperative delirium. A review of 80 primary data-collection studies. Arch Intern Med. 1995;155:461–5.

[95] Robinson TN, Raeburn CD, Tran ZV, Angles EM, Brenner LA, Moss M. Postoperative delirium in the elderly: risk factors and outcomes. Ann Surg. 2009;249:173–8.

［96］ Litaker D, Locala J, Franco K, Bronson DL, Tannous Z. Preoperative risk factors for postoperative delirium. Gen Hosp Psychiatry. 2001;23:84–9.

［97］ Bitsch M, Foss N, Kristensen B, Kehlet H. Pathogenesis of and management strategies for postoperative delirium after hip fracture: a review. Acta Orthop Scand. 2004; 75:378–89.

［98］ Ilango S, Pulle RC, Bell J, Kuys SS. General versus spinal anaesthesia and postoperative delirium in an orthogeriatric population. Australas J Ageing. 2015;35(1): 42–7.

［99］ NICE. Hip fracture. In: National Institute of Health and Care Excellence, editor. The management of hip fracture in adults. Update, March 2014 ed. London: NICE; 2011. p. 32.

［100］ Marcantonio ER, Juarez G, Goldman L, Mangione CM, Ludwig LE, Lind L, et al. The relationship of postoperative delirium with psychoactive medications. JAMA. 1994; 272:1518–22.

［101］ Zywiel MG, Hurley RT, Perruccio AV, Hancock-Howard RL, Coyte PC, Rampersaud YR. Health economic implications of perioperative delirium in older patients after surgery for a fragility hip fracture. J Bone Joint Surg Am. 2015;97:829–36.

［102］ Abraha I, Trotta F, Rimland JM, Cruz-Jentoft A, Lozano-Montoya I, Soiza RL, et al. Efficacy of non-pharmacological interventions to prevent and treat delirium in older patients: a systematic overview. The SENATOR project ONTOP series. PLoS One. 2015;10:e0123090.

［103］ American Geriatrics Society Expert Panel on Postoperative Delirium in Older Adults. American Geriatrics Society abstracted clinical practice guideline for postoperative delirium in older adults. J Am Geriatr Soc. 2015; 63:142–50.

［104］ Della Rocca GJ, Moylan KC, Crist BD, Volgas DA, Stannard JP, Mehr DR. Comanagement of geriatric patients with hip fractures: a retrospective, controlled, cohort study. Geriatr Orthop Surg Rehabil. 2013;4:10–5.

［105］ Lefaivre KA, Macadam SA, Davidson DJ, Gandhi R, Chan H, Broekhuyse HM. Length of stay, mortality, morbidity and delay to surgery in hip fractures. J Bone Joint Surg Br. 2009;91(7):922.

［106］ Magaziner J, Simonsick EM, Kashner TM, Hebel JR, Kenzora JE. Predictors of functional recovery one year following hospital discharge for hip fracture: a prospective study. J Gerontol. 1990;45:M101–7.

［107］ Services CfMaM. The inpatient rehabilitation facility – patient assessment instrument (IRF-PAI) training manual. Washington, DC; 2012.

［108］ Nakamura K, Takahashi S, Oyama M, Oshiki R, Kobayashi R, Saito T, et al. Prior nonhip limb fracture predicts subsequent hip fracture in institutionalized elderly people. Osteoporos Int. 2010;21:1411–6.

［109］ Balasubramanian A, Tosi LL, Lane JM, Dirschl DR, Ho PR, O'Malley CD. Declining rates of osteoporosis management following fragility fractures in the U.S., 2000 through 2009. J Bone Joint Surg Am. 2014;96:e52.

［110］ Cosman F, de Beur SJ, LeBoff MS, Lewiecki EM, Tanner B, Randall S, et al. Clinician's guide to prevention and treatment of osteoporosis. Osteoporos Int. 2014;25: 2359–81.

［111］ Bischoff-Ferrari HA, Dawson-Hughes B, Whiting SJ. Vitamin D supplementation and fracture risk. Arch Intern Med. 2011;171:265. author reply-6.

［112］ Dell R. Fracture prevention in Kaiser Permanente Southern California. Osteoporos Int. 2011;22(Suppl 3): 457–60.

［113］ Tosi LL, Gliklich R, Kannan K, Koval KJ. The American Orthopaedic Association's "own the bone" initiative to prevent secondary fractures. J Bone Joint Surg Am. 2008;90:163–73.

［114］ Tinetti ME, Speechley M, Ginter SF. Risk factors for falls among elderly persons living in the community. N Engl J Med. 1988;319:1701–7.

［115］ Grisso JA, Kelsey JL, Strom BL, Chiu GY, Maislin G, O'Brien LA, et al. Risk factors for falls as a cause of hip fracture in women. The Northeast Hip Fracture Study Group. N Engl J Med. 1991;324:1326–31.

［116］ Tinetti ME, Kumar C. The patient who falls: "it's always a trade-off". JAMA. 2010;303:258–66.

［117］ Nevitt MC, Cummings SR, Hudes ES. Risk factors for injurious falls: a prospective study. J Gerontol. 1991; 46:M164–70.

［118］ Deandrea S, Lucenteforte E, Bravi F, Foschi R, La Vecchia C, Negri E. Risk factors for falls in community-dwelling older people: a systematic review and meta-analysis. Epidemiology. 2010;21:658–68.

［119］ AGS. AGS/BGS clinical practice guideline: prevention of falls in older persons. American Geriatrics Society; 2015.

［120］ Gillespie L, Handoll H. Prevention of falls and fall-related injuries in older people. Inj Prev. 2009;15(5):354.

［121］ Cameron ID, Murray GR, Gillespie LD, Robertson MC, Hill KD, Cumming RG, et al. Interventions for preventing falls in older people in nursing care facilities and hospitals. Cochrane Database Syst Rev. 2010;1: CD005465.

［122］ Zerr KJ, Furnary AP, Grunkemeier GL, Bookin S, Kanhere V, Starr A. Glucose control lowers the risk of wound infection in diabetics after open heart operations. Ann Thorac Surg. 1997;63:356–61.

［123］ APIC. Guide to the elimination of orthopaedic surgical site infections. Washington, DC: APIC; 2010. p. 79.

［124］ Mangram AJ, Horan TC, Pearson ML, Silver LC, Jarvis WR. Guideline for prevention of surgical site infection, 1999. Hospital Infection Control Practices Advisory Committee. Infect Control Hosp Epidemiol. 1999;20: 250–78. quiz 79–80.

［125］ Aggarwal VK, Tischler EH, Lautenbach C, Williams GR Jr, Abboud JA, Altena M, et al. Mitigation and education. J Orthop Res. 2014;32(Suppl 1):S16–25.

［126］Malone DL, Genuit T, Tracy JK, Gannon C, Napolitano LM. Surgical site infections: reanalysis of risk factors. J Surg Res. 2002;103:89–95.

［127］Engemann JJ, Carmeli Y, Cosgrove SE, Fowler VG, Bronstein MZ, Trivette SL, et al. Adverse clinical and economic outcomes attributable to methicillin resistance among patients with Staphylococcus aureus surgical site infection. Clin Infect Dis. 2003;36:592–8.

［128］Bode LG, Kluytmans JA, Wertheim HF, Bogaers D, Vandenbroucke-Grauls CM, Roosendaal R, et al. Preventing surgical-site infections in nasal carriers of Staphylococcus aureus. N Engl J Med. 2010;362:9–17.

［129］Perl TM, Cullen JJ, Wenzel RP, Zimmerman MB, Pfaller MA, Sheppard D, et al. Intranasal mupirocin to prevent postoperative Staphylococcus aureus infections. N Engl J Med. 2002;346:1871–7.

［130］Ismael H, Horst M, Farooq M, Jordon J, Patton JH, Rubinfeld IS. Adverse effects of preoperative steroid use on surgical outcomes. Am J Surg. 2011;201:305–8. discussion 8–9.

［131］Yano K, Minoda Y, Sakawa A, Kuwano Y, Kondo K, Fukushima W, et al. Positive nasal culture of methicillin-resistant Staphylococcus aureus (MRSA) is a risk factor for surgical site infection in orthopaedics. Acta Orthop. 2009;80:486–90.

［132］Wilcox MH, Hall J, Pike H, Templeton PA, Fawley WN, Parnell P, et al. Use of perioperative mupirocin to prevent methicillin-resistant Staphylococcus aureus (MRSA) orthopaedic surgical site infections. J Hosp Infect. 2003;54:196–201.

［133］Rao N, Cannella B, Crossett LS, Yates AJ Jr, McGough R. A preoperative decolonization protocol for staphylococcus aureus prevents orthopaedic infections. Clin Orthop Relat Res. 2008;466:1343–8.

［134］Kawakami K, Ikari K, Kawamura K, Tsukahara S, Iwamoto T, Yano K, et al. Complications and features after joint surgery in rheumatoid arthritis patients treated with tumour necrosis factor-alpha blockers: perioperative interruption of tumour necrosis factor-alpha blockers decreases complications? Rheumatology. 2010;49:341–7.

［135］Prokuski L, Clyburn TA, Evans RP, Moucha CS. Prophylactic antibiotics in orthopaedic surgery. Instr Course Lect. 2011;60:545–55.

［136］Classen DC, Evans RS, Pestotnik SL, Horn SD, Menlove RL, Burke JP. The timing of prophylactic administration of antibiotics and the risk of surgical-wound infection. N Engl J Med. 1992;326:281–6.

［137］Pavel A, Smith RL, Ballard A, Larson IJ. Prophylactic antibiotics in elective orthopaedic surgery: a prospective study of 1,591 cases. South Med J. 1977;70(Suppl 1):50–5.

［138］Burnett JW, Gustilo RB, Williams DN, Kind AC. Prophylactic antibiotics in hip fractures. A double-blind, prospective study. J Bone Joint Surg Am. 1980;62:457–62.

［139］Nelson CL, Nicholas RW. Prophylactic antibiotics in clean surgery. Instr Course Lect. 2002;51:553–7.

［140］Mangram AJ, Horan TC, Pearson ML, Silver LC, Jarvis WR. Guideline for prevention of surgical site infection, 1999. Centers for disease control and prevention (CDC) Hospital Infection Control Practices Advisory Committee. Am J Infect Control. 1999;27:97–132. quiz 3–4; discussion 96.

［141］Maki DG, Ringer M, Alvarado CJ. Prospective randomised trial of povidone-iodine, alcohol, and chlorhexidine for prevention of infection associated with central venous and arterial catheters. Lancet. 1991;338:339–43.

［142］Parvizi J, Gehrke T, Chen AF. Proceedings of the international consensus on periprosthetic joint infection. Bone Joint J. 2013;95-B:1450–2.

［143］Zinn J, Jenkins JB, Swofford V, Harrelson B, McCarter S. Intraoperative patient skin prep agents: is there a difference? AORN J. 2010;92:662–74.

［144］Lee I, Agarwal RK, Lee BY, Fishman NO, Umscheid CA. Systematic review and cost analysis comparing use of chlorhexidine with use of iodine for preoperative skin antisepsis to prevent surgical site infection. Infect Control Hosp Epidemiol. 2010;31:1219–29.

［145］Ostrander RV, Botte MJ, Brage ME. Efficacy of surgical preparation solutions in foot and ankle surgery. J Bone Joint Surg Am. 2005;87(5):980.

［146］Tanner J, Swarbrook S, Stuart J. Surgical hand antisepsis to reduce surgical site infection. Cochrane Database Syst Rev. 2008;1:CD004288.

［147］Leong G, Wilson J, Charlett A. Duration of operation as a risk factor for surgical site infection: comparison of English and US data. J Hosp Infect. 2006;63:255–62.

［148］Molinari RW, Khera OA, Molinari WJ. Prophylactic intraoperative powdered vancomycin and postoperative deep spinal wound infection: 1,512 consecutive surgical cases over a 6-year period. Eur. Spine J. 2012;21(Suppl 4):S476–82.

［149］Andersson AE, Bergh I, Karlsson J, Eriksson BI, Nilsson K. Traffic flow in the operating room: an explorative and descriptive study on air quality during orthopaedic trauma implant surgery. Am J Infect Control. 2012; 40:750–5.

［150］Panahi P, Stroh M, Casper DS, Parvizi J, Austin MS. Operating room traffic is a major concern during total joint arthroplasty. Clin Orthop Relat Res. 2012;470: 2690–4.

［151］Lynch RJ, Englesbe MJ, Sturm L, Bitar A, Budhiraj K, Kolla S, et al. Measurement of foot traffic in the operating room: implications for infection control. Am J Med Qual. 2009;24:45–52.

［152］Rutala WA, Weber DJ. Disinfection and sterilization: an overview. Am J Infect Control. 2013;41:S2–5.

［153］Campbell DA Jr, Henderson WG, Englesbe MJ, Hall BL, O'Reilly M, Bratzler D, et al. Surgical site infection prevention: the importance of operative duration and blood transfusion–results of the first American College of Surgeons-National Surgical Quality Improvement Program Best Practices Initiative. J Am Coll Surg. 2008;207:810–20.

[154] Bernard AC, Davenport DL, Chang PK, Vaughan TB, Zwischenberger JB. Intraoperative transfusion of 1 U to 2 U packed red blood cells is associated with increased 30-day mortality, surgical-site infection, pneumonia, and sepsis in general surgery patients. J Am Coll Surg. 2009; 208:931–7. 7e1–2; discussion 8–9.

[155] Bryant DM, Sanders DW, Coles CP, Petrisor BA, Jeray KJ, Laflamme GY. Selection of outcome measures for patients with hip fracture. J Orthop Trauma. 2009; 23:434–41.

[156] Latham NK, Mehta V, Nguyen AM, Jette AM, Olarsch S, Papanicolaou D, et al. Performance-based or self-report measures of physical function: which should be used in clinical trials of hip fracture patients? Arch Phys Med Rehabil. 2008;89: 2146–55.

[157] Liem IS, Kammerlander C, Suhm N, Kates SL, Blauth M. Literature review of outcome parameters used in studies of geriatric fracture centers. Arch Orthop Trauma Surg. 2014;134:181–7.

[158] Liem IS, Kammerlander C, Suhm N, Blauth M, Roth T, Gosch M, et al. Identifying a standard set of outcome parameters for the evaluation of orthogeriatric co-management for hip fractures. Injury. 2013;44:1403–12.

[159] Joint Commission. Types of disease-specific care programs certified; 2015.

[160] Mears SC, Suk M, Cobbe F, Kates SL. International Geriatric Fracture Society CORE certification: turning knowledge into action. Geriatr Orthop Surg Rehabil. 2014;5:91–2.